老年医学精要

主 编　康　琳　刘晓红

副主编　孙晓红　曲　璇　曾　平

中国协和医科大学出版社

北　京

图书在版编目（CIP）数据

老年医学精要 / 康琳，刘晓红主编. —北京：中国协和医科大学出版社，2022.6
ISBN 978-7-5679-1861-0

Ⅰ.①老… Ⅱ.①康… ②刘… Ⅲ.①老年病学 Ⅳ.①R592

中国版本图书馆CIP数据核字（2021）第208972号

老年医学精要

主　　编：康　琳　刘晓红
责任编辑：高淑英
封面设计：许晓晨
责任校对：张　麓
责任印制：张　岱

出版发行：**中国协和医科大学出版社**
　　　　　（北京市东城区东单三条9号　邮编100730　电话010-65260431）
网　　址：www.pumcp.com
经　　销：新华书店总店北京发行所
印　　刷：北京联兴盛业印刷股份有限公司
开　　本：889mm×1194mm　　1/16
印　　张：12.5
字　　数：290千字
版　　次：2022年6月第1版
印　　次：2022年6月第1次印刷
定　　价：62.00元

ISBN 978-7-5679-1861-0

老年医学精要

主　　编　康　琳　刘晓红

副 主 编　孙晓红　曲　璇　曾　平

编　　者　（按姓氏笔画排序）

王秋梅　宁晓红　曲　璇　朱鸣雷　刘晓红

闫雪莲　孙晓红　李融融　吴　瑾　张　宁

张　路　张瑞华　姜　珊　郭欣颖　康　琳

梁颖慧　葛　楠　曾　平

审 校 者　（按姓氏笔画排序）

王孟昭　王秋梅　宁晓红　邢小平　朱鸣雷

刘　谦　刘晓红　孙晓红　孙智晶　吴　瑾

张　波　陈　伟　陈丽霞　洪　霞　秦明照

郭　娜　康　琳

编写秘书　郭晓华

序 言

　　随着中国人口高龄化、少子化带来家庭结构改变，使得传统的"以疾病为中心"的专科化、急性病患诊疗模式转变为以维护个体健康状态为目标的"人本医疗(person-centered care)"模式。近年来，老年医学已经发展成为越来越重要的学科，但是我们的理念和知识还需要发展和完善。老年人的诊疗视角应该从单纯的器官疾病上升到个体的功能维护、多种慢性健康问题的管理，旨在支持生活自理，提高老年人及其家人的生活质量，延长健康期望寿命。这是一个巨大的观念上的转变，需要医学生具有老年学和老年医学基本的理念和知识，了解这个快速崛起的新兴临床亚专科。

　　《老年医学精要》(*Essentials of Geriatrics*) 是2019年北京协和医学院精品教材立项项目之一，由北京协和医院老年医学系组织编写。协和老年医学的发展起源于北京协和医院和美国约翰·霍普金斯大学2006年的合作项目，2014年成立老年医学系，2015年正式建立老年医学科，归属大内科管理，得到了强大的支撑。北京协和医院老年医学科一直致力于推广现代老年医学，探索适合中国的模式，在岗前和岗后继续教育上积累了丰富的经验。

　　该书最大的亮点是实用性，使读者了解老年学和老年医学的基本理念，强调了维护老年人的功能及生活质量的人本医疗宗旨；了解从整体角度做出诊疗决策的临床诊疗思维和工作模式；了解老年人常见慢性健康相关问题，以病例导入形式介绍老年综合征，评估－干预流程清晰，内容简明扼要。这些知识将开拓医学生的视野，从多维度审视医护照料服务的决策和模式，成为青年医师训练临床思维的有益参考，以及对于青年医学生毕业后从事各个临床专业都将终身受益。

　　本书也有助于初级老年科医师、社区医师以及养老护理机构的医务人员将理论基础知识运用到临床实践，满足"健康中国"长远规划对医务工作者的要求。

张抒扬

2021年6月

前　言

莫道夕阳迟暮事，鲜衣怒马正当时

发达国家开展现代老年医学的经验表明，在社区、居家、医院以及长期照料机构的医疗服务应充分考虑老年人的特点；只有个体化处理老年人的医学问题，才能更有效地利用医疗资源，避免过度医疗，提供高质量、令老年人及其亲友满意的服务。老年医学除了关注常见慢性疾病的管理，还需要关注老年问题或老年综合征，在诊疗思路上常采用"筛查－评估－干预－再评估"流程；而医学生及内科住院医师所接受的培训是采用诊断学方法进行疾病诊疗，流程是"诊断－鉴别诊断－治疗"。接受这种诊疗模式的转化并不太容易。

北京协和医院老年医学系集临床实践十余年的经验，精心为医学生编写了这本《老年医学精要》（ *Essentials of Geriatrics* ）。它打破了既往同类教材以器官、系统疾病为思路的写作模式，以临床实际案例导入，从个体的衰老、医学问题、功能状态、社会心理等多维度进行评估，查找和解决影响功能状态和生活质量的可逆性问题。着重引导读者从"以疾病为中心诊疗"转变为"以人为中心"的医护照料。本书内容还包括：住院获得性问题、制订和协调患者的短期和长期照护计划、跨学科团队等。

在此特别感谢北京协和医院呼吸内科、内分泌科、妇产科、药剂科、康复医学科主任及临床营养科副主任、心理医学科教授和护理部主任的审校，以及首都医科大学附属北京同仁医院老年医学科在本书编写过程中的大力支持。

让我们共同秉持"实践出真知"的古训，在老年医学的"神秘花园"里不断探寻，去领略那些不同的风景。

康　琳　刘晓红

2021年6月

目　录

第一篇　概念与理论

第二篇　社区初级保健

第三篇　住院问题及连续照护

第一篇

概念与理论

第一章
衰老与老年科学

【学习要点】

1. 了解老年科学的概念及抗衰老的意义。
2. 熟悉衰老相关机制及假说。
3. 掌握衰老的临床表现。

老年科学（geroscience），也被翻译为老龄科学，指研究衰老和老年病关系的跨学科领域，旨在分子和细胞层面了解衰老导致多种慢性病风险增加的机制。"geroscience"术语是在2007年*Nature*杂志首次出现，2013年10月，美国国家健康研究院（National Institutes of Health，NIH）专门召开Geroscience联盟会议并成立包括NIH旗下20多个研究所的GSIG联盟（NIH Geroscience Interest Group）。老年科学假说认为，由于衰老生理学在多种慢性病中起作用，因此，从治疗上直接解决衰老生理学问题将预防多种慢性疾病的发生或减轻其严重程度。衰老研究是老年科学重要内容之一。

第一节　衰老的定义及理论假说

一、衰老的定义

衰老（aging）是指个体随着年龄增加出现形态学改变和功能衰退的现象。有学者将衰老定义为伴随多细胞生物老化，细胞、组织和生物体表型的变化过程。对于个体而言，这些表现通常为衰老和疾病叠加、相互作用的结果。在老年医学中，熟悉纯老化（pure aging）的生理改变，对于理解疾病的预防和恰当诊疗、维护个体功能是非常重要的。衰老发生在每一个器官，每一个器官发生纯老化改变的特点为：呈线性减低（有阶段性跳跃下降），不可避免，不可逆转，有较大异质性（实际年龄与生理年龄不一致），导致器官的储备能力下降，个体功能下降和弹性（resilience）下降，是年龄相关性疾病（也称老年病）发生和发展的重要因素。如青少年时期胸腺已经开始退化，骨骼却依然处于生长阶段；又比如卵巢在生殖期后开始成熟并逐渐衰老，65岁后更为显著。寿命是衡量衰老影响的指标，但当个体衰老时，寿命的决定因素与衰老速度的决定因素不同，由生理性衰老改变与疾病病理性影响以及环境因素共同起作用。

二、衰老的理论与假说

人类衰老的现代生物学理论主要分为两类：程序化或编程理论以及损伤或错误理论。程序化衰老理论认为衰老是一个有序的过程，是人类生命周期的一部分。程序化衰老过程受到基因有序表达变化的调控，从而影响到组织器官的修复和防御等功能的完整性。损伤或错误理论则更加强调生命进程中环境对生物体的影响和"攻击"，导致生物体损伤的累积，最终导致衰老。

（一）程序化理论

1. 寿命的编程（programmed longevity） 寿命的编程理论认为衰老是一系列特定基因开启和关闭的结果，衰老相关的表型因为特定基因的开启或者关闭而出现。人类的一些遗传病，如沃纳综合征（Werner Syndrome）患者位于8号染色体短臂的、编码DNA螺旋酶的*WRN*基因有缺陷，患者体细胞端粒比一般人的端粒以更快的速度变短；早老症，又称哈－吉二氏综合征（Hutchinson-Gilford Syndrome），是由*Lamin A*基因突变导致；科凯恩综合征（Cockayne Syndrom）的致病基因是位于5q12.1的*ERCC8*基因。

2. 内分泌理论（endocrine theory） 指生物钟通过激素来控制衰老的速度。大量多物种的研究证实，衰老是受激素调节的，进化保守的胰岛素/IGF-1信号（IIS）通路在衰老的激素调节中起着关键作用。

3. 免疫学理论（immunological theory） 免疫系统功能在发育结束后，随着时间的推移而下降，导致个体更容易被感染，从而导致衰老和死亡。免疫系统在青春期达到高峰，随后随着年龄的增长而逐渐下降。事实上，免疫反应失调与老年相关疾病（如心血管疾病、阿尔茨海默病和癌症）密切相关。

（二）损伤或错误理论

衰老的磨损理论（wear and tear theory）最早是由德国生物学家August Weismann在1882年提出的，认为老化是由细胞和组织的重要部件的磨损导致的。就像老化汽车的部件一样，身体的某些部位最终会因为反复使用而磨损，最终导致整个机体的死亡。

1. 生活速率理论（rate of living theory） 由Max Rubnery于1908年提出，认为个体的新陈代谢越快，其寿命就越短。Raymond Pearl在*The Rate of Living*一书中报道了其用果蝇和哈密瓜种子所进行的实验，发现降低基础代谢率可以延长寿命。但是这一理论也受到质疑，如鸟类的代谢率就较高，但是却有较长寿命。

2. 交联理论（cross-linking theory） Johan Bjorksten在1942年提出，交联蛋白质积累会损害细胞和组织，导致功能降低，加速衰老。

3. 自由基理论（free radical theory） 最早由Gerschman于1954年提出，由Denham Harman进一步发展而成。认为氧自由基是导致衰老相关损害的原因，抗氧化剂系统不能抵消细胞生命周期中连续产生的所有自由基。老年动物的氧化指数高于年轻动物，氧化蛋白质、氧化DNA和氧化脂质积累导致损伤和老年病。1980年Miquel等提出了基于自由基的线粒体衰老理论。该理论认为，衰老是有丝分裂后细胞中活性氧对线粒体基因组造成损伤的结果。

4. 体细胞DNA损伤理论　DNA损伤在生物体的细胞中不断发生，虽然这些损伤大多数可以被修复，但也有一些积累，因为DNA聚合酶和其他修复机制可能无法迅速纠正这些损伤和错误。有证据表明哺乳动物的非分裂细胞中也有DNA损伤的积累。基因突变随着年龄的增加不断积累，导致细胞功能损伤或者恶变。其中特别值得注意的是，线粒体DNA的损伤可能导致线粒体功能障碍，而线粒体损伤是细胞衰老的重要原因。因此，该理论认为衰老是由于人体细胞的遗传物质完整性受损造成的。

以上衰老理论实际上只是对观测到的特定衰老特征或者现象提出的，各自有其证据和不足之处。衰老是一个复杂的生理学过程，是内因（遗传）和外因（环境）相互作用的结果。这个结论可能适用于各个层面的衰老。

三、衰老的基本特征

Lopez-Otin等认为衰老特征应该具备3个标准：在自然衰老中出现；对这些特征的实验性增强可以加速衰老；对这些特征实验性削弱能够延缓自然衰老并延长健康寿命。根据这3个标准提出了衰老的九大特征，可分为3类。

1. 原发性特征　基因组不稳定性增加（genomic instability）、端粒损耗（telomere attrition）、表观遗传学改变（epigenetic alterations）、蛋白质稳态丧失（loss of proteostasis），这些特征是衰老的触发因素，且会随着增龄逐渐累积。

2. 拮抗性特征　营养素感应失调（deregulated nutrient-sensing）、线粒体功能障碍（mitochondrial dysfunction）、细胞衰老（cellular senescence），此类特征具有两面性，且取决于其强度，在较低水平可介导良性效应，而在较高水平则产生恶性效应，即原则上是良性的，但在某个过程中（部分可因原发性特征而促进或加速）则具有负面性。

3. 整合性特征　干细胞耗竭（stem cell exhaustion）和胞间通信改变（altered intercellular communication）直接影响组织器官稳态和功能，导致个体衰老，当原发性特征和拮抗性特征无法通过组织稳态机制实现代偿时，便呈现整合性特征——个体衰老。

（一）基因组不稳定性增加

基因组的不稳定包括细胞核DNA损伤、线粒体DNA损伤和细胞核结构的改变。衰老过程中伴随着基因组损伤的累积，老年人和衰老的老年模式生物的细胞，均会表现出体细胞突变的累积。人类的多种早老性疾病，如沃纳综合征和布卢姆综合征（Bloom Syndrome）都伴随着DNA损伤的过度积累。DNA复制等内源性因素和物理、化学、生物来源的外源性刺激均可破坏DNA的完整性和稳定性。因此，机体有一套完整的DNA修复机制以对抗细胞核DNA损伤，损伤的增多和修复机制的缺乏均可促进衰老。与细胞核DNA相比，线粒体DNA处于氧化微环境中，缺乏保护性组蛋白及有效的修复机制，因此被认为是衰老相关体细胞突变的主要靶点。衰老线粒体DNA出现突变和删除会促进衰老，但是线粒体DNA具有异质性，同一细胞中可并存突变基因组和野生型基因组，在衰老过程中，随着损伤线粒体DNA增多，突变的比例会增多。细胞核结构的缺陷会导致基因组在染色体水平的失稳。如早老症患者的核纤层蛋白（nuclear lamins）突变，而核纤层蛋白是核纤层的主要成分，可充当脚手架以束缚染色质和蛋白复合物，维持基因组的稳定性。在自然衰老和早老症等快速衰老模型中，都发现衰老过程伴随着基因组损伤。通过诱导基因组损伤可以加速衰老，而加强稳定基因组的机制会延长健康寿命。

（二）端粒缩短

端粒（telomere）是存在于真核细胞线性染色体末端的一小段DNA-蛋白质复合体，它与端粒结合蛋白一起构成了特殊的"帽子"结构，作用是保持染色体的完整性和控制细胞分裂周期。端粒、着丝粒和复制原点是染色体保持完整和稳定的三大要素。包括哺乳动物在内的大多数高等动物体细胞不表达端粒酶，因此端粒会随着细胞增殖呈进行性和累积性的丧失。所以，端粒长度可以反映细胞复制史及复制潜能，被称作细胞寿命的"有丝分裂时钟"。端粒缩短和延长的小鼠会分别表现为寿命的缩短或延长。哺乳动物体细胞不表达端粒酶，但是生殖细胞和干细胞表达端粒酶。端粒酶的缺乏与肺纤维化、先天性角化不良和再生障碍性贫血等疾病相关。

（三）表观遗传学改变

表观遗传学（epigenetics）改变是指基因组相关功能改变而不涉及核苷酸序列的改变。自然衰老过程伴随的表观遗传学改变包括DNA甲基化模式改变、组蛋白修饰以及染色质重塑（chromatin remodeling）。增龄伴随着组蛋白H4K16乙酰化、H4K20三甲基化和H3K4三甲基化程度增加，但H3K9甲基化、H3K27三甲基化程度降低，这构成了组蛋白的增龄性标志。衰老伴随着总体低甲基化，但在某些位点会发生增龄性高甲基化，这些甲基化位点的组合有可能用于预测功能年龄，通常将这些位点的甲基化称为"甲基化时钟（epigenetic clock）"。酿酒酵母Sir2可以对组蛋白去乙酰化，过表达Sir2可以延长酵母的复制性寿命，其在哺乳动物的直系同源基因为SIRT1，虽然不能延长寿命，但可以改善各方面健康水平。SIRT基因家族在人类拥有7个同源基因，目前已经证明至少有SIRT1、SIRT3和SIRT6可以促进老年健康，其机制涉及能量代谢的调控。表观遗传学改变是可逆的，因此可能成为干预衰老的重要靶点。

（四）蛋白质稳态丧失

蛋白质稳态是指特定时间细胞内蛋白质合成与降解、折叠与去折叠、修饰与去修饰等过程达到的一种平衡状态。蛋白质的正确折叠依赖于包括热休克蛋白在内的分子伴侣帮助，而降解则依赖自噬-溶酶体系统和泛素化-蛋白酶体系统这两种途径。衰老和增龄性疾病与蛋白质稳态丧失有关，衰老伴随着未折叠蛋白、错误折叠蛋白或蛋白聚合体的积累，导致某些增龄性病变如阿尔茨海默病、帕金森病、白内障等发生。衰老也伴随着应激诱导的胞质特异性和细胞器特异性伴侣蛋白合成的显著减少。在衰老过程中，上述蛋白质降解的两大途径的活性也随着增龄而降低。分子伴侣蛋白（molecular chaperone protein）和衰老及长寿存在明确因果关系。热休克蛋白家族某种辅伴侣蛋白（cochaperone）发生突变的小鼠的衰老表型会加速，长寿品系小鼠则会表现为某些热休克蛋白的显著上调。转基因过表达分子伴侣蛋白，可延长线虫和果蝇寿命。激活线虫热激反应的主要转录因子HSF-1可延长其寿命并增强耐热性。蛋白质稳态失调和衰老及某些增龄性病变的因果关系可使其成为延缓衰老促进健康长寿的重要靶点，其中很多靶点都可以用小分子药物进行干预（如雷帕霉素、亚精胺等），使其具有非常好的开发前景。

（五）营养感知失调

营养感知失调可能是所有物种在衰老中最为保守的特征。本书所讲的营养素感知主要包括胰岛素/胰岛素样生长因子（IGF-1）信号（IIS）通路、mTOR、AMPK和sirtuins等。IIS通路是进化过程中最为保守的衰老调控通路，主要用以感知葡萄糖。IGF-1信号通路与胰岛素诱发的反应类似，均可使细胞感应到葡萄糖的水平。IGF-1和生长激素（growth hormone，GH）共同组成哺乳动物促生长轴。GH、IGF-1受体、胰岛素及其下游胞内效应因子（如AKT、mTOR、FOXO）的基因多态性或突变在人类和模式生物中均被发现与长寿有关。基因操作减轻IIS通路的信号强度，均可延长线虫、果蝇和小鼠的寿命。IIS下游效应因子中，与线虫和果蝇寿命最为相关的是转录因子FOXO。动物自然衰老过程中，以及小鼠早老模型中，GH和IGF-1水平降低。除了IIS外，另外3种营养感知系统包括：感应高浓度氨基酸的mTOR、通过测取高水平AMP以感应低能量状态的AMPK、通过测取高水平NAD^+以感应低能量状态的sirtuins。mTOR（包括mTORC1和mTORC2）可调节合成代谢的各个方面。下调酵母、线虫和果蝇mTORC1均可延长寿命，而下调mTORC1可削弱饮食限制引起的延长寿命效应，说明抑制了mTOR参与饮食限制延长寿命的作用。雷帕霉素作为mTOR的抑制剂，可以延长小鼠寿命，被认为是延长哺乳动物寿命的最强效化学干预手段之一。AMPK和sirtuins与IIS和mTOR的作用方向相反，它们分别感知的是AMP和NAD^+，代表了营养匮乏的状态，两者上调有益于健康衰老。AMPK的激活可以关闭mTORC1。二甲双胍可使线虫和小鼠通过激活AMPK延长寿命。Sirtuins调节寿命的作用主要通过调节其底物的去乙酰化来实现。现有证据证明合成代谢增强会加速衰老，而适度降低营养则可延长寿命（如饮食限制），通过这些营养感知通路可以模拟降低营养的状态来延长寿命。但是也存在一些值得质疑的地方，人在老年期肌肉的分解多于其合成，似乎不能用合成代谢加速衰老的理论来解释。

（六）线粒体功能障碍

线粒体是真核细胞的"能量工厂"，也是产生大量活性氧（reactive oxygen species，ROS）的场所。细胞和个体的衰老都伴随着呼吸链效率降低和电子漏（electron leak）增加，而导致ATP生成效率降低。线粒体功能和衰老的关系主要涉及3个层次的问题：①ROS形成；②线粒体的完整性和生物合成；③线粒体毒物兴奋效应。线粒体的损伤（如DNA聚合酶γ缺陷）、生物合成减少以及能量生成效率降低都与衰老直接相关。通过增强端粒酶的功能和激活sirtuins可促进线粒体功能，从而发挥对抗老年病的作用，线粒体功能障碍往往和基因组损伤以及营养感知联系起来。严重的线粒体损伤可促进衰老，但轻微的线粒体呼吸缺陷则可延长寿命，这可能是源于毒物兴奋效应。少量毒物处理后会诱发线粒体的代偿反应，促进细胞的适应性反应。

（七）细胞衰老

细胞衰老可定义为细胞周期的彻底终止，细胞不再分裂，并伴随表型的固定化。该现象最早由 Hayflick 对人成纤维细胞进行连续传代培养时发现的。这种细胞衰老现象是由于端粒缩短而导致的，这类细胞衰老过程被称为复制性细胞衰老（replicative senescence）。很多刺激也可以诱导细胞衰老，如血管紧张素 II 可以诱导内皮细胞衰老，DNA 损伤（如阿霉素和丝裂霉素）和原癌基因（如 Ras）也可以诱导细胞衰老，这类细胞衰老被称为诱导性细胞衰老，诱导细胞衰老的 p16 和 p53 同时也具有肿瘤抑制的作用。细胞随着损伤的增加，其癌变可能性也增加，在增龄过程中发生的细胞衰老可能会降低癌变的可能性。但是随着衰老细胞的增多，组织再生能力也随之减弱甚至丧失，细胞衰老编程则可能朝向有害的方向进行，进一步加速衰老。细胞衰老、组织器官衰老及个体衰老需要严格区分。细胞衰老对个体衰老的影响除了影响组织再生，也可能通过分泌炎性细胞因子或者基质金属蛋白酶来影响附近细胞的衰老，在实验性早老模型中，衰老细胞的清除可延缓老年病的发生。

（八）干细胞耗竭

干细胞（stem cell）是原始细胞，它是未充分分化、具有再生为各种组织器官潜在功能的一类细胞。对哺乳动物来说，干细胞分为两大类：胚胎干细胞与成体干细胞，许多组织中存在成体干细胞。如造血干细胞具有血细胞生成的功能，很多组织中的干细胞起到组织再生修复的功能（如肠干细胞）。组织再生潜力降低是衰老的一个重要特征。衰老过程中造血干细胞减少，导致适应性免疫细胞的生成减少，贫血和骨髓异常增生的发病率增加。细胞周期抑制蛋白如 $p16^{INK4a}$ 过表达和端粒缩短是衰老过程中干细胞减少的重要原因，这说明干细胞耗竭是多重初级损伤整合的结果。干细胞耗竭一方面可能来自干细胞增殖能力下降，另一方面，干细胞过度增殖会加速干细胞巢的耗竭，也会促进个体衰老。干细胞功能的降低伴随细胞周期抑制蛋白表达及端粒缩短，这是来自干细胞自身的原因，而有的干细胞移植实验则支持干细胞功能降低源于其微环境的改变。将年轻小鼠的肌源性干细胞移植入早老小鼠后，可延长其寿命，并改善衰老相关的退行性改变，提示上述治疗获益或源于干细胞分泌因子的系统性效应。通过连体共生实验（parabiosis）证明，年轻小鼠的血液因子，可逆转老年小鼠神经干细胞和肌肉干细胞的功能降低。

（九）细胞通信改变

细胞通信是指细胞通过相互接触或通过分泌因子或激素对周围细胞进行调控。在个体衰老过程中，细胞间的通信改变首先包括内分泌、神经内分泌或神经方面的改变，例如哺乳动物在衰老过程中肾素－血管紧张素、肾上腺素、胰岛素/IGF-1 信号通路失调，会导致炎症反应增强，对抗病原体和癌前细胞的免疫监视功能降低；具体包括促炎症表型累积（称为炎性衰老，inflamaging），胰岛素靶细胞对胰岛素的敏感性下降（胰岛素抵抗，insulin resistance）

和免疫衰老（immunosenescence）。除了细胞因子和激素水平的细胞通信改变，细胞之间也可以通过直接接触的方式来修饰对方的功能。衰老细胞通过间隙连接介导的细胞联系以及ROS相关过程，亦可导致邻近细胞衰老。

上述九个特征相互关联，进一步明确相互关联的内在机制，将有助于设计延长人类健康寿命的干预手段。此外，还有一些其他机制逐渐受到关注，如细胞自噬，自噬是一种细胞自我保护机制。当细胞内出现衰老的蛋白质、损坏的细胞器等废弃物时，自噬囊泡会将它们包裹并送至溶酶体中进行降解并得以循环利用，从而确保细胞本身的代谢需求和某些细胞器的更新。自噬目前被认为与衰老以及癌症、神经系统、免疫系统等疾病有关。研究表明，增强自噬水平可以延长哺乳动物的寿命。

第二节　抗衰老与长寿

一、抗衰老的意义及机制

抗衰老（antiaging）是指基于衰老发生的机制，采用各种生物技术和相关产品延缓衰老的科学策略。抗衰老的目标是提高老年人的健康寿命（health span），减少患病率。通过抗衰老，实现老年人生命晚期的基本生活能够自理，提高老年人的生活幸福感，减少照护成本，从而有效地解决衰老导致的健康和慢性病高发难题。

人类的全生命周期包括胎儿期、婴儿期、少年期、青年期、中年期、老年期。从青年期开始，自我健康管理对维持健康、减少慢性病具有十分重要的作用。衰老是中老年期发生多种慢性病的最大危险因素，抗衰老是从产生疾病的根源进行干预，明显地优于临床单一学科的治疗，也能降低医疗成本。

根据衰老的机制和特征，抗衰老的干预策略包括以下5个方面：①基因修饰抗衰老。②补充干细胞或相关因子抗衰老。③药物或生化产物干预衰老信号通路抗衰老，如干预衰老信号通路的生物化学反应产物（亚精胺、褪黑素、烟酰胺腺嘌呤二核苷酸），药物（二甲双胍、免疫抑制剂雷帕霉素）。④靶向衰老细胞抗衰老：衰老细胞分泌的炎性因子和其他分子引起次级的病理反应，促进疾病发展。如果能清除衰老细胞，就有可能减缓老年病发展。迄今已经找到了具有清除衰老细胞作用的化合物近20种。⑤限食疗法：热量限制（calorie restriction，CR）是指限制热量但保证足够的蛋白质和维生素的饮食方法。这是目前唯一经过广泛的科学实验验证、十分有效的抗衰老方法。CR改善健康、延长寿命的作用已经在多种模式生物（如酵母、线虫、果蝇、小鼠、恒河猴）中证实。给相当于自由饮食小鼠总量60%的食物，可以延长小鼠最高50%的寿命。CR的作用机制与改善代谢特性、引起酮体产生、增加对胰岛素的敏感性、增强抗氧化能力有关。

二、长寿机制与老年健康

长寿（longevity）是指个体的寿命超过该物种平均预期寿命的现象。就人类而言，超过90岁才可以称为长寿。长寿老人患病少，患病晚，健康寿命长，是成功老龄化的榜样。人类寿命与长寿是不同的概念。全球范围内人类的寿命在快速延长。人类寿命延长的主要原因有：①医疗科技的发展和卫生条件的改善，发明了抗生素、疫苗等，避免了传染病大规模暴发而导致的年轻人早逝；②全球性经济发展、营养条件改善，使人类的健康水平明显提高；③人类处理社会争端的方式发生了变化，更多地采用和平协商的方式，减少了大规模战争而导致的人类数量急剧减少；④改变不健康的生活方式，如戒烟、少酒、增加体育运动等。

（一）人类最高寿命

人类最高寿命是指寿命最长的个体所存活的时间。根据人口资料记载和科学实验证据推算：人类最高寿命（maximum lifespan）大约为120岁。全球学术界公认的人类历史上最长寿的人是法国人珍妮·路易·卡尔曼（Jeanne Louise Calment），享年122岁又164天。她生于1875年，卒于1997年，有十分准确的出生记录确认其年龄的真实性。根据百岁老人数据库推算的结果，人类的寿命极限为115岁，超过此年龄为十分小的概率事件。人类寿命极限的意义是避免某些专家的模型推测，人类寿命将无限延长。

（二）决定人类长寿的主要因素

决定人类长寿的主要因素包括基因与表观遗传、医疗科技、生活方式、心理状态、环境因素等。根据发达国家的报告，在70岁前，生活方式和环境因素对寿命的影响很明显；年龄越大，遗传因素作用越大。可以说，要活到百岁，长寿基因和表观遗传因素起到决定性作用。需要指出的是，人体内并不存在专一性负责长寿功能的基因。这些长寿基因在人体内具有多种多样的生理功能，且在疾病中也起作用，也许正是这种"多能性"是长寿所必需的。目前已经证实的长寿基因有叉头转录因子（forkhead box O 3a，FOXO3a）、组蛋白去乙酰化酶SIRT6、胰岛素/胰岛素样生长因子-1、雷帕霉素靶蛋白（target of rapamycin，TOR）信号通路等。

人类的健康和寿命还受心理因素的显著影响。2008年，美国国立衰老研究所发表了一项50年的队列研究报告显示，情绪稳定、生活积极、有节制和规律的人寿命较长，死亡风险最高可降低27%。

环境因素也是长寿的重要因素之一。环境污染导致疾病增加，寿命缩短已经成为人类的共识。但即使是在污染少的地区，人类的寿命还受到环境因素的明显影响，出现"区域长寿"的现象，如百岁老人很多的地区有：韩国济州岛、日本冲绳岛、中国海南岛。我国百岁老人较多的地区一般位于南方，沿江河分布，均具有植被茂密、土壤中微量元素硒含量高、生态环境优良的区域特点。

第三节　衰老的表现

个体出生后随增龄而发生的变化是衰老、疾病和环境作用的结果，生理性与病理性改变相混杂，带来老年患者最为复杂和具有挑战意义的临床问题。抗衰老的实际意义在于压缩老年病期，延缓老年病发生与发展的重要途径，预防老年综合征。本节内容将侧重于衰老（纯老化）的器官生理改变与表现。

一、皮肤及附属结构

皮肤衰老可导致皮肤萎缩、弹性降低、代谢和修复反应受损。表皮变薄、真皮与表皮连接处变平，皮肤受到剪切力容易导致破损，真皮与表皮连接的突起丢失影响营养物质（包括角质层中的保护性脂类）转运，从而导致皮肤干燥，皮肤屏障功能受损。角质形成细胞分裂减少以及从基底层到皮肤表面移行的时间延长，表皮更新减慢。表皮细胞成分改变，表现为黑素细胞减少、具有免疫活性的朗格汉斯细胞减少，指甲生长减少50%，汗腺和皮脂腺活性也相应降低。皮肤衰老相关的其他表现还有真皮变薄、血供减少及常驻成纤维细胞的生物合成能力减弱，导致伤口愈合延迟；弹性蛋白生物合成显著减少，弹性纤维网退化，皮肤弹性降低；皮肤散热、储热能力减退；张力性血管收缩以及汗腺数目和汗液产量都减少，体温调节功能受损；皮肤的感知觉减退；维生素D合成能力下降；皮下脂肪减少，可引起皮肤皱纹形成和皮肤下垂，以及增加创伤易感性。

二、感官

（一）眼部与视力

眼部衰老表现为眶周组织萎缩，眼睑松弛，泪腺退化，泪液生成减少，泪液引流不佳。结膜萎缩、变黄，胆固醇酯类、胆固醇和中性脂肪沉积于角膜形成老年环，即角膜周边部的环状黄白色沉积，虹膜硬度增加，使瞳孔变得更小、反应更慢。晶状体变黄、混浊。房水生成减少，玻璃体萎缩，神经元丢失，视网膜变薄。晶状体和虹膜的改变导致"老视"，晶状体弹性下降，睫状肌肌无力和有效收缩角度消失，聚焦近物所需距离增大。老视在30～40岁时逐渐出现，静态视力稳步退化，动态视力显著减退。老年人眼睛对光照条件变化的适应更慢；对眩光更敏感；对比敏感度下降。

（二）味觉和嗅觉

舌乳头数随老化而减少，但对味觉的影响很小。老年人的味觉缺失很大程度是因为嗅觉减退而非味觉本身减退。但随年龄增长，味觉敏感性会相应减退，味觉缺损区域也会增大。嗅觉敏感度随增龄显著减退，80岁时，其察觉阈值提高了50%以上；对熟悉气味的识别也下降，包括对变质食物及煤气的识别。增龄相关嗅觉减退的原因不清楚，可能与感觉区域缩小、感觉神经元数目减少、嗅觉感受器神经元修复能力减退有关。味觉及嗅觉减退可能导致对食物的欲望降低，影响食欲及进食。

（三）听力

高频听力减退会损害噪声环境中的言语识别能力。听力缺失可能导致与社会隔离，增加住院期间出现谵妄的风险。环境或职业噪声的累积效应会混淆对年龄效应的解读。随着增龄，外耳道壁变薄；老年人的耵聍更干，黏着力更强，发生耵聍栓塞的风险增加。一些称自己听不见的老年人实际上是言语理解困难。许多辅音（t、k和ch）属于较高频率声音，患者在不能鉴别这些声音时可能不能理解言语内容。从策略上和实践上来讲，对老年人不能理解的问题重新措辞会好于更大声、提高音调地重述一遍。此外，老年人可能难以辨别背景噪声和目标声音，这增加了其在社会环境或嘈杂急诊室中的交流难度。

三、心血管系统

心血管疾病被视为增龄相关性疾病。心肌细胞和血管平滑肌细胞参与了心脏和血管功能的自然调控，其完整性、兴奋性、传导性、收缩性以及弹性对于心血管调节至关重要。衰老过程中，相关的结构改变通常会干扰心脏和血管的自稳调节能力，加速组织损伤，与心血管疾病的发展密切相关。

（一）心脏老化

在没有严重心血管危险因素的情况下，随增龄缓慢出现的进行性心脏结构改变和功能下降，如胶原蛋白积聚、脂褐质和淀粉样物质沉积、心肌纤维化、内皮功能损伤。临床上表现为：①左心室肥厚、左心室舒张期充盈速度降低、左心室舒张功能障碍、左心室射血分数降低等。②最大心室率降低、心率变异性降低（运动或其他应激源引起的最大心率显著降低，这是反映交感-副交感神经张力及其平衡的重要指标）；房性早搏的患病率随增龄而增加，但不会引起心脏风险增加，健康老年人也可见孤立性室性异位搏动增加。③瓣膜硬化：包括黏液变性和胶原沉积，瓣叶纤维化，主动脉瓣叶和主动脉瓣环形钙化；表现为狭窄；二尖瓣环钙化常与主动脉瓣硬化相伴，是钙盐沿二尖瓣环沉积的结果，常合并二尖瓣狭窄和关闭不全、心房纤颤、心脏传导系统疾病和心力衰竭等，使心血管事件风险和死亡率增加。老年心脏易受损伤，如随年龄增长，心肌梗死后的死亡率和心力衰竭发生率显著增加。虽然心肌梗死并不是正常老化的一部分，但由于老化过程，使机体对这一全身性打击的应对能力受损。

（二）血管老化

血管老化表现包括血管内膜增厚、平滑肌细胞肥大、内弹力膜断裂、胶原纤维含量增加、胶原交联。临床上可见中心动脉管腔进行性扩张，管壁僵硬度增加、弹性降低，血管脉搏波传导速度（pulse wave velocity，PWV）增加，中心动脉压和收缩压升高以及血管固有功能的逐渐丧失等。血管钙化指血管部位的异位钙盐沉积，是血管衰老的主要表现之一，是各种心脑血管事件的独立危险因素。多种机制与血管老化相关，包括非酶糖基化反应，血管内皮细胞衰老等。

四、呼吸系统

（一）胸廓改变

胸壁、椎骨退行性变，关节软骨及韧带渐进性硬化及钙化，可引起胸廓变形和硬化，使其弹性降低、顺应性下降；神经肌肉接头退化、肌肉收缩功能不协调、肋间肌的横截面积减少、横膈肌萎缩致膈肌功能下降，这些因素共同作用，可降低呼吸效率。老年人仅在站立位时气道完全扩张。肺不张可导致肺泡－动脉氧梯度增加。

（二）通气功能改变

气道周围支撑组织减少导致小气道塌陷；小气道管腔变窄，气流阻力增大，引起呼气流量下降、肺内含气量增加；支气管淋巴细胞分泌免疫球蛋白的功能以及巨噬细胞吞噬能力均降低，细菌容易在呼吸道内驻留并繁殖，容易出现肺部感染；气管及支气管的黏膜腺体腺泡的分泌功能下降，对纤毛运动造成影响，削弱了呼吸道防御和净化能力；肺的静态弹性回缩力降低，肺泡表面积缩小。肺功能储备随增龄下降，非吸烟男性用力肺活量（forced vital capacity，FVC）每10年减少0.15～0.30L，第1秒用力呼气容积（forced expiratory volume in 1 second，FEV1）每10年减少0.2～0.3L，60～80岁的下降幅度更大。女性的下降幅度较为缓和。

（三）肺血流改变

以肺血管僵硬、肺血管压力和阻力增加为表现的肺血管重构，与肺泡通气/灌注比例失调加重、肺毛细血管表面积减少所致肺毛细血管血流量和膜弥散量的减少相伴行。50岁以后，肺动脉压和肺楔压会升高。另外，由于心排血量减少，肺灌注也会减少，这也是导致老年人低氧的重要因素之一。肺泡氧分压（partial pressure of oxygen in alveolar gas，PAO_2）并不随年龄增加而改变，但增加了肺泡－动脉氧梯度。因为体位改变对胸部力学的影响，通气－血流灌注不匹配的影响在仰卧位比坐位更明显。

（四）换气功能改变

50岁以后肺结构变化包括细支气管中的弹性蛋白纤维破坏和丢失，胶原蛋白和弹性蛋白的交联改变。肺泡内部表面扁平，肺泡导管扩张，表面活性物质含量减少。动脉氧分压随着年龄增加呈下降趋势。下气道因肺弹性回缩力下降和抵抗气道闭合的阻力降低而被压缩，在静息呼吸过程中出现显著的通气灌注不良和肺弥散能力降低。

（五）对呼吸控制与调节及咳嗽反射的影响

老年人的脑干网状激活系统或颈动脉体和脑干调节通路出现病理生理学改变，均可以影响中枢与呼吸运动的控制，包括膈肌、肋间肌、上气道和参与呼吸运动的辅助肌均可受影响。老年人的咳嗽反射力量和排痰能力减弱，原因：①对刺激物感知能力降低：涉及因素有支气管平滑肌张力的降低，喉部闭合缓慢和快速适应迷走神经传入阈值的提高，皮质知觉部位损伤等。②呼吸肌肌力下降，也是肌少症和衰弱的重要表现。咳嗽反射的减弱可能是老年人吸入性肺炎发病率较高的一个因素。

五、消化系统

（一）口咽变化

可表现为：①牙齿松动和脱落，影响食物的咀嚼及研磨。②颞下颌关节磨损，咀嚼肌萎缩，咬合力下降。③唾液腺分泌减少：超过40%老年人因唾液腺的基础分泌量减少而发生口干，组织学上唾液腺腺泡萎缩、数量减少，腺泡细胞空泡变性，腺体导管周围纤维化，唾液中具抗炎作用的分泌性白细胞蛋白酶抑制因子随增龄下降。④味觉和嗅觉钝化，味蕾更新缓慢。⑤牙龈、舌肌萎缩。这些变化阻碍食物在口腔的初步消化，增加了牙龈炎、龋齿、口腔溃疡、牙周炎等口腔疾病的发生风险，影响老年人的食欲、进食种类和数量，导致营养不良。此外，口咽部动力异常会导致吞咽功能障碍，如咽部滞留、误吸等，吸入性肺炎常危及高龄老人的生命。

（二）食管动力障碍

包括：①上食管括约肌的收缩压力下降，松弛延缓。②食管收缩幅度下降，出现无效蠕动。③食管壁顺应性扩张减退；下食管括约肌张力下降，松弛不完全。这些食管动力障碍称为"老年性食管"（presbyesophagus），是老年人发生胃食管反流、食管-咽反流、吞咽困难、误吸等的重要原因之一。

（三）胃改变

包括：①老年人泌酸功能减退并不明显，部分老年人存在低胃酸主要是由于严重的萎缩性胃炎（A型胃炎）或幽门螺杆菌感染、因胃食管反流服用抑酸药所致。②主细胞分泌胃蛋白酶能力减退，低胃酸降低胃蛋白酶活性，可能是老年人功能性消化不良高发的原因之一。③胃黏膜的防御-修复机制退化，慢性糜烂性胃炎、胃溃疡、应激性和药物性急性胃黏膜损伤高发。④胃排空延迟是老年人易发功能性消化不良、胃轻瘫等的重要原因之一。

（四）小肠和大肠改变

包括：①小肠表面积逐渐减少，消化腺结构退化。②结肠菌群老化：表现为球菌/杆菌比例增高，双歧杆菌等有益菌减少，而大肠杆菌等机会致病菌增加。③结肠水分吸收能力下降。④上皮细胞复制明显增加，凋亡减少，易发生继发性基因突变，对致癌物的敏感性增加。⑤结肠传输时间延长，同时结肠肠壁胶原增加、张力减退，易患便秘及憩室病。⑥直肠壁弹性下降，产生便意的压力阈值升高，肛管最大收缩压降低、对直肠容量扩张的敏感性降低。这些变化可能是老年人排便困难、便秘或大便失禁的主要原因。

（五）肝脏和胰腺改变

老年人肝血流量明显减少，细胞色素P450的活性降低且不易受药物诱导而增加活性。

衰老的肝脏对应激（如创伤、休克等）和代谢物质（如毒物、药物及某些食物）的超量耐受能力降低，药物性肝病发生率明显增高。胰腺外分泌随增龄而减少。

六、神经系统

老年人的脑血流量较年轻人下降10%～30%。女性出现脑萎缩早于男性，女性50岁以后、男性60岁以后脑重量减少6%～8%，80岁以后减少8%～10%。老年人脑萎缩以额叶、顶叶及颞叶明显，灰质和小脑也可发生萎缩，枕叶改变不明显；表现为脑回缩小、脑室扩大、脑沟变深、脑脊液增多、脑膜变厚、脑皮质变薄。老年人脑代谢率减少10%～30%，与脑血流量及神经元萎缩相平衡，糖代谢和供氧也减少。组织学可见神经细胞数量明显减少，突触联系减少；神经原纤维缠结和老年斑；神经细胞内脂褐素沉积；脊髓后索脱髓鞘。周围神经有髓和无髓神经纤维数量减少、轴索肿胀或萎缩、节段性脱髓鞘，周围神经传导速度减慢。神经递质和神经内分泌失衡，胆碱能神经元丢失、乙酰胆碱水平下降、多巴胺及多巴胺转运蛋白水平明显降低，5-羟色胺、去甲肾上腺素降低，额叶抑制性神经递质γ-氨基丁酸浓度随增龄而下降。下丘脑－垂体－肾上腺轴（hypothalamic-pituitary-adrenal axis，HPA）负反馈减弱，糖皮质激素基础水平升高。

增龄相关功能改变方面，认知测试中的程序性记忆、初级记忆和语义记忆随年龄增长仍保存得很好。在70岁前，超量学习、熟练和熟悉的技能、能力和知识保持稳定，但随着进一步老化，这些功能也开始减退。辨认熟悉物体和面孔的能力以及维持对物体适当的视觉感知能力在一生中都保持稳定。情景记忆、工作记忆及执行功能最常受老化影响，发生于50～60岁后，随着进一步老化呈线性或加速下降。信息处理速度与注意力持续也随年龄增长而降低。解决问题、推理研究不熟悉的事物、处理和学习新信息，以及处理和操控个体环境的能力在大约30岁达到高峰，之后稳步下降；语言能力70岁后下降明显。

七、内分泌与代谢

衰老的发生机制之一是在下丘脑、垂体、肾上腺生物钟的调节下，神经元及有关激素的功能下降，从而导致全身功能减退。腺体萎缩、重量减轻和血供减少。促性腺激素、生长激素、促甲状腺素、褪黑素和促肾上腺皮质激素（adrenocorticotropic hormone，ACTH）的脉冲式分泌随增龄而减弱；与生长、生殖功能相关的激素如生长激素、性激素水平明显下降；某些激素的分泌随着增龄而改变，如醛固酮可减少而皮质醇却无变化，但是与激素相适应的激素受体数量减少；某些激素如胰岛素对靶组织的敏感性下降。

（一）衰老时下丘脑、垂体和生物节律的变化

增龄导致下丘脑弓状核神经元数量减少及超微结构变化，出现下丘脑神经内分泌功能紊乱。老年人垂体的重量可减轻20%。褪黑素分泌减少、与生物时钟相关特定基因的表达减少、下丘脑神经回路受到破坏，导致总睡眠时间减少，睡眠效率降低，睡眠潜伏期增加。褪黑素昼夜节律系统的衰减进一步导致所调控的其他节律的变化。

（二）衰老对下丘脑－垂体－肾上腺轴的影响

下丘脑－垂体－肾上腺轴（HPA）主要参与应激反应、物质代谢等比较重要的功能，因此受衰老的影响较小。衰老过程中，肾上腺皮质分泌的皮质醇的分泌速率和排泄率均降低，故血浆皮质醇浓度仍保持不变，但夜间皮质醇的谷值有所增加；同时其分泌的昼夜节律亦能维持正常。肾上腺分泌的雄激素主要是脱氢表雄酮（dehydroepiandrosterone，DHEA）及其硫酸酯（DHEA-sulfate，DHEAS），血浆 DHEA 和 DHEAS 水平的下降是衰老的标志。

（三）衰老对下丘脑－垂体－性腺轴的影响

性腺受衰老的影响最为显著。衰老时下丘脑促性腺激素释放激素（gonadotropin-releasing hormone，GnRH）神经元减少，GnRH 分泌量下降；垂体分泌促性腺激素的细胞体积、密度随年龄增加而进行性下降，对 GnRH 刺激反应性下降。男性生育能力逐步下降。生殖细胞仍不断形成，但精子产生减少。老年睾丸的精子染色体异常的频率增加，活力受损，即便通过人工授精，其致育能力也减弱。曲细精管退化，睾丸间质细胞数目减少，睾酮合成和分泌功能下降，导致血清中睾酮水平降低。近 40% 的中老年男性可能出现不同程度的雄激素缺乏的表现。女性性腺的衰老是快速发生的，女性 40 岁时，卵巢就开始老化，卵母细胞数减少，随着增龄卵巢体积逐渐缩小，皮质被结缔组织代替，卵泡数量逐渐减少，分泌的雌激素和孕激素迅速下降，而垂体分泌的促卵泡激素（follicle stimulating hormone，FSH）和促黄体生成素（luteinizing hormone，LH）升高，75 岁后 FSH 和 LH 开始下降，下丘脑 GnRH 水平也明显上升。女性性腺功能减退引起生殖器官、尿道与乳房等雌激素依赖组织和器官的结构与功能的改变，也引起脂代谢、糖代谢与骨代谢的变化，可产生各种不适症状和疾病。

（四）衰老对下丘脑－垂体－甲状腺轴的影响

老年人甲状腺腺体萎缩、纤维化伴体积减轻，更易出现结节。甲状腺滤泡通常数量少、体积小、内部胶质少，淋巴细胞浸润增多；同时碘有机化的能力降低，在外周组织中甲状腺素（T_4）向三碘甲状腺原氨酸（T_3）的转化能力下降。绝大多数老年人的甲状腺功能基本可以维持。有研究表明，老年人中促甲状腺激素（thyroid-stimulating hormone，TSH）对促甲状腺激素释放激素（thyrotropin-releasing hormone，TRH）刺激的分泌应答降低至青年人的 38%，这可能是老年人对甲状腺激素需要量减少的一种适应机制；年龄对血清游离 T_4 水平影响不大，但 T_4 在外周降解逐渐减慢，这就导致血清 T_3 水平逐渐下降，但仍保持在 T_3 正常的波动范围内，此种改变对功能的影响尚无定论，可能是维持体内平衡的适应性机制的一部分。

（五）衰老对生长激素的影响

随着增龄，下丘脑分泌的生长激素释放激素（growth hormone releasing hormone，GHRH）分泌减少，同时垂体对 GHRH 的反应性降低（生长激素的脉冲幅度降低）。青春期后，随年龄增长，生长激素的分泌逐渐进行性下降，生长激素刺激肝或其他外周组织分泌的胰岛素样生长因子（insulin-like growth factor 1，IGF-1）与生长激素平行下降。生长激素和IGF-1减少与老年人肌力减弱和活动能力下降有关。营养状态差、腹型肥胖、失眠和运动减少也会促使老年人生长激素分泌减少。

（六）衰老对胰腺内分泌的影响

胰岛占胰腺容积的比例几乎不因增龄而改变。空腹血糖轻微增加，口服葡萄糖后血糖恢复正常的时间减慢。随着增龄，β细胞数目减少，胰岛细胞渐趋萎缩。糖代谢异常的老年人的胰岛β细胞的复制和再生能力均下降，存在β细胞葡萄糖氧化减少及离子通道功能异常。部分老年人可能存在胰腺淀粉样纤维化进而破坏β细胞功能。老年人有更多的胰岛素抵抗，肥胖比例增加，瘦体重降低和身体活动量减少。同时伴随着衰老，胰腺的重量趋于减轻；胰岛β细胞的复制和再生能力均下降。上述情况可能会导致老年人糖代谢异常的发生。

八、血液系统

血液系统的衰老改变，造血的红骨髓容量减少，造血干细胞数量减少和质量下降；血液成分发生变化，T淋巴细胞和B淋巴细胞发生功能改变；血小板黏附和聚集性增加；易发生贫血、出血、血栓性疾病、血液系统肿瘤和免疫力低下易感染等；脂肪组织替代造血组织，黄骨髓增加，造血功能降低，血液系统疾病的发生机会也会增加。

（一）衰老后血液成分的改变

血红蛋白浓度逐渐下降，但仍在正常范围内；红细胞的细胞膜和胞质成分发生改变，寿命缩短。白细胞计数和分类无明显变化，感染时白细胞增加程度低于年轻人，且杆状核细胞比例增高，有显著核左移表现，表明老年人骨髓粒细胞储备降低，白细胞的应激能力下降；白细胞对微生物的趋化性、吞噬性及杀伤性均下降；部分老年人血液循环中会出现白细胞的异常过度增生，形成血液系统肿瘤。

（二）衰老对造血功能的影响

除了四肢长骨的骨骺端及躯干骨，其余骨髓腔内脂肪组织逐渐替代造血组织，即黄骨髓逐渐替代红骨髓，造血功能显著下降。造血干细胞的功能及数量逐渐下降。造血微环境亦随之逐渐发生退化，骨髓间隙内脂肪含量和纤维组织增多，网状骨质逐渐减少，均不利于骨髓造血。

（三）凝血与纤维蛋白溶解系统的衰老改变

老年人血小板数目与年轻人相比无显著差异，但黏附、聚集和释放活性增高，故更易出现高凝状态。老年人凝血因子Ⅶ、Ⅷc、Ⅸ、Ⅹ、vWF和纤维蛋白原增高，凝血酶-抗凝血酶复合物也增高。由于老年性退行性变化，以及手背、前臂伸侧、前额等暴露部位长期受到日光照射，皮肤变薄、松弛，缓冲保护功能下降，周围小血管失去大部分的脂肪组织支持并且缺乏弹性，故轻微外力即可导致血管破裂，红细胞外渗，形成紫癜；邻近组织中吞噬细胞的功能下降，使得血液吸收缓慢，造成红细胞外渗处含铁血黄素沉着，故紫癜消退缓慢且多遗留色素沉着。

九、免疫系统

机体的免疫系统由固有免疫和适应性免疫构成，均会受到增龄的影响。衰老对免疫系统的影响是广泛的，所产生的变化统称为"免疫衰老"，可导致老年人的免疫应答能力下降、感染性疾病发生率和死亡率升高。

免疫系统衰老主要表现在：①免疫细胞的改变。②淋巴组织或器官微环境的改变。③循环因子，如趋化因子、细胞因子及其他可溶性分子的改变。以上三个方面的变化是相互影响，淋巴组织或器官微环境改变影响淋巴细胞发育分化；而循环因子由免疫细胞产生，其又引导免疫细胞发挥作用，通过促进或抑制免疫应答来维持免疫系统的稳态。在衰老进程中，固有免疫系统的改变包括皮肤、胃肠道、呼吸道黏膜的屏障作用降低以及局部免疫球蛋白量的降低。这些作为固有免疫的第一道防线的"屏障"功能受损，皮脂腺减少，分泌功能减弱。在适应性免疫应答方面，衰老可引起T细胞和B细胞改变，而部分改变发生在造血干细胞发育早期，并且常见于两个谱系的祖细胞。衰老引起的免疫衰老还与淋巴结老化有关。淋巴结数量减少，并且淋巴结皮质和髓质内的淋巴组织减少，脂肪沉积，这些改变可导致其过滤恶性细胞或微生物的能力显著降低，从而易致病原体和恶性肿瘤细胞的扩散。另有研究表明，衰老可引起淋巴细胞池稳态失衡，而维持淋巴细胞池的稳态对产生原始淋巴细胞至关重要，这将导致老年人原始T细胞和B细胞绝对数减少。

十、泌尿系统

（一）肾脏的改变

肾皮质逐渐变薄，导致功能性肾单位的数量减少和体积下降，肾小球滤过率随增龄而下降；肾小球基底膜增厚以及肾小球硬化；肾小管的萎缩和纤维化；肾脏动脉出现硬化。血压正常的健康老年男性比年轻男性的肾血流量低40%；肌酐清除率每10年下降7.5～10.0ml/min，但对健康老年人的纵向研究观察到下降存在较大差异。肾小管增龄相关功能障碍表现为钠离子的重吸收减少，尿液浓缩能力的减退，跨肾小管的钾离子梯度不断下降，当出现高钾血症时，则无法通过远曲小管增加钾离子的排泄。肾脏的血管结构和功能变化，表现在细胞外基质沉积的增加、入球微动脉内膜细胞增殖的增加。同时，增加的肾内分流和毛细血管旁路会对皮质功能造成影响。肾交感神经张力增加可导致血管收缩，主动脉压力感受器能够减弱交感神经张力。研究表明，老年肾脏可能维持在血管扩张状态以代偿血管丢失。正常老年人的扩血管性前列腺素在基线时增加，这使得老年人使用非甾体抗炎药（nonsteroidal anti-inflammatory drugs，NSAIDs）时肾损害风险增加约2倍。

（二）膀胱的改变

髓鞘或神经元减少可导致神经系统控制排尿的功能受损，造成尿失禁。80岁以前，尿失禁在女性中比男性更常见，但80岁以后这种患病率的性别差异减小。膀胱逼尿肌和纤维结缔组织的比例逐渐下降。下尿路结构变化包括膀胱纤维化以及膀胱和尿道内肌肉组织的退化。逼尿肌的感觉功能随增龄而减退，逼尿肌活动不足可引起膀胱排空障碍，有时会并存逼尿肌活动亢进。老年人可出现膀胱顺应性下降，如膀胱容量下降、尿频等症状；膀胱收缩力下降，表现为排尿无力和尿流率降低；膀胱过度活动表现为尿急和急迫性尿失禁等；老年男性由于有前列腺的因素参与其中，临床表现会变得更加复杂。女性由于雌激素撤退会导致尿道缩短及最大尿道闭合压降低，尿道阻挡细菌污染的有效性降低；局部用雌激素，联合盆底肌锻炼，可能恢复部分尿道功能。

（三）前列腺的改变

前列腺体积随增龄会不断增大，因而前列腺增生是男性衰老的主要标志之一；进而出现排尿缓慢、中断、排尿困难等表现。总睾酮以及游离睾酮均有所降低，但总睾酮主要是在60岁以后才出现明显降低，而游离睾酮则从20岁开始就几乎呈直线缓慢下降趋势。中老年睾酮部分缺乏会导致性欲降低、勃起功能障碍、夜间勃起消失、内外器官萎缩等。

十一、肌肉和骨骼系统

衰老是肌少症（sarcopenia）的主要风险因素。肌肉质量和力量在人的一生中是变化的，通常随着青年和成年期的成长而增加，40岁以后，肌肉质量每10年下降6%。肌少症具体机制可能与老年人蛋白质摄入不足或营养不良、肌肉功能减弱、增龄相关激素变化、促炎性反应细胞因子、肌细胞凋亡及遗传因素有关。

老年人骨吸收作用逐渐大于骨形成作用，基质变薄，骨小梁减少并变细，出现骨密度减低、骨质疏松，表现为脊柱侧弯、椎体变短、身高降低。CT或MRI显示股骨髓腔变大、皮质变薄，脂肪填充了大部分骨髓腔。健康老年人骨量每年减少约0.5%。女性年龄相关骨量和骨功能改变还因绝经改变而加剧。维生素D缺乏在老年人中常见，进一步加速骨丢失。衰老增加骨折概率，并且骨折后修复速度减慢。骨关节容易发生退行性变化，关节软骨的弹性降低并变脆，关节腔内滑液减少。这些变化是老年人骨关节炎发生发展的重要病理学基础。脊椎关节和膝关节的炎症改变较为普遍，表现为椎间盘和关节间隙变窄，椎体边缘形成骨赘，膝关节发生进行性软骨退行性变。加之老年人脊髓和大脑功能的减退，综合导致步态不稳等，易发生跌倒。

十二、心理变化

随着医学模式的转变，衰老与应激的关系引起了越来越多的关注。常见的与衰老相关的社会应激包括：社会环境不能适应，如思想与现实冲突，经济状况不佳，环境变化；社会角色的相对衰退性转变，如离退休前后生活境遇反差过大，离退休后缺乏"个人支撑点"；家庭问题的出现，如婚姻质量不佳，丧偶或再婚；子女赡养与空巢现象；其他家庭相关应激因素，如家庭成员中有健康问题、工作问题、违法问题等，家庭年轻成员先离世、失独等。老年人的认知功能变化包括感知觉、记忆力、注意力和智力变化，情绪、情感也发生变化。如多数人进入老年阶段会有不同程度的孤独感和寂寞感，因自我价值感和自我认同感的下降会引发失落感，易出现焦虑抑郁障碍。总体上老年人具有较强的情绪调节能力，情绪、情感状态较好。但随着增龄，必然会面对多种应激事件，可能引起较多的负面情绪，对于情绪、情感的体验更为敏感，自我情感的表达方式更为内敛。老年人常常流露出"老了，什么都不行了"的意念，过低的估计自己的实际能力，从而丧失了成功的自信心，使自己的意志活动下降。老年人的人格特点稳定多于变化，如出现明显的个性变化，是不属于正常的个性老化。

（曾　平　审校：刘晓红）

参考文献

[1] 范利. 临床医学老年实践技能进阶培训教程. 北京：人民卫生出版社，2020：6-10.
[2] 刘晓红. 老年医学. 第3版. 北京：人民卫生出版社，2020.
[3] 何琪杨. 人类寿命到底能延长多久. 科学通报，2016，61（21）：2331-2336.
[4] Lopez-Otin C，Blasco MA，Partridge L，et al. The hallmarks of aging. Cell，2013，153（6）：1194-1217.
[5] Fontana L，Partridge L，Longo VD. Extending healthy life span—from yeast to humans. Science，2010，328（5976）：321-326.

第二章
老年人疾病特点及诊疗策略

【学习要点】

1. 老年人多病共存的诊疗特点。
2. 由老年人的疾病特点决定，除了慢性疾病管理之外，老年患者诊疗中还需要关注的因素。
3. 更适合老年人的照护模式。

随着增龄，老年人的器官储备能力下降，生理性衰老与多种疾病的改变叠加，加之社会和医疗因素，出现多种老年问题或老年综合征，影响老年人的日常生活活动，使老年人的医疗问题变得更加复杂，诊疗过程具有很大的异质性。比如老年人起病隐匿，临床表现不典型，共存基础疾病之间的相互影响造成病理机制和临床表现不一致，难以通过典型临床表现来诊断单一疾病和估测病情程度，如衰弱高龄老人肺部感染时，并不表现为发热、咳痰，而可能仅仅是出现食欲缺乏和谵妄。衰弱老人易发生并发症或器官衰竭，应激刺激下容易像多米诺骨牌导致多器官衰竭，且治疗平衡较难掌握，如肺部感染诱发急性心力衰竭，利尿治疗后出现肾功能不全；痴呆老年人可能合并抑郁，改变环境或感染、营养不良等可能诱发谵妄。

老年人的上述疾病特点提示传统的以器官、系统的急性病为主的专科诊疗模式不再适合老年人群。同时老年人群功能状态也具有很大异质性，对老年人多病共存（multiple chronic conditions，MCC）的治疗、管理缺乏强有力的指南支持。老年病管理应基于老年患者的临床特点及诊治要点全面综合考虑。本章通过介绍老年人的疾病特点，希望读者了解，诊治老年患者不等同于诊治老年病，通过老年综合征和内在能力的描述，介绍老年患者的"以人为本"（person-centered care）的诊疗策略。

一、老年人疾病特点

老年患者与成人患者区别在于，成人患者多数患单个疾病，器官和躯体储备功能良好，而老年患者往往多种慢病共存、个体健康状况的异质性很大。

（一）衰老与慢性疾病共存

衰老（aging）是个体发生的与增龄相关的生物学改变，并非疾病状态，但受到生活方式、环境和疾病的影响。疾病可以加速衰老，出现"病态老龄化"。

（二）老年病与老年综合征共存

1. **多病共存**   是指个体同时患有2种及以上慢性疾病。其表现形式可以是躯体–躯体疾病、躯体–精神心理疾病、躯体疾病–老年综合征–精神心理等多种共存形式。高龄老年人的多病共存现象更加突出，特别是在高龄女性中。

2. **老年综合征**（geriatric syndrome，GS）   是指发生在老年期，由多种因素造成的一组综合征，会影响老年人的功能状态（activity of daily living，ADL）和生活质量（quality of life，QoL），是衰老、躯体疾病、心理、社会及环境、医疗等多种因素累加的结果。常见的老年综合征有：跌倒、视力障碍、听力障碍、疼痛、睡眠障碍、营养不良、肌少症、衰弱、抑郁、尿失禁、便秘、头晕、晕厥、痴呆、帕金森、多重用药、物质滥用和受虐/受忽视。住院患者常见的老年综合征有谵妄、压疮、进食障碍、制动、医疗不连续、终末期患者死亡质量差等。老年综合征与疾病之间有重叠，寻找引起某个老年综合征的多个因素，并从中找出可干预的因素，是老年科医生在鉴别诊断和治疗上的独特专科技能。在后面的章节会通过具体的实例逐一进行讲解。

3. **老年综合评估**（comprehensive geriatric assessment，CGA）   是老年科的专科技能，是以一系列评估量表为工具，从医学、躯体、认知、心理、社会和生活等多层面对老年患者进行全面而详细的评估，以明确可以干预和治疗的目标，综合全面地拼出老年人的"健康拼图"。CGA常用于多病共存、功能明显受损、老年综合征的患者，它是一个多维度跨学科的诊断评估过程，也是一个多学科整合的个体化治疗干预过程，最终目标是提高或恢复衰弱老年患者的功能状态，最大限度地保持其生活自理能力，提高其生活质量。老年综合评估涉及内容较为复杂，有专门章节进行具体讲述。对于多病共存状态的老年患者，老年综合评估尤为重要，有利于尽早发现并纠正风险因素，为老年多病共存患者制订更为科学合理的诊疗计划。

（三）内在能力下降与失能风险共存

1. **内在能力**（intrinsic capacity）   包括5个维度，即感觉（视力听力）、认知（记忆力和时间空间定向力）、心理（焦虑抑郁）、运动（平衡和步速）和活力（握力、体能和腹围），其评估方法在后续章节详细介绍。衰老、慢病、老年综合征和医源性问题均可导致老年人内在能力减退，内在能力的减退又会加重各种老年综合征/老年问题，最终导致老年人日常生活依赖、照护需求增加。实现健康老龄化的核心是维护内在能力。2019年世界卫生组织（World Health Organization，WHO）发布了一套实施老年整合照护（integrated care for older people，ICOPE）的工具，为解决与功能下降相关的重点健康状况提供了实际指导。

2. **失能**（disability）   是指个体在日常生活中基本活动能力或生活能力的丧失或受限。

二、老年患者管理

对于老年多病共存患者，通过传统的单病专科诊疗获益少，医源性问题发生风险高，花费巨大，存在获益和潜在风险的不确定性。老年多病共存显著增加老年人不良结局的风险，临床上会导致：①生活质量下降。研究表明，慢性疾病种类越多，病情越重，功能状态越差，生活质量也就越差。②医疗决策复杂和困难：现有的医疗决策是以专病指南为主，医生按各个单病指南制订临床决策，最终导致多重用药、不良反应增多、过度检查和治疗，浪费医疗资源。多器官功能不全也会带来治疗方案的冲突，如冠心病的抗血小板治疗和消化道出血之间的矛盾。③不良结局增多，多重用药导致药物间、药物与疾病之间相互作用，严重影响患者的疗效和预后，增加再入院率、死亡率和残疾率。

（一）诊断方面

1. 应熟练掌握老年患者的临床特点　生理老化与疾病状态难以区分；老年多病共存的诊疗与传统专科疾病诊疗的"一元论"不同，老年人的一个症状是多个原因导致的可能性更大，即"多元论"。比如，"头晕"可能是因后循环缺血、颈椎病、容量不足、前庭功能障碍如耳石症即良性阵发性位置性眩晕（benign paroxysmal positional vertigo，BPPV）甚至焦虑、抑郁共同导致的，即"一果多因"。多病共存之间相互影响，还可能造成一因多果或多因多果复杂状况。

2. 做出完整的诊断　对于老年多病共存患者，不但需要疾病诊断，还应包括老年综合征和功能状态的诊断。除了采用《国际疾病分类》（International Classification of Diseases，ICD）描述疾病诊断和转归，还需要加上功能诊断，采用《国际功能、残疾和健康分类》（International Classification of Functioning，Disability and Health，ICF）指导康复；或采用日常生活活动（activities of daily living，ADL）和工具性日常生活活动能力（instrumental activities of daily living，IADL）作为反映个体生活能力受限及需要外界帮助程度的评价指标，以便更全面完整描述老年人的整体健康情况。

3. 在问诊上要求医务工作者仔细询问病史，并与家属或照料者核对，进行全面查体和老年综合评估（comprehensive geriatric assessment，CGA），以便全面了解老年人本次就诊意愿、基础疾病情况、功能状态和家庭支持以及本人意愿等，通过CGA评估的老年综合征（geriatric syndrome，GS）也应该纳入老年多病共存的完整诊断当中。

（二）治疗方面

对于老年病治疗应以控制、缓解症状，维持功能，提高生活质量为总体目标。

1. 确定患者优先医疗意愿，并将之整合到医疗决策中　尊重患者的医疗目标和意愿是"以患者为中心"医疗原则，特别对于有些老年人因疾病状况、健康优先权和生活环境的变化，医疗目标和意愿也随之发生相应的变化。每个老人无论是对预防未来不良事件，还是对当前功能、症状和治疗，负担的优先意愿是不同的。在面对不确定性和可变性，首先要了解患者的治疗意愿，制订切实可行的治疗目标，此时，患者的优先权就为临床医生提供了决策和沟通的依据。老年人的很多慢性疾病是无法治愈的，既不能忽视治疗，也无需过度恐慌。以控制、缓解症状、维持器官功能为目标，老年人可以与慢性疾病共存。综合疾病、功能状态、预期寿命等情况，制订个体化的诊疗方案。基于患者医疗意愿的决策可以提高患者的依从性，减少相互冲突的医疗建议和治疗负担。

2. 评价患者的健康轨迹并将其整合到医疗决策中 健康轨迹包括预期寿命、功能状态、健康状况和生活质量，这些是老年多病共存患者医疗决策中应优先考虑的问题。虽然少有预测工具能够预测这些结局，但这些结局的健康轨迹远比生命长度更重要。根据老年人的疾病特点决定：对于不同健康状态的老年人的治疗建议应有所侧重。

（1）功能健壮期：针对社区老年居民的卫生工作重点为健康生活方式的宣教、定期体检与预防、老年病管理，初级缓和医疗症状管理和预立医疗计划指导。目的是尽量延长在社区活跃生活的健康预期寿命。比如培养和习惯于健康生活方式（低脂限盐饮食、戒烟限酒、适当运动、调节情绪和睡眠），强调终生健康管理，注重口腔和视力保健，定期体检和配备专门的健康管理师，这样可以有效预防慢性疾病的发生。通过早期生活方式改善控制高血压、糖尿病、高脂血症等代谢性疾病，就可以延缓心、脑、肾、眼等靶器官损害，而不要在后期依赖"多重用药"甚至影响到肝肾功能。对于可预见、高发的感染要预防为主，如提高流感疫苗接种率，口腔、尿路在有创操作前预防性使用抗菌药物，康复训练和营养治疗预防吸入性肺炎等。

（2）疾病发展期：对于急性疾病、慢性疾病急性加重期和重要器官衰竭、需要处理的复杂多病共存和老年综合征的老年患者，需及时给予高质量的急性医疗（急诊和急性疾病住院）；其后转入急性后医疗机构，通过康复训练，尽可能改善受损的功能，帮助患者安全返回社区。对连续医疗的重视其实古来有之，前文已有描述，但现有的医疗模式恰恰缺乏对于多病共存的长程管理和患者教育、急性疾病医疗后的连续性转诊、了解患者意愿后的医患共同决策。因此，未来的目标既要预防受损器官功能下降，更要维护全人的功能状态，提高生活质量。在综合医院需要建立基于老年综合评估为专业技能，团队干预、多科共照为专业模式的全人管理的现代老年医学科，在一、二级医院和社区卫生中心内增加功能康复和中期照护的职能。

（3）内在功能受损期：疾病发展到一定阶段，许多治疗方案既不能对近期症状、功能和生活质量有所改善，也无远期疗效获益。这种干预措施对生存期有限或功能差、家庭经济承受能力有限的老年人必将造成损害或负担。理想的治疗结局不仅是疾病的治疗成功，还包括功能的维护，避免失能和社会隔离。急性治疗结束后的连续医疗和转诊，给予具体指导、实时监督和随诊评估，并根据评估结果调整治疗方案，都是多病共存老年人治疗不可或缺的部分。需要建立适合地区特色的老年人长期照护体系，通过外在友善环境、提供康复医疗或辅具、生活照料和专业护理，以促进老年人残存的内在功能得到最大发挥。医养结合不是医疗机构和长期照料机构单纯的地理位置毗邻或重叠，而是通过管理者的组织，通过分级诊疗、远程咨询等多种手段，制订可行的流程，达到有机融合，符合价值导向型医疗（value-oriented care）。

3. 避免应用有伤害性的治疗 避免有伤害性的治疗应是慢性疾病管理的核心理念，在制订临床决策时，需充分考虑风险、负担、获益及预后，综合比较治疗干预的起效时间与老年患者的预期寿命。比如在控制血糖上，根据功能状态、是否并存慢性疾病、认知功能进行分层管理。多病共存患者因承受多重干预，疾病之间相互影响，加之增龄相关的脆弱性而容易使其受到伤害。治疗决策中，需面对多病共存、损伤或高风险干预、预期获益时间等多种影响因素，综合权衡考虑，在制订医疗方案时考虑多病共存中各个疾病的权重和轻重缓急、相互关系。对于不可治愈的疾病末期，帮助患者和家属面对预后，制订可达到的治疗目标，通过安宁缓和医疗（palliative care）和临终关怀（hospice）来达到症状缓解和善终。在患者希望的地点得到恰当的医疗照料，在生命终末期保持舒适和尊严，支持和帮助患者及其亲友渡过困难时期，提高患方的满意度。

4. 选用适合老年人的循证医学研究证据，确保使用有益的治疗方法　由于许多随机对照试验（randomized controlled trial，RCT）研究未纳入多病共存老年人，也不涉及对老年族群来说具有重要意义的结局，因此在应用证据不足的治疗和干预方法时，应详细解释其对疾病的治疗作用。根据疾病的不同阶段、功能状态、预后和患方意愿，不断调整治疗策略。使每一位老年患者在每一个时间点得到恰当的医疗与照护，而不是单纯因为年龄因素的"不作为医疗"或不计后果的"过度医疗"。

对于老年患者，"全人管理"的个体化治疗需要采取跨学科团队的工作模式，如以老年科医生为核心，由临床药师、营养师、心理咨询师、康复理疗师、护师、社会工作者、患者本人及家属组成的老年医学多学科整合团队（geriatric interdisciplinary team，GIT）是处理与老年多病共存相关的初级保健、健康评估、疾病诊治、临床管理、康复指导等医学问题的重要模式，它可以更好地遵循"以患者为中心"的老年医学治疗理念。很多时候，针对无法逆转结局的疾病本身，并没有有效的治疗方法，营养和康复锻炼也是重要的可以干预的靶点，这也是为什么营养和康复是老年医学团队的重要组成部分。在老年综合门诊，也可以借助多学科团队"一站式"地为老年人提供便捷全面的医疗服务。

5. 减少干预负担，增加治疗方案的可行性　对于多病共存患者最大限度降低治疗负担和简化干预方案的理念逐渐被认可。在制订决策时，应考虑治疗方案本身的复杂性和可行性，是否能够为老年人接受，并有效实施。比如让有认知功能障碍的老年糖尿病患者使用胰岛素，患者自己是否能够掌握，是否有照顾者辅助，都决定了患者能否有效执行干预方案；再如让老年患者增加运动，也要考虑患者有无关节病变会影响其活动，是否需要采取其他的锻炼方式等。

同时，多病共存决定了老年人服药种类多。只有让患者了解治疗目的和意义，才会有较好的依从性。采用缓释片、复合制剂减少给药次数，服药日历，智能电子药盒，照护者或远程督导等均有助于提高服药依从性，口崩片、贴剂等药物剂型适用于吞咽困难的老年人。

6. 注重医患沟通和团队内部沟通

（1）医患沟通：在诊疗启动前，医方需要先倾听患方的意愿，充分沟通，提供所有可能的诊疗方案，交代清楚每一种选择的利弊，最后尊重患者本人及家属、照护者的意见，做出共同决策。临床医生需要明确，很多情况没有完美的选择，只有"不后悔"的决定。对于患者来说什么因素、什么结局是最重要的（如延长生命、减轻疼痛、维持功能等），明确什么时机需要考虑患者意愿做决策（如遇到治疗可改善一种状况但会使另一种状况恶化，或治疗可带来远期获益却有短期伤害，抑或使用多种药物各有利弊需要权衡时）。与患者的优先权保持一致的决策和沟通，能最大限度地减少这些问题。患者、家属/照护者和医生之间的沟通和协商决策是实施慢性疾病管理的关键。生活环境和背景不同都可能影响患者的依从性，从而影响结局。鼓励患者和家人/照护者共同参与决策，鼓励患者讨论其健康的优先事项，让家人，特别是长期陪伴的家人积极参与决策过程。评估患者对信息的理解程度，使用恰当的方法（数字化、可视化），确保患者充分了解治疗方案的利弊；妥善选择决策模式（决策模式包括患者自己制订决策、照护者决定以及共同决策，对于认知功能障碍的患者需要依赖其直系亲属及健康照护者共同制订治疗方案）；知晓患者的意愿会随着时间的变化而改变，遇到健康状况改变等新的情况时需要再次评估。

（2）在医疗过程中，每个临床医生仅关注各自的领域和相应疾病的结局，其结果是碎片化的。由于医生在做决策时所使用的信息或对某些信息重视的程度不同，会对同一患者提出不同的治疗方案。疾病之间相互矛盾的治疗建议增加了患者的医疗负担，而且这样的治疗并未关注对患者来说什么是最重要的事。解决医生之间的分歧对于避免相互矛盾的建议至关重要。①关注的焦点应是患者的健康优先事项，而不仅仅是疾病。应优先选择那些能使获益最大化、损害最小化并且能够改善生活质量的治疗方案。②应该明确知晓对多病共存患者的干预无确定的"正确答案"。③当干预的观点有冲突时，应该协商讨论达成一致建议。首先，确定协商讨论的共同目标，如患者健康优先事项以及如何帮助患者实现等。其次，确保参与讨论的每个医生都运用相同的信息进行思考和讨论干预方案。例如，经常会遇到，有的医生认为某一特定疾病不适用的干预措施，而另外的医生可能认为利大于弊，因此需要确定不同建议的来源，最后达成一致干预建议。

综上所述，由于老年患者的复杂性和异质性，老年多病共存的管理具有非常大的挑战性，需要医护、患者及家属/照护者转变观念，将现有的"以疾病为中心"的专科化、片段式的诊疗模式转变为"以人为中心"的个体化、连续性、集医护照料为一体的生命历程（life course）介入的医疗模式。在不同时期采取不同的照护措施，目的是维持老年患者的功能状态、改善生活质量、提高患者及家庭的满意度，同时降低医疗负担。由于老年患者的易损性，在医疗决策和诊疗行为中，始终牢记"患者安全"，避免医源性伤害。不仅仅关注慢性疾病，还应考虑到老年综合征、功能状态、多病共存间相互影响、药物间相互作用、预期生存期、利弊权衡等诸多因素，做出符合患者最大获益的决策。

（康　琳　孙晓红　审校：刘晓红）

参考文献

［1］刘晓红，陈彪.《老年医学》研究生教材. 第3版. 北京：人民卫生出版社，2020.

［2］Phillips SC，Hawley CE，Triantafylidis LK，et al. Geriatrics 5Ms for primary care workshop. MedEdPORTAL，2019，15：10814-10824.

［3］Boyd C，Smith CD，Masoudi FA，et al. Decision Making for Older Adults With Multiple Chronic Conditions：Executive Summary for the American Geriatrics Society Guiding Principles on the Care of Older Adults With Multimorbidity. JAGS，2019，67：665-673.

第三章
老年医学工作模式与进展

【学习要点】

1. 熟悉老龄化社会的划分及其相应的战略对策。
2. 掌握老年住院患者的目标导向型医疗，了解医院内工作模式。
3. 掌握建立老年友善医院的目的与行动要点。
4. 了解老年人的全人个体化连续性整合照护模式。

第一节　老龄化社会及其对策

人口老龄化是指老年人在总人口中比例或人口年龄（中位数）提高的过程，用一个国家或地区中≥60岁或≥65岁人口占总人口的百分比来表示（表3-1）。人口老龄化是人类社会发展的自然规律和必然趋势，与寿命延长和出生率下降有关，人类寿命延长主要得益于生产力的发展。在新石器时代（距今5000年至10000年），人类寿命一般为20～30岁；农业革命时代缓慢增加，在第二次工业革命后快速增长，人均寿命增加1倍，全球近20年人均寿命增加6.2岁，据测未来20年还将再增加5岁。发达国家老龄化进程长达几十年至100多年，如法国用了115年，英国用了80年，美国用了60年，而中国只用了18年（1981—1999年）就进入了老龄化社会。1949年新中国成立时人均寿命约35岁，2019年为77.3岁（全球73.5岁，女性较男性高5.1岁），人均健康寿命为68.7岁。健康预期寿命（health adjusted life expectancy，HALE），是指人们能维持良好日常生活功能的年限，揭示了人口的真正健康状况。

世界卫生组织研究报告显示，影响个人的健康和寿命主要有四大因素：遗传因素占15%，环境因素占7%，医疗保健占8%，生活方式占60%。因此，健康的生活方式和摒除不良习惯是非常重要的。长寿时代（the age of longevity）正在到来，人类将在未来很长一段时间内保持寿命延长、低死亡率、低出生率，呈柱状人口结构的特征。在长寿时代，由于衰老与年龄相关性疾病的发生与发展有共同的病理生理机制，因此，老年个体带病生存是常态。缩短疾病发生和发展期、延长健康预期寿命、缓解健康相关的重大痛苦、提高老年人及其家人和照护者的生活质量是医疗保健的目标。

表3-1　老龄化社会划分和中国老龄化进程

划分	老年比（%） ≥65岁	中国进入和估测进入时间（年）
老龄化社会 （aging society）	7	2000
老龄社会 （aged society）	14	2027
超老龄社会 （hyper-aged society）	21	2047

慢性非传染性疾病已经成为人类主要的致死和致残因素，疾病负担采用伤残调整寿命年（disability adjusted life years，DALYs）来表示，包括因早死所致的寿命损失年和伤残所致的健康寿命损失年两部分。随着增龄，慢性疾病的专科化治疗的疗效有限；随着科技发展，医疗干预费用更加昂贵。由于这些慢性疾病的发生和发展是可以预防的，因此，医疗保健体系需要改革，从急性病住院医疗转变到医院外的全程医护照料，涉及服务模式、医护地点和支付体系等诸多方面。

一、老年医学

美籍奥地利医师纳歇尔（Ignatz Leo Nascher，1863—1944）在1909年提出老年医学（Geriatrics）这个名词，首次提出老年人群有其独特的医学特点，应将老年人的医疗服务视为单独的专业。此后近30年，一直是对老年人群"负面"特点的描述性报告。1935—1947年，英籍外科医师沃伦（Marjory Warren，1897—1960）提出针对残疾、长期占床的老年患者需要建立适合的病房环境，采用多学科团队开展综合评估、康复医学和关怀，将老年医学发展为一个临床分支，被称为老年医学之母。1942年美国老年医学会（The American Geriatrics Society，AGS）成立，20世纪70年代美国在退伍军人医院中推广老年综合评估，成立国立老年医学研究院。50年来，老年医学进入快速发展轨道，成为新兴的临床亚专业。在中国，1981年成立中华医学会老年医学分会，但仍以老年病为中心、延续专科化诊疗。近10年引入现代老年医学理念，发展迅速，但是远远不能满足需求。2019年国家卫生健康委员会发布规划：到2022年二级及以上综合医院设立老年医学科比例达50%以上，老年友善医院超过80%。

老年医学是一门研究人类寿命、衰老规律及机制，探讨延缓衰老对策，关注老年病防治，探索合理社会医疗保障与管理，促进老年人身心健康的综合性新兴临床学科；其宗旨是为老年人提供全面、合理的诊疗与预防保健服务，最大限度地维持或改善老年人的功能状态，提高老年人及其家人的生活质量。包括与老年人相关的基础医学研究、临床医学、康复医学、流行病学、预防保健和社会医学等方面。

二、老年学

由老年医学发展出老年学。1945年美国老年学学会（The Gerontological Society of America，GSA）成立，首次使用老年学（Gerontology）作为这门科学的名称。1950年成立国际老年学与老年医学协会（International Association of Gerontology and Geriatrics，IAGG），以在全球范围推进最高水准的老年医学研究和培训为使命，每4年召开1次IAGG大会。在我国，1986年分别成立中国老年学学会、中国老年学和老年医学学会。

老年学是一门关于人类老龄化的科学，是研究人类老龄化的现状和过程、人类个体和群体老龄化的规律性、人类老龄化与社会环境和生态环境之间的相互关系的本质联系，指导人类和人类社会去适应老龄化的科学。包括老年科学（Geroscience，正常衰老和慢性疾病之间的交叉学科）、老年医学、老年精神病学、老年心理学、老年人口学、老年经济学及老年社会学等分支学科。

三、应对人口老龄化主要战略行动

（一）积极老龄化

20世纪90年代提出了积极老龄化（active aging）这个概念，2002年WHO发布了《积极老龄化：政策框架》，其内涵是：提高老年人的生活质量，创造健康、参与、保障的最佳机遇。"参与"是指老年人根据自己的能力、需要和喜好，通过各种方式参与到家庭、社区和社会发展中；"保障"是指老年人在不能照顾自己的情况下，得到家庭和社区的支持，生活有尊严。积极老龄化的前提是健康老龄化。

（二）健康老龄化

1987年在世界卫生大会上提出健康老龄化（healthy aging）这个概念，并在1990年被WHO作为应对人口老龄化的一项发展战略。目标是提高老年人的寿命长度（"活得长"）和生活质量（"活得好"），尤其是后者更重要。"典型老年人"并不存在，许多老年人患有多种疾病，同样能够保持良好的活动能力和较好的生活质量，要正视个体健康的异质性。老年人的健康状况和功能主要取决于老年人一生的疾病、个人行为及社会环境。2015年WHO将其重新定义为：发展和维护老年健康生活所需的功能发挥过程，是个人内在能力和环境相互作用，以实现个人价值的过程。内在能力包括运动能力、认知能力、情绪、视力、听力和营养状态；环境包括家庭、居住、人际关系等微观环境，以及社会观念、公共政策等宏观环境；功能发挥指的是个人能够按照自身观念和偏好来生活和行动，从五个维度来考量：①保持活动的能力；②满足基本需求的能力；③学习、成长和决策的能力；④建立和保持人际关系的能力；⑤做贡献的能力。WHO的健康老龄化为老龄化社会的健康保健服务体系制定了的政策框架和各阶段战略目标和行动方案，贯穿全生命周期。

（三）成功老龄化

成功老龄化（successful aging）的概念于1961年首次被提出，强调老年学应以增加个体晚年的享受和满足感为实际目的。1987年，Rowe和Kahn提出"优于平均水平"的老龄化，即疾病或失能的低风险、保持高度的心智与躯体功能、活跃参与生活三个维度的成功老龄化模型，是广为接受的成功老龄化模型之一。

（四）国际社会应对人口老龄化主要战略行动

2016年世界卫生大会通过了《2016—2020年老龄化与健康全球战略和行动计划：建设每个人都能健康长寿的世界》，目的是利用循证方法最大限度地发挥老年人的能力。2020年世界卫生大会和联合国批准提案《联合国2021—2030年健康老龄化十年》，这是一个将全球的国家和地方的政策与老年人协调起来的巨大机会，健康老龄化十年将集中于4个关键行动：①改变对于年龄和衰老的看法、感受和行动；②发展可以维护老年人能力的社区；③提供满足老年人需求的整合医护照料（integrated care）和初级卫生保健服务；④为有需求的老年人提供长期照护服务。

支持健康老龄化需要，消除年龄歧视，通过提供一体化的卫生及非卫生服务，从疾病诊疗转为倡导积极应对贯穿终生的健康风险，满足每个个体一生的健康需要。卫生部门与其他部门（如教育、社会福利）合作解决健康相关的社会问题（如生活、工作、社会经济以及文化环境）。在十年行动中还需要有：

1. 技术创新

（1）支持技能发展和维持劳动力的技术。

（2）支持健康和卫生系统的技术。

（3）促进社会联系和就地养老的技术。全球新型冠状病毒肺炎大流行进一步凸显了利用数字技术共享健康信息、进行交流和维持社会联系的需求。

2. 监测和评估　在规划、政策和卫生系统设计中建立监测和评估机制，以更好地了解其对老年人健康的影响，以及不同干预措施的成本效益和可持续性。

（五）中国应对人口老龄化主要战略行动

1. 我国老龄化的特点

（1）老年人口基数大、社会老龄化加速快，预计到2030年，成为全球老龄化速度最快的国家；到2050年，≥65岁人口数将达到3.6亿人，约占总人口的25.6%。

（2）未富先老，地区发展不均衡。

（3）生育率下降和人口流动大造成独居、空巢老人比例大。

（4）代际之间财富不均，财富转移渠道欠通畅，"啃老"现象常见。

传统的大家庭养老模式不再存在，因此，需要个人从青年期起，除了健康管理，还要做养老准备；更需要社会养老，建立老年友善环境。

2. 主要战略行动　我国1999年成立全国老龄工作委员会，2018年归属国家卫生健康委员会统一管理。2017年国家卫计委等十三部门发布"十三五"健康老龄化规划。2019年11月，国务院正式印发《国家积极应对人口老龄化中长期规划》，将应对老龄化上升为国家战略；近期至2022年，中期至2035年，远期展望至2050年，部署五个方面具体工作，第三条与健康相关，内容是积极推进健康中国建设，建立和完善包括健康教育、预防保健、疾病诊治、康复护理、长期照护、安宁疗护的综合、连续的老年健康服务体系。健全以居家为基础、社区为依托、机构充分发展、医养有机结合的多层次养老服务体系，多渠道、多领域扩大适老产品和服务供给，提升产品和服务质量。

第二节　老年医学及老年医学模式

老年患者多共病和功能衰退的医护复杂性需要医院内设置老年医学科。老年医学科与内科其他亚专科的区别在于，不是"以疾病为中心"，而是"以患者为中心"进行诊疗照护，核心技能是老年综合评估，目的是了解老年人的医学、社会、功能等各方面的需求，并针对这些需求，制订整合的、协调一致的医护计划；组建一支老年医学多学科整合团队（GIT），其特点是团队按照需求配置、成员固定、定期查房，有共同的医护目标，分享一份以患者为中心、维护其功能的评估干预方案，从全人进行个体化、连续性管理。GIT通常包括药剂科、康复理疗科、营养科、心理科、神经科医师和技师，以及社工，新成员还有个案管理师、心灵抚慰师等。

老年科病房通常收治危重症、急症或慢性疾病急性加重期、高龄、衰弱、伴有复杂共病、老年综合征评估干预，及严重疾患或生命末期老年患者的安宁缓和医疗急性问题处理。住院前需要与患方充分沟通，讨论符合患者意愿的总体目标是什么？本次住院可以解决哪些问题，哪些不能改善？本次住院目标是否符合总体战略目标？出院的最大目标是能够回家、生活自立。住院期间要做出院计划，避免住院获得性问题，特别是功能下降。病房设置根据医院属性有所不同。

一、在综合医院中以急性或亚急性医疗为主

（一）老年急诊

老年急诊不同于成年人单病急诊，以亚急性或慢性疾病加重为主，常见急症有肺部感染、血栓栓塞性疾病、跌倒骨折、胆系感染、药物不良反应等，容易出现多器官衰竭，出现谵妄、多重用药、衰弱等老年综合征。对于多数老年衰弱患者（约80%），无论诊断哪种慢性疾病，最后常常因肺部感染而离世。因此，老年急诊难度增加，抢救成功率下降。目标不是"人救活，卧床不起"，而是控制症状，维护个体功能。预期生存期评估和预后评估很重要。老年急性照护单元（acute care of the elderly unit，ACEU），有防止谵妄的灯光等硬件配置，有康复师在内的GIT，有紧凑的出院计划与转诊方案，其减少了住院日和住院费用以及再入院率，但需要硬件环境改造和经过培训的固定护士，我国目前有ACEU的医院很少，建设老年友善医院和医院内设置老年医学科，与急诊的共管模式可以作为一种替代模式。

（二）老年医学评估与干预病房

老年医学评估与干预病房（geriatric evaluation management，GEM）侧重于亚急性医疗和康复治疗，采用全人管理，减少住院获得性问题（hospital acquired conditions，HACs），更好地维护功能。

（三）移动老年急性照护单元

采用GIT工作模式，而不是固定的单元设置，可以帮助到全院有需求的老年患者，工作重点在于减少住院获得性问题（HACs），协调住院期间照护、出院计划及转诊和家庭照护者教育。

（四）共管模式

对于高风险老年患者，如手术患者、多重用药、复杂共病、末期患者等，可采用共管模式（co-management）。与会诊不同在于有长效激励机制，定期查房，固定成员。

（五）老年门诊

单病的亚专科门诊不能满足老年患者的需求，需要"以人为中心"的管理，对于慢性疾病稳定就好，不以治愈为目的，更多考虑到老年综合征的处理，维护内在功能和如何最大化促其发挥。需要在门诊做常见老年综合征筛查和有针对性的评估、内在功能评估，对于健康相关重大痛苦的评估和处理，对于不良事件的预见性和防范措施，支持教育照护者。除了普通综合门诊，也开设多科整合门诊（药物重整、衰弱），老年综合征门诊（头晕、尿失禁、体重减轻、记忆障碍）、术前评估门诊、健康查体与预防、舒缓医疗门诊等。远程咨询和远程诊疗已证实适合老年慢性疾病患者，特别是残疾不方便就医的患者，提高患方的满意度。

二、急性后医疗

急性后医疗（post-acute care，PAC）在一级或二级医院以功能康复为主，老年患者在急重症打击后出现功能下降，需要经过一段时间才可能恢复，适应居家社区生活自立，急性后医疗也称中期照护，以老年康复医学为主，加之延续的慢病管理、营养支持等综合管理，通常数日至3周，最长不超过3个月，对于不可逆转的残疾则转至长期照护。这是老年医学的重要部分，许多国家的病床配置都是压缩急性医疗床位，增加社区圈内的小型康复医院床位，增加专业性的护理院床位。社区日间病房和家庭康复计划可以适应部分高龄、衰弱的老年患者。

三、长期照护

对于内在功能受损不可逆转，生活不能自理的老年患者，需要给予生活照护，有些需要基本护理和专业护理。长期照护（long-term care，LTC）在国外有多种模式，需要探索适合当地老年人的模式，应在老年人希望的地点进行照护，以居家照护为主。专业护理也依据不同亚型进行分类，如痴呆的行为精神症状（behavioral and psychiatric symptom of dementia，BPSD）时需要进入失智病房，心肺衰竭患者住一级医院，而对于衰弱老年人以辅助生活为主，避免出现跌倒、服药错误等不良事件发生。目前我国家庭照护者缺口达2000万，需要发展良性循环的照护产业，教育和支持照护者，提供喘息服务。

四、安宁疗护与善终服务

是指针对末期患者及其家人的特殊服务。积极防治与健康相关的重大痛苦，痛苦不仅仅限于躯体痛苦和不适，还包括社会、心理等方面的痛苦，旨在提高末期患者及其家人的生活质量，使逝者和生者两相安。照护地点更多在医院之外，在患者希望的地点，如住宅、长期照护（LTC）机构，或良好环境的小型宁养机构。根据老年患者的特点，往往将多种医疗（对因、对症）、护理和生活照料结合起来，即整合照护（integrated care），需要有以个案管理师或照护管理师为核心人物的整合照护团队，通过评估需求，分配多专业任务，评估效果，在支付体系需要有相应的改革，如按人头预付费，美国的老年人照护包干项目（program of all-inclusive care for the elderly，PACE）就是一种尝试。

第三节　老年友善医院

WHO在2015年关于老龄化与健康的全球报告中提出在健康老龄化行动中要建设老年友善医院，目标是：①以老年人为中心，改善就医流程，关注疾病和功能状况；②创造一个安全、友善、适宜的医疗环境；③保障就医尊严和生活质量；④提高满意度，满足老年人的健康及照护需求。这个目标也被我国列入"十三五"健康老龄化规划中，要求到2022年，80%以上的综合性医院、康复医院、护理院和基层医疗卫生机构成为老年友善医疗卫生机构（The Age-friendly Health System，AFHS）。

2019年3月中国老年医学学会发布"老年友善服务规范"。老年友善医院的服务内容：①建立尊重老年人的医院文化；②做好医疗安全和风险预警；③对于复杂、严重疾患老年患者，通过医-患共同决策，取得诊疗目标和方案；④关注老年人连续医疗的需要；⑤针对医护人员的继续教育。评价的四大维度是：①友善环境是基本条件，占30%；②友善管理是基本保障，占15%；③服务内容是重点，占40%；④服务理念为先，占15%。

美国约翰·A.哈特福德基金会（The John A.Hartford Foundation）联合美国医院协会（American Hospital Association，AHA）致力于改善老年人医护质量。2019年根据循证医学找出17项符合Ⅰ、Ⅱa级证据的服务模式，根据34位专家意见，得出简单、普适性、实操性的4M法则（表3-2）。在医院外同样要遵循4M法则，在精神心理评估中，关注抑郁与痴呆评估。全员医学继续教育中加入老年医学教育，老年医学科赋能和支持全院其他科室的临床工作。以培养5M医师保障建设4M友善医院。5M医师是指Matters most（患者意愿）,Mind（精神心理能力），Mobility（躯体活动能力），Medication（用药核查与重整），Multi-complexity（共病）。

表3-2 美国老年友善医院4M法则

最重要的事情	1. 了解老年患者的健康需求、照护目标和意愿；贯穿始终而不限于临终
What matters	2. 将患者的意愿记录下来
	3. 整合至医疗决策中
用药	1. 核查患者所有用药
Medication	2. 尽可能停用高风险药物（影响食欲、活动、精神心理），使其伤害降至最小
	3. 保证足够的经口营养补充
精神心理状态	1. 原则 预防、识别、治疗和管理3D（抑郁、痴呆、谵妄）
Mentation	2. 评估谵妄
	3. 加强时间、地点、位置的定向力提醒
	4. 保障佩戴感官辅具（眼镜、助听器）
	5. 保障睡眠，减少睡眠药物的使用
活动	1. 原则是确保日常活动安全，维护活动功能，做其想做的事
Mobility	2. 评估活动功能
	3. 保障早期安全活动，避免制动、跌倒及功能下降

（刘晓红 审校：康 琳）

参考文献

［1］WHO. Active ageing：a policy framework. https：//apps.who.int/iris/bitstream/handle/10665/67215/WHO_NMH_NPH_02.8.pdf；jsessionid＝A4AC1877A0518E8B3160F317424DA810?sequence＝1，［April，2002］.

［2］Global strategy and action plan on ageing and health 2016-2020：towards a world in which everyone can live a long and healthy life（resolution WHA 69.3）. In：Sixty-ninth World Health Assembly，Geneva，2016：23-29. Resolutions and decisions，annexes. Geneva：World Health Organization；2016：8-11（WHA69/2016/REC/1；http：//apps.who.int/gb/ebwha/pdf_files/WHA69-REC1/A69_2016_REC1-en.pdf#page＝1，accessed March 2020）.

［3］WHO. World report on ageing and health 2015. https：//www.who.int/ageing/publications/world-report-2015/zh/［accessed Dec 2020］.

［4］WHO. Decade of Healthy Ageing 2020-2030. https：//who.us3.list-manage.com/track/click?u＝c7943277461ee4157547221f2&id＝bf3baf9721&e＝265277b13b［17.Dec.2020］.

［5］中共中央国务院. 国家积极应对人口老龄化中长期规划. http：//www.gov.cn/zhengce/2019-11/21/content_5454347.htm［2019-11-21］.

［6］中国老年医学学会团体标准. 老年友善服务规范. https：//max.book118.com/html/2019/0521/8140100061002024.shtm［2019-03-01］.

［7］The John A. Hartford Foundation，the American Hospital Association. Age-friendly health systems：Guide to using the 4Ms in the care of older adults. http：//www.ihi.org/Engage/Initiatives/Age-Friendly-Health-Syste ms/Documents/IHIAgeFriendlyHealthSystems_GuidetoUsing4MsCare.pdf［July 2020］.

第四章
老年医学的核心技能

【学习要点】

1. 了解老年综合评估概念及临床意义。
2. 掌握老年综合评估内容。
3. 熟悉老年综合评估实施及治疗计划制订过程。

第一节　老年综合评估概述及内容

一、概念

老年综合评估（comprehensive geriatric assessment，CGA）是从疾病、认知、情绪、躯体功能、生活环境、社会支持系统和个人意愿等多维度对老年患者进行全面评估，明确可以干预的问题，以期制订个体化、综合的干预计划。

CGA是老年医学的基本工作方法。为什么要进行CGA？这是由老年患者群体特点决定的。正如前文所说，老年人的健康问题不仅仅是疾病本身，老年人常罹患多种不能治愈的慢性疾病，因衰老和疾病的影响，会出现一些老年人常见问题（或老年综合征），如步态异常、跌倒、尿失禁、慢性疼痛、睡眠障碍、压疮等，严重影响老年人的生活质量；还会出现不同程度的躯体功能障碍和认知功能障碍，对于环境的依赖性和社会资源的需求量更大；所以针对老年人的医疗服务不仅仅限于器官疾病的诊疗，还应更加关注作为社会人的老年患者的功能状态，支持其生活自立，从以人为本的高一层次制订医护照料方案。而且，由于老年人的异质性很大，每个人的问题和需求可能都不一样。因此，在临床实践中，老年人具体有什么样的问题、什么样的需求，哪些地方可以干预，都需要通过CGA评估来发现并指导干预，所以为了全面地、个体化地对老年患者进行管理，我们需要进行CGA。

CGA需要和后续的干预相结合才能让老年人获益。广义上的CGA不单是一个筛查评估过程，也是一个预防诊疗的干预过程，最终目的是通过全人干预提高或维持老年衰弱患者的功能状态，最大限度地保持其生活自理，提高老年人及其家人的生活质量，这也是老年医学的服务宗旨。

二、临床意义

CGA是老年医学科医务人员必须掌握的核心技能，临床意义如下：

（一）CGA是对衰弱老年人进行全人照护的基础

衰弱老年人常有多种老年综合征，机体代偿能力差，任何问题没有得到管理即可导致不良结局。通过CGA能够全面了解衰弱老年人的情况，明确其医疗和护理需求。

（二）CGA是临床制订合理诊疗方案的依据

全面了解老年人的疾病、内在功能、外在支持系统情况，据此制订可行的干预方案。如老年糖尿病患者的血糖控制目标取决于患者的功能状态和预期寿命，控糖方案如胰岛素使用也取决于患者是否伴有痴呆、视力障碍及其有无照护者。

（三）判断疗效及预后

通过随访评估，可评估干预效果，调整下一步诊疗计划和照护方案；通过长期随访，可监测患者健康状态的变化，预测临床结局。例如，综合功能、营养等情况判断末期非癌慢性疾病老人的预后，有助于合理安排医护服务，减少医源性伤害。

（四）CGA是老年医学的工作语言

诊断疾病的国际疾病分类（international classification of diseases，ICD）编码已经不足以描述老年患者的整体状态，而CGA可以全面勾画出一个老年人的健康状态、医护照料需求，通过CGA评估的结果，可以让不同的医护服务人员快速、全面地了解老年人的健康状态，是老年医护工作者之间的通用工作语言，有助于从整体制订干预目标，保证老年人医护治疗的连续性。

（五）CGA的实施有助于提高老年人的医疗质量

能够及早发现患者潜在的功能缺陷、安全隐患，进行早期干预，促进功能恢复，避免发生不良事件。如评估发现步态异常，可以尽早康复干预、改变环境和综合管理，减少跌倒和骨折等严重不良事件发生。

三、老年综合评估内容

CGA超越了传统意义的疾病诊疗，除了进行标准的病史采集和查体，同时也关注常见的以及影响其功能的老年问题，纳入了认知、情感、功能、社会、环境、精神领域以及预立医疗计划等多方面内容进行评估。CGA主要内容如下：

（一）全面的疾病诊疗和用药核查

1. **CGA的疾病方面**　可通过采集老年患者的完整病史、家族史、健康习惯、详细的用药史，以及对症状系统回顾来获取。在老年医学科"一站式"评估、诊治常见老年病、老年人常见多种慢性问题（mutiple chronic conditions，MCC），可避免老年人辗转多专科就诊，方便患者，节省资源，也可避免某些老年人常见问题被漏治或治疗不充分。

2. 用药核查方面　由于半数老年人患有3种及以上共病，用药检查是CGA中不可或缺的重要部分。目前医疗高度专科化，专科医生开具的处方常会忽略其他专科的药物；并且患者的医疗信息尚未整合和分享，医生难以快速掌握患者的用药情况，使得老年人多重用药普遍，甚至重复用药。医生往往习惯开药，但疏于药物管理，该停的药未停；另外，用一种药物去治疗另一种药物引起的副作用，即"处方瀑布"现象常见，药物相关不良事件时有发生。故多重用药管理在CGA中尤其重要。在老年人用药管理中，除了处方药品外，也要记录非处方药、中药及保健品，明确是否有用药指征，注意给药时间、途径、剂量及剂型等用法是否正确，以及用药依从性等。药师和医师通过保存完整的用药记录，定期进行用药核查和管理，可减少药物不良反应，避免"处方瀑布"的发生。

（二）功能及内在能力评估

因为衰老和疾病的影响，老年人常有不同程度的功能下降和老年问题或老年综合征，各种老年问题可相互影响，恶性循环，影响老年人的功能状态和生活质量，例如，营养不良、肌少症、尿失禁均可能与跌倒有关；跌倒后发生骨折，继而卧床，发生压疮、感染、抑郁等，抑郁影响康复锻炼、营养治疗，结局是失能，入住长期照护机构。如果这些老年问题能够被及早筛查、预防、及时干预，是可以纠正或改善的。所以进行老年功能状态和常见的问题筛查和管理是老年医学的重要内容。

1. 日常生活能力评估　个人日常生活活动能力评估包括3个层面：基本日常生活活动能力（activities of daily living，ADL）、工具性日常生活活动能力（instrumental activities of daily living，IADL）和高级日常生活活动能力（advanced activities of daily living，AADL）。评估的目的是明确指出老年人的功能缺陷，引起老年人及其家人和照护者的重视，并建议提供相应的康复训练或有效的替代措施，保证其合理需求得到满足，最大限度地支持老年人在社区居家独立生活，而不是包办代替，适宜的照护能够有助于维持老年人的功能状态，提高老年人及其家人和照护者的生活质量和对健康服务的满意度。

（1）ADL：用于评估个人基本生活活动和自理能力，包括进食、移动、洗漱、如厕、穿衣和沐浴能力。在评估量表中，常用简单、明确的Katz ADL量表（附表1），对上述6个方面进行评估，分别为独立完成、需要帮助以及依赖他人3个水平。目前国内医疗机构中多采用的巴氏指数评分量表（Barthel index，BI）（附表2），将上述6个方面的日常生活能力进一步分解为10项，包括独立进食、床椅之间转移、洗漱、如厕、沐浴、平地行走、上下楼梯、穿衣和大便及小便控制能力，评估满分100分，评分越高独立生活能力越强，这有助于制订护理计划，动态评估患者的功能变化。

（2）IADL：用于评估个人独立居住的能力，常用Lawton IADL量表（附表3），内容包括使用电话、使用私家车或公共交通工具、购物、洗衣服的能力、购买食材做饭、做家务、服药以及理财能力，每项内容评估也分为独立、需要帮助或依赖他人3个水平。

（3）AADL：用于个人完成社会、社区和家庭角色及参与娱乐、运动、休闲或职业的能力。AADL的项目因人而异，主要是通过询问患者的日常生活安排，发现其上述生活能力的变化。值得一提的是，对于70岁以上的老年人的机动车驾驶能力评估是AADL的重要内容，日益得到重视。

2. **躯体功能及跌倒风险评估**　跌倒可引起灾难性后果，威胁老年人的生活自理能力。跌倒很常见，美国社区居住的65岁以上老年人每年跌倒发生率为30%～40%，发生跌倒的老年人中10%～15%会发生骨折或其他严重损伤。

筛查和评估老年人发生跌倒的内在风险，包括询问跌倒史及惧怕跌倒心理，并通过神经系统和肌肉关节的查体来评估躯体功能，如下肢肌力、肌张力、共济试验以及关节活动度、平衡测试、步态、步速及前伸功能测试（functional reach test）、起立行走试验（get up and go test）等。

（1）询问跌倒史：每次老年人就诊，都应询问近1年内跌倒史，如有反复跌倒（≥2次）或跌倒1次但有外伤，则需要进一步评估。评估包括最近1次跌倒的详细经过，如跌倒地点、时间、当时在做的活动以及是否用辅助行走工具、平衡问题、伴随症状、惧怕跌倒心理对跌倒和日常生活的影响以及之前采取的预防跌倒措施的效果、长期用药等。

（2）平衡测试

1）站立平衡测试：站立平衡评估包括双足并立（side-by-side test）、半足距（semi-tandem stance）和全足距（full-tandem stance）站立平衡。先双足前后错开半足距站立，正常＞10秒，如果不能完成，则做并足站立试验并计时，如果能完成，则增加难度做足跟抵足尖直线站立（全足距）并计时。另外，也可以应用Tinetti平衡评估量表。通常对患者平衡能力的一个定性评估就足以判断患者是否需要应用运动辅具，如拐杖或助行器等。

2）平衡评估量表：临床最常用的是Berg平衡量表（the Berg balance scale，BBS），可靠、有效，敏感性和特异性也较好，但有天花板效应，对状态好的患者的某些问题不敏感。平衡评估系统测试（balance evaluation systems test，BES Test）用于对参与平衡控制的6大系统进行评估，可以发现问题并据此制订个体化的干预方案。

（3）步态：在受试者自然行走的情况下（如走入诊室时），从前后和侧面观察其步态，包括步幅，对称性，抬脚高度，行走路线，膝关节、踝关节和髋关节的活动，躯干姿势，上肢伴随动作和转身情况等。可以采用Tinetti平衡和步态评估量表（附表10）。也可观察受试者在分散注意力（如让受试者手拿一杯水或同时说话来分散其注意力），或在绕过障碍物、爬楼梯等情况下的活动表现。

（4）步速：步速是反映躯体活动能力的重要指标，对死亡率及失能有预测作用。步速＞0.8m/s的老人可以在社区独立活动。通常测定用寻常步速步行4米或6米的平均步速。步速也是肌少症和衰弱评估中的主要指标。肌少症和衰弱是老年医学的核心内容之一。

（5）肌肉力量：握力测量简单，与全身其他肌肉力量的高度相关。握力也是肌少症的主要指标，肌少症是跌倒的独立高危因素，目前亚洲肌少症工作组的推荐肌少症的握力诊断临界值是：优势手最大握力：男性＜28kg，女性＜18kg。

（6）起立行走试验（get up and go test）：评价的是患者肌肉力量、平衡和步态的整体功能情况。3米起立行走试验的测试方法：让受检者从椅子上起来，以平时正常步速、安全的步态向前走3米，转身，走回并坐到椅子上，记录从患者臀部离开椅子至坐回椅子所用的时间。尽管不同研究中跌倒风险增加的临界值不同，但通常认为超过12秒跌倒风险增加，需要进一步评估。

跌倒的评估和管理是老年医学的重点内容之一。

3. 感官功能评估

（1）视力：白内障、黄斑变性、糖尿病眼底病变以及青光眼的发病率随年龄的增长而增加，老年人远视眼也很常见。视力障碍影响老年人功能状态、生活质量和心理健康，增加跌倒风险，因此老年人需要每年检查眼睛和评估视力。

1）问题筛查：在驾车、看书、看电视等日常活动中，您的视力有问题吗？

2）视力检查：标准的视力筛查方法是应用Snellen视力表，若患者最大矫正视力不能识别20/40行的字母（小数记录视力为0.5）则为筛查阳性。

（2）听力：约1/3的65岁以上老年人存在听力障碍，而听力障碍与认知、情感、社交和躯体功能的下降有关。以下几种方法可用于筛查听力。

1）问题筛查：您是否能在平常交谈时听得清楚别人说话？

2）耳语试验（whisper test）：在距离被测试者耳朵一定距离（15cm、20cm、30cm或60cm）随机说出3～6个词语（数字、词语或字母均可），然后让患者重复。测试时，应站在被测试者身后，让患者把对侧耳朵盖住或堵塞。若患者不能正确重复半数词语则为筛查阳性。

3）听力计：用40分贝的1000赫兹和2000赫兹进行检测，两侧耳朵对任何一个频率的声音听不到或任何一侧耳朵对两个频率的声音都听不到，则为筛查阳性。

感官功能筛查阳性，则需进一步评估和处理。

4. 认知功能评估　认知功能损害是老年人的常见问题，但常常被认为"老糊涂了"而未得到重视和诊治。临床工作中需要鉴别是急性、波动性的认知功能下降还是慢性、进展性认知功能损害，前者多为谵妄，多可以通过除去诱因使症状减轻或缓解。目前推荐使用谵妄意识模糊评估法（confusion assessment method，CAM）来进行谵妄评估（附表4）。该量表也简明扼要地反映了谵妄的临床表现特点，急性起病，症状波动，注意力不集中，思维逻辑异常以及意识障碍等，其敏感性达94%～100%，特异性为90%～95%。

需要对有记忆下降主诉的患者进行痴呆的筛查。痴呆的筛查量表很多，可以根据临床需求选择不同的量表。8条目痴呆评估问卷（ascertain dementia 8-item questionnaire，AD8）是用于患者自评或照护者回答的筛查问卷，耗时仅1～2分钟，如果≥2项有问题，则提示需要就医。如果患者认知功能损害明显，需要鉴别是否有痴呆，可以用简易认知量表（mini-cog test，Mini-cog）进行筛查，耗时仅2～5分钟，适合门诊使用，但对轻度认知障碍（mild cognitive impairment，MCI）或极轻度痴呆患者不敏感。Mini-cog痴呆筛查量表包括3个名词的延迟回忆和画钟测试，若患者对3个名词的回忆均正确或名词回忆正确≥1个，同时画钟测试正确则为痴呆筛查阴性，否则需要进一步评估。目前最常用的痴呆筛查量表是Folstein简易精神状态检查量表（mini-mental state examination，MMSE）（附表5），评估项目包括时间和地点定向力、记忆力、注意力和计算力、语言（复述、理解、阅读和书写）能力、执行力等，其总分为30分，评分受年龄、教育程度等因素影响，通常认为评分≤26分（小学文化≤20分，文盲者≤17分）需要做进一步评估。对于受教育程度较高以及轻度认知功能损害患者的筛查，可应用蒙特利尔认知功能评估量表（Montreal cognitive asessment，MoCA），其敏感性较MMSE高。MMSE及MoCA耗时均在10分钟左右。

5. 心理情绪评估　老年人因罹患多种慢性疾病、失能、丧亲和社会角色转变等，抑郁发病率很高。有资料显示在老年全科门诊，抑郁的发病率达6%～10%，而住院老年患者中达11%～45%。抑郁与各种不适症状、功能损害、死亡率增加和医疗资源的过多使用有关。国外数据显示，抑郁是老年人群主要的致残原因之一，它的相关伤残生存时间远远超过糖尿病、心脏病和癌症对人群的影响，而对抑郁的早期发现、诊断、预防和干预，可以避免致残性和不良事件发生。

（1）问题筛查

问题1：最近2周是否常常觉得做事没有兴趣或乐趣？

问题2：最近2周是否常常觉得情绪低落、压抑、没有希望？

（2）量表筛查：上述两个问题是对抑郁的两个核心症状进行筛查，如任何一个问题筛查为阳性，则可以继续应用较详细的量表进行筛查和评估。常用量表是老年抑郁量表（geriatric depression scale，GDS）（附表6），该量表对常见的抑郁症状都是"是"或"否"的筛查，较其他量表更简单易行。患者健康问卷9项（patient health questionnaire 9 items，PHQ-9）和Zung氏抑郁量表（Zung self-rating depression scale，SDS）对症状频度有4个层次，有时患者会理解错误，患者完成自评后需要医务人员再核实。PHQ-9与抑郁的诊断标准一致（附表7），且可用于治疗随访，临床更为常用。老年抑郁有时可合并焦虑。

（三）其他常见老年问题筛查

1. 尿失禁　尿失禁是老年人尤其是老年女性的常见问题，但患者常常羞于启齿或被认为是"正常老化"而未提及，但其严重影响患者的身心健康和生活质量，所以需要主动筛查。

可通过两个问题进行筛查：

问题1：最近1年中，您是否有不能控制排尿而弄湿裤子？

问题2：如果有，上述情况是否至少有6天以上？

也有建议用下列问题筛查：

问题1：您是否有不能控制排尿而弄湿裤子的问题？

问题2：您是否有咳嗽、大笑或活动时漏尿的情况？

问题3：您是否有在去厕所的路上漏尿的情况？

问题4：您是否使用尿垫、纸巾或尿布以避免弄湿裤子？

尿失禁从临床表现可分为四个类型：压力型尿失禁、急迫型尿失禁、充盈型尿失禁、混合型尿失禁。每一种尿失禁的常见原因不同，有的是可逆性原因引起，有的是结构性异常导致，故处理方法各异。

对于老年男性患者，由前列腺增生引起的膀胱出口梗阻也可引起膀胱重构，不但与尿失禁有关，因尿频、夜尿增多，与睡眠障碍和跌倒等也相关，严重影响老年人的生活质量，需要应用国际前列腺症状评分表（international prostate symptom score，IPSS）以及应用膀胱过度活动症症状评分表（overactive bladder symptom scores，OABSS）（附表8）自测表来评估下尿路。

2. 营养不良　广义的营养不良包括营养过剩和营养不足，两者均对老年人的健康有不利影响，狭义的营养不良是指营养不足。营养不良在老年人中有较高的发病率，与肌少症和衰弱相关，对老年人健康和生活质量构成严重影响。尽管血清白蛋白、前白蛋白等指标对营养状态有提示作用，但它们也受炎症影响。可以应用下列方法进行营养筛查。

（1）在没有刻意减肥的情况下，您最近6个月内体重下降是否＞5%或在最近一年内体重下降是否＞10%？

（2）体重指数（body mass index，BMI）：如果BMI＜20kg/m^2，需要考虑有无营养不良。

（3）营养评估问卷：如微型营养评定法（mini-nutritional assessment，MNA）或微型营养评定法简表（mini-nutritional assessment short form，MNA-SF）（附表9），营养风险筛查2002（nutritional risk screening 2002，NRS2002）。MNA是专为老年设计的营养评估量表，评估与老年人营养不良发生相关的多种因素，如食欲、消化、咀嚼是否影响食量、活动能力、心理创伤、急性疾病、认知心理问题、体重或BMI情况等（详见www.mna-elderly.com），MNA-SF与MNA具有同样的筛查敏感性和特异性；而NRS2002主要是针对急诊或住院超过24小时的患者，评估项目包括疾病情况、进食量、体重变化、BMI以及年龄。

（四）社会经济和居家环境评估

1. 经济和社会支持系统评价　要了解患者的经济基础、家庭成员等社会支持系统（绘制家庭树），明确可以照顾和支持患者的人员，了解照料者的心理和经济负担情况，明确治疗目标，必要时召开家庭会议，这有助于制订合理的、可行的老年综合干预措施。

2. 居家环境评估　对于存在功能受限的衰弱的老年患者，由医生、护士、作业治疗师进行家访，可评估患者居家的实际功能表现以及居家环境的活动安全性；了解患者在家里能得到的支持帮助情况；明确是否需要采取必要的安全措施。如果不能进行家访，也可以应用居家安全核查问卷（home safety checklist），让患者及家属自评，这也有利于发现居家安全隐患，以进一步改进。对居家环境的安全性评估和干预，有利于患者功能维持和减少跌倒。

（五）生活质量评估

患者生活质量是老年人最重要的健康指标，目前没有金标准的方法对其评估，36项健康调查简表（short form-36 health survey，SF-36）是最常用的量表。该量表能评估健康相关的生活质量8大方面内容，在社区和住院老人中广泛使用，但对老年患者，尤其是衰弱老年人不适用，有地板效应（floor effects），对该人群的健康状态变化不敏感。通常可以应用下列两个问题来对老人的总体生活质量进行评估。

问题1：您会如何评价自己目前的总体生活质量？您会将其评价为非常好，很好，好，一般，还是差？

问题2：考虑到您的健康情况，您会如何评价自己目前的生活质量？您会评价其为非常好，很好，好，一般，还是差？

（六）预立医疗计划评估

预立医疗计划（advanced care planning，ACP）评估，是了解患者当罹患末期疾病时的诊疗意愿、对死亡的态度，是否选择维持生命支持治疗等，临床医务人员需要在患者尚具有决策能力时与患者讨论医疗意愿，具体内容应包括讨论需要做的医疗决定，也包括指定一个医疗代理人。目的是要尊重生命，尊重患者的知情权和自主权，让死亡有尊严。越来越多的国家，患者签署的ACP具有法律效力。ACP也有利于合理利用医疗资源。老年医学的目的是延长有质量的生命，实施的是人本医疗。

第二节　老年综合评估实施及治疗计划的制订

一、老年综合评估的实施形式

老年综合评估（CGA）临床运用和实施是一个老年医学多学科整合团队（GIT）工作，在临床实践中，常有两种实施方式。

（一）多学科团队会议形式

是由多学科团队（包括老年科医师、临床药师、语言治疗师、临床心理师、营养师、社会工作者及护士等）在门诊（或称老年整合门诊）、住院部对患者进行CGA，并共同通过团队会议来共同制订治疗干预计划。老年科医师是主持者，全面协调团队评估工作并制订干预决策。这种方式常受时间、空间的限制，但团队成员间可实时沟通交流，更容易形成有效合理的建议。

（二）老年科医师主导的分步进行的老年评估

在初次就诊时先处理关键问题，在随诊过程中分次完善其他的筛查评估，根据需要请专科医师如骨科、内分泌科、心理医学科、康复理疗科等以会诊的形式参与评估和治疗干预。与前一种方法比较，这种方式具有很好的灵活性和可行性，但治疗计划的制订过程因为缺乏实时的团队沟通，信息可能不全，干预目标也可能缺乏团队一致性，成效欠佳。

在临床实践中，可结合患者具体情况，灵活使用上述两种形式，提高工作效率。

二、老年综合评估的实施过程

CGA不仅是一个评估和诊断过程，也是一个干预的过程。从理论上，CGA的实施分为6个步骤：①收集资料；②组内讨论；③制订干预计划；④实施干预计划；⑤监测干预效果；

⑥修订干预计划。

　　CGA是一个动态的不断监测、随访和干预的连续过程。针对一次评估和干预来说，鉴于老年评估涉及的内容繁多，为保证它的全面和有效实施，首先可通过问题或量表筛查，可由患者自评问卷或医务人员进行简单筛查；然后对筛查发现的问题进行进一步评估，可由专科医师或经过培训的专业人员来进行。最后，对发现的问题进行针对性干预，可由老年医学团队成员完成。常用CGA的评估内容与相应干预措施见表4-1。

表4-1　老年综合评估（CGA）的实施总结简表

评估内容	筛查方法	干预措施
全面的医疗评估		
疾病	完整的病史、查体	针对性化验和影像学检查
用药管理	详尽的用药史（处方、非处方药物）	剂量个体化、规范治疗、必要时药剂师会诊
营养	测体重、BMI、营养风险筛查	膳食评估，营养咨询和指导
牙齿	牙齿健康，咀嚼功能评估	口腔科治疗，佩戴义齿
听力	注意听力问题，听力计检测	除外耵聍，耳科会诊，佩戴助听器
视力	询问视力问题，Senellen视力表检测	眼科会诊，纠正视力障碍
尿失禁	询问尿失禁情况	除去可逆原因，行为和药物治疗，请妇科、泌尿外科会诊
便秘	询问排便次数和形状	除去可逆原因，行为和药物治疗
慢性疼痛	评估疼痛程度、部位	治疗原因，控制症状
认知心理评估		
认知评估	关注记忆力障碍问题，3个物品记忆力评估、MMSE或Mini-cog检测	老年科或神经科专业评估和治疗
情感评估	询问：抑郁情绪？ GDS评估	心理科、老年科诊治
日常生活能力及躯体功能评估		
日常生活能力	ADL（Bathel 或 Katz Index） IADL（Lawton Index）	康复治疗、陪伴和照顾
躯体功能	跌倒史，步态和平衡评估 步速、握力 衰弱及肌少症评估	防跌倒宣教和居住环境改造 康复锻炼及综合管理
居住环境及社会支持系统		
社会支持	社会支持系统情况，经济情况	详细了解，社会工作者参与
居住环境	居住环境情况，居家安全性	家访，防跌倒改造
预立医疗计划	预立医疗计划	医患共同决策，以患者为中心的医疗

三、老年综合评估的目标人群

　　CGA目标人群是那些需要通过CGA来发现问题，进而进行干预，并能从中获益的人群。

　　1. 共病或复杂性疾病者。

2．有或疑有多种老年问题/老年综合征者。

3．因急性疾病而出现功能下降者，如ADL下降，生活依赖者。

4．经常出入急诊、门诊，反复住院者，医疗资源使用多，需要进一步评估潜在疾病。

5．衰弱老人，需要全面了解其潜在健康问题，有助于采取针对性预防干预措施。衰弱是最重要的老年问题，衰弱的评估和管理。

健康且功能健全的老人需要的是一、二级预防和慢性疾病管理，重病卧床患者或慢性疾病终末期患者如肿瘤晚期、严重痴呆、完全功能丧失卧床需要的则是症状评估和安宁缓和医疗，这两部分群体不能从CGA评估中获益。

四、沟通

评估是一个与老人交流和沟通的过程，美国国家老年研究所（the National Institution Aging，NIA）提出与老人沟通的要点是要使用一种尊重和有效的方式，详见https：//www.nia.nih.gov/health/understanding-older-patients（accessed Mar 2019）。

（一）促进与老年人沟通的有效策略

1．房间要明亮，避免背光。

2．减少外界的噪音，避免被打断或干扰。

3．直接面对患者，目标能与患者平视。

4．语速要慢。

5．问询患者是否有听力问题；适当提高音量，以低音交流。

6．如果必要，则要把问题用大的字号写出来。

7．给患者充足的时间回答问题。

8．对于一些健康知识缺乏的患者，要提供适当的患教材料。

（二）治疗目标的沟通

鉴于接受评估的老人常是多病、失能的衰弱个体，通过CGA又会发现很多老年综合征，对于发现的问题，有众多针对性的干预策略和计划。面对复杂的医疗情形，健康管理过程和结果也兼具复杂性，而老年医学推崇的是人本医疗（patient-centered care）和医患共同决策（shared decision making）。我们需要把发现的多种问题、干预措施、利弊风险及结果等告知患者和家属，通过沟通了解对他们来说最重要的治疗目标，了解他们的治疗意愿。在确定治疗最重要的目标后，在保证实现主要目标的前提下，再统一协调综合的干预计划。

总之，CGA是老年医学的重要工作方法，老年评估是一个多学科诊断和治疗干预过程，对老年人的疾病、认知心理、功能状态、经济和社会支持系统进行综合评估，进而制订全面、可行和个体化的干预治疗方案。通过评估和干预，目的是使老年患者最大程度地维持功能，提高其生活质量。另外，通过长期随诊和评估，有利于判断老年人预后，合理安排其医疗资源的使用。老年综合评估充分体现了老年医学的服务宗旨和现代医疗理念。

（王秋梅　审校：朱鸣雷）

参考文献

［1］ Katherine T Ward，David B Reuben．Comprehensive geriatric assessment．（This topic last updated：2020-07-21）［accessed 2020-12-21］．https：//www.uptodate.com/contents/comprehensive-geriatric-assessment?search＝Comprehensive%20%20geriatric%20assessment&source＝Out%20of%20date%20-%20zh-Hans&selectedTitle＝1-72.

［2］ Aliberti MJR，Apolinario D，Suemoto CK，et al．Targeted Geriatric Assessment for Fast-Paced Healthcare Settings：Development，Validity，and Reliability．J Am Geriatr Soc，2018，66（4）：748-754.

［3］ Salahudeen MS，Nishtala PS．A Systematic Review Evaluating the Use of the interRAI Home Care Instrument in Research for Older People．Clin Gerontol，2018（2）：1-22.

第二篇

社区初级保健

第五章
老年人的健康与健康管理

【典型病例】

患者，男性，85岁。既往患多种慢性疾病：高血压30余年，高脂血症、冠心病20余年；目前服用厄贝沙坦150mg/qd＋氨氯地平5mg/qd＋单硝酸异山梨酯20mg/bid＋阿托伐他汀20mg/qd＋阿司匹林100mg/qd；年轻时患"哮喘"，10年前曾诊断慢性阻塞性肺疾病（COPD），目前使用舒利迭50/250μg每日2吸；5年前因老伴去世，诊断"抑郁状态"，目前服用舍曲林50mg/qd；4年前因跌倒导致腰椎L1骨折，行骨水泥注射治疗，目前服用碳酸钙D$_3$片，每日1片。10年前曾发现"餐后血糖偏高"未诊断糖尿病，自己控制少吃"甜食"，近几年前查糖化血红蛋白在6.2%～6.5%。不嗜烟酒。预防接种史不详。

患者独居，家中有固定小时工做饭、做家务。平时体力尚可，每日步行一般为5000～7000步，走路较慢；觉爬楼梯费力，可上一层楼；平时喜欢外出走动，可坐公交车去附近公园游玩，可自己理财、网购、逛商场、去餐馆。平时食欲好，喜欢吃肉，近几年体重缓慢增加，目前体重70kg，身高168cm（BMI 24.8）。平时睡眠差，晚上12点以后睡觉、早上10点起床，间断睡前服用唑吡坦或佐匹克隆片。二便正常，间断便秘，自服牛黄解毒片，可通便。

【临床问题】

1．如何评价该老人的健康状态？如何看待其多种疾病和健康问题？

2．该老人的健康管理应如何管理？该用的药物都用上了，是不是就没有问题了？

3．该老人看了某电视健康节目后，想做个肠镜检查肠道，该如何建议？

第一节　老年人的健康管理

老年人健康管理的目标是维持身体和大脑的功能，使老年人能积极参与社会活动。为了实现这个目标，需要从多方面来采取干预措施。

一、慢性疾病管理

治疗、稳定控制各种老年人常见的慢性疾病，防止慢性疾病的并发症造成不良的影响，也就是我们所熟悉的慢性疾病的合理治疗。

二、老年综合征/老年问题

一些老年人所特有的问题，如果不加以关注，也会影响到老年人的健康和功能，也就是我们所说的"老年综合征/老年问题"，如跌倒、肌少症、营养不良、抑郁等，如果放任不管，也会影响老年人的健康和功能，例如跌倒可导致髋部骨折，髋部骨折导致卧床，卧床使得老年人丧失自理能力甚至发生感染、血栓、压疮等各种不良并发症。

三、"连续"的健康管理

目前所提倡的"全生命周期"的健康管理，更加强调健康管理是一个连续的过程，以及预防的重要性，即从青少年开始就应该采取措施预防疾病的发生，不要等到疾病发生了才去治疗。在成年阶段，使身体尽量达到一个较好的状态，如较少的慢性疾病、较好的肌肉力量、较高的心肺功能，这样在进入到老年阶段时，也会有更多的"储备"来应对衰老、疾病所导致的"损失"，即使在老年阶段"损失"了一些"储备"，还可以有足够的"储备"来维持正常的身心功能。

四、健康的生活方式

健康的生活方式是健康管理的"基石"，也是慢性疾病管理的基础，我们在讲高血压、冠心病、糖尿病等慢病管理的时候，第一条都是"改善生活方式"，可见健康生活方式的重要性。健康的生活方式，也是增加生理"储备"的有效方法，对于老年人和年轻人都是适用的。健康的生活方式，包括合理膳食、运动锻炼、戒烟限酒、心理健康。

考虑到老年人的衰老、疾病等问题，更需要给予适合其个体的健康的生活方式指导。

（一）营养

针对老年人个体情况，给予适合的、可行的建议，如膳食的安排、低脂饮食、高蛋白饮食等。

（二）运动

运动是维持肌肉功能、促进康复的重要手段，老年人同样需要运动。对于老年人更加强调给予个体化的运动建议，如膝关节炎的老年人、心功能不全的老年人、衰弱的老年人各应该采取什么样的运动方式，预防跌倒应该怎样锻炼等；往往需要给予老年人具体的建议和动作示范，在实施过程中还需要有监督、反馈、调整，才能将运动计划落实下去。

（三）戒烟限酒

如何戒烟、戒酒本文不做赘述，任何时段戒烟都可以获益，而不是说吸了一辈子烟"没事"，就可以一直吸下去了。新的研究认为饮酒不能带来任何健康获益，所以也不提倡为了健康去主动饮酒。

（四）心理健康

老年人的心理健康包括认知和情绪两个方面。

1. 认知功能　即维持良好的大脑功能，除了控制常见的危险因素，如高血压、高血脂、高血糖、视力听力下降、头部外伤等，还需要积极"使用"大脑，可以做一些益智的活动、游戏，学习一些新的事物等。如打太极拳、做操等，既可以锻炼大脑，又能锻炼身体，一举两得。

2. 情绪方面　主要是引导老年人保持良好的心态，能够正确认识和适应衰老所带来的变化；另一方面，也要及时地筛查识别老年人的抑郁、焦虑，给予有效的干预。

第二节　老年人疾病的预防与筛查

预防（prevention）与筛查（screening）是老年人健康管理中的重要内容。由于老年人的个体差异较大，所以针对老年人的预防和筛查的内容也应根据老年人的具体情况而有所不同，而非固定的"套餐"。

对于健康情况较好，功能状态较好的老年人，其预防筛查的内容应侧重于疾病的预防和早期发现、早期治疗。对于健康情况一般，有较多老年慢性疾病和老年问题的老年人，如衰弱、共病、部分功能残障的老年人，其预防筛查的内容则应侧重在功能的维持上，通过老年综合评估来发现问题和风险，采取措施改善功能状态、减少住院次数。而对于疾病终末期的老年人，功能已经完全丧失且没有恢复的余地，预期寿命有限，常规的预防筛查并不获益，应以明确老人的症状和需求为主，明确治疗的目标，开展舒缓医疗照护服务。

一、疾病的预防

老年人常常已经患有多种慢性疾病，其疾病的预防往往是预防慢病的并发症。需要采取健康的生活方式及合理的慢性疾病管控。

此外，也建议老年人接种疫苗来预防相关的疾病。建议老年人接种的疫苗包括流感疫苗、肺炎球菌疫苗、带状疱疹疫苗。

接种季节性流感疫苗可以减少老年人患流感和肺炎的风险，从而降低老年人因此而住院或死亡的风险。世界卫生组织建议老年人群季节性流感疫苗的接种率应在75%以上，同样建议接触老年人的工作人员，如老年医务人员、养老院工作人员也应接种季节性流感疫苗。

老年人接种肺炎球菌疫苗可以减少因肺炎球菌感染而发生侵袭性疾病的风险，国外建议65岁以上的老年人至少接种一次二十三价肺炎球菌多糖疫苗，对于有肺部基础疾病，如慢性支气管炎、支气管扩张的老年人，更应考虑接种肺炎球菌疫苗。

带状疱疹和疱疹后神经痛主要发生在老年人群中，国外的研究显示，接种带状疱疹疫苗可以使带状疱疹的发生率减少50%以上，疱疹后神经痛的发生率减少60%以上。新的重组带状疱疹疫苗已在我国上市，建议老年人群，不论是否得过带状疱疹，均可间隔2～6个月，接种两剂。

二、老年人的肿瘤筛查

老年人筛查肿瘤，首先要考虑发现肿瘤后是否有有效的治疗干预手段，老年人的身体是否"足够好"，可以耐受后续的手术、放化疗等。如果老人的状态已经很差，需做很多检查，甚至是有创检查来确认肿瘤就没有必要了。

此外，早期发现肿瘤、早期治疗可以明确降低死亡率，才有意义去筛查；如果早期筛查发现肿瘤进行治疗和出现症状发现肿瘤进行治疗，二者的临床预后一样，也就没有必要去筛查了。

明确有研究证据支持、各个学会公认的肿瘤筛查包括乳腺癌的筛查、宫颈癌的筛查以及结直肠癌的筛查。对于老年人，考虑开始筛查的同时，也应注意何时终止筛查。

（一）乳腺癌

指南建议女性从35岁开始，每2年进行1次乳腺X射线摄影（俗称"钼靶摄影"）检查，或者每年查1次乳腺超声；一般认为体积小、致密的乳腺组织更适合用超声检查，体积大、脂肪含量高的乳腺组织，更适合用钼靶像检查。老年女性往往乳腺脂肪含量高，对钼靶像检查敏感性更高。终止筛查的时间不明确，一般认为对于预期寿命超过4年的可以考虑进行筛查。

（二）宫颈癌

建议21～65岁女性，行宫颈细胞学涂片＋HPV DNA检测，如正常可每5年检查1次，如连续2次正常，可5～8年检查1次。对于65岁以上老年女性，已经过了宫颈癌的高发年龄，如近10年内做过3次细胞学检查，结果为阴性；或做过2次结合HPV检测的细胞学检查，结果阴性，其中最近1次检查是在5年之内，则可停止筛查。

（三）结直肠癌

发达国家建议对于50～75岁的人群进行结直肠癌的筛查，对76～84岁的老年人，可根据老年人的情况来决定是否筛查，85岁及以上的老年人不建议再筛查。筛查的手段包括：结肠镜每10年1次、乙状结肠镜每5年1次、便潜血每年1次、CT结肠重建每5年1次（6mm以上的病变，需要考虑行结肠镜检查），如初次检查发现异常，则根据情况缩短筛查的间隔。

我国的筛查建议是先筛查出高危人群，之后再对高危人群进行结肠镜检查。高危人群包括：大便潜血试验阳性、一级亲属有大肠癌病史、本人有肠道腺瘤史、本人有癌症史、行盆腔放疗的，或符合下列6项之任意两项者——慢性腹泻、慢性便秘、黏液血便、慢性阑尾炎或阑尾切除史、慢性胆囊炎或胆囊切除史、长期精神压抑。对于74岁以上患者建议终止筛查。

（四）前列腺癌

对于是否应对所有老年男性通过前列腺相关抗原（prostate-specific antigen，PSA）检测来进行前列腺癌的筛查，目前尚有争议。美国的预防机构认为，使用PSA筛查前列腺癌假阳性率高；对于PSA升高人群的进一步经直肠穿刺检查，仍有约2/3的人无法得到明确的诊断；而且多数前列腺癌在老年人中进展缓慢，过度诊断的情况也较为突出；因此不建议对普通人群筛查前列腺癌，如果要筛查，也应向患者充分说明。

目前的一般建议是，对于50岁以上的普通人群，应事先与其讨论PSA筛查所带来的潜在益处和可能的伤害（包括PSA升高但穿刺活检阴性，以及过度治疗等），再依据个人的意愿决定是否筛查；而对于50岁以下的成人，70岁以上的老人、预期寿命不足10年者，不建议筛查PSA。

（五）肺癌

通过胸片所发现的肺部肿物多为"晚期"，难以实现"早期"发现。研究证实使用胸部低剂量CT（low dose CT of the chest，LDCT）来筛查肺癌，与传统的胸片相比，可以使肺癌的死亡率下降20%。因此，对于高风险的人群——55～79岁、过去15年内有吸烟史、吸烟总量超过30包/年的，可考虑通过每年一次的胸部LDCT来筛查肺癌，但同时需要注意，LDCT的敏感性过高，导致筛查的假阳性率很高。

（六）甲状腺癌

目前尚缺乏证据支持甲状腺癌的筛查。超声检查可以发现可疑的甲状腺结节，对于超声发现的单发结节大于1cm、多发结节大于2cm、有细小钙化、有异常血流、伴有淋巴结肿大的甲状腺结节应给予重视。

（七）其他肿瘤

对于我国部分地区高发的癌症，筛查建议如下：

1. 食管癌 高发地区40～69岁人群，可考虑内镜下碘染色检查，轻度异型增生每3年1次，中度以上1年1次。

2. 胃癌 高发地区40～69岁，血清蛋白酶原（pepsinogen，PG）＋危险因素，阳性再行胃镜检查；或直接胃镜检查；正常者每年随访PG；重度慢性萎缩性胃炎、重度肠上皮化生、低级别上皮内瘤需每年胃镜随访1次。

3. 鼻咽癌 高发区30～69岁，行头颈部体检＋EB病毒抗体检测，阳性再行鼻咽纤维镜；正常者可每5年检查1次，有鼻咽癌家族史、EB抗体阳性，每年检查1次。

4. 肝癌 高发区男性35～64岁，女性45～64岁，乙肝表面抗原阳性者，可行血清甲胎蛋白＋超声检查，每2年1次。

对于卵巢癌、胰腺癌、肾癌等的筛查，目前尚无相关研究证实其有效性。而子宫内膜癌及皮肤癌，则应警惕相关的异常症状，如绝经后的阴道出血、异常的皮肤改变等。

三、老年人非肿瘤疾病的筛查

与前文所述的宗旨一致，也应考虑老年人的预期寿命和健康状态，比较筛查的获益和风险。

许多筛查出的疾病或者老年综合征，对老年人的功能状态、生活质量都有影响。及时发现和处理，短期内就可以让老年人获益，因此建议每年体检，定期筛查这些问题，包括：高血压、高血糖、高血脂、肥胖、营养不良、骨质疏松，以及视力、听力、情绪、认知等方面的问题。

对于有吸烟史或腹主动脉瘤家族史的65～75岁男性是发生腹主动脉瘤的高风险人群，建议该人群采用超声筛查腹主动脉瘤。对于动脉炎，如颞动脉炎的患者也可考虑筛查。

老年人甲状腺功能异常的发生率也较高；其中亚临床型甲亢可与房颤、痴呆有关，并且可能与骨质疏松有关。对于怀疑有甲状腺疾病的人群，可以考虑筛查甲状腺功能，通过TSH检测来诊断甲状腺疾病，敏感性98%、特异性92%。

口腔问题对老年人的生活同样可以造成很大的影响。而牙周炎、口腔干燥症以及口腔癌都可以通过常规的检查来发现，并且能被有效地治疗。因此，建议老年人每年1次行口腔方面的检查。

【病例分析】

1. 如何评价该老人的健康状态？如何看待其多种疾病和健康问题？

正如文中所描述，评价健康状态，不是看年龄和疾病。该老人虽然患有多种慢性疾病，但是疾病控制比较稳定，从其功能上看，可以做到生活"独立、自主"，可以做到参与部分社会活动，应该算是相对"成功"的老年人。同时，该老年人属于高龄、共病的老年人，其健康的关注重点应该是有无衰弱、有无失能的风险，需要采取措施来维护其功能状态、关注老年综合征、避免不良问题的发生。

2. 该老人的健康管理应如何管理？该用的药物都用上了，是不是就没有问题了？

正如前面所分析的，高龄、共病的老年人健康管理的重点，不仅仅是慢性疾病治疗，用药全面与否，还应该关注老年方面的问题。

最直观的是用药较多，有无合理用药的问题，老人没有冠心病的症状，是否还需要硝酸酯类药物？对于骨质疏松，所用钙剂和维生素D是否够剂量？降脂药物、治疗抑郁的药物是否可以减量等。

此外老人的老年问题，走路慢是否有衰弱、肌少症的问题？有过跌倒骨折，是否有跌倒的风险？情绪、睡眠方面的现状如何？这些也需要通过进一步的老年综合评估来了解情况。

在健康管理方面，老人的生活方式是否还有改善的余地，饮食是否适合、是否要控制体重，建议进行什么样的运动，是否接种了需要的疫苗等，也需要在评估后给予具体的建议。

3. 该老人看了某电视健康节目后，想做个肠镜检查肠道，该如何建议？

从年龄和共病情况看，该老人进行肠镜检查的获益不明确、风险较高，老人并没有明确的结直肠癌的风险，也没有异常的症状，因此不建议直接筛查肠镜。可建议老人选择较为简单的便潜血检查。

后续如果便潜血试验阳性，也要考虑有无药物的影响（服用阿司匹林）；如排除药物因素后仍有问题（停用阿司匹林后仍持续便潜血试验阳性），则应与老人及家属充分沟通，告知其可能的情况（息肉、溃疡、肿瘤）及相应检查的情况（肠镜的风险、消化道造影的局限、CT检查的局限和风险等），充分了解相关情况、了解获益与风险后，由医患双方共同做出后续决策。

（朱鸣雷 审校：康 琳）

参考文献

［1］关于预防与筛查的相关研究结果及建议，可参考美国预防服务工作组（U.S. Preventive Services Task Force）网站上的内容：http://www.uspreventiveservicestaskforce.org/.

［2］樊瑾，于普林，李小鹰. 中国健康老年人标准（2013）解读——健康评估方法. 中华老年医学杂志，2014，33（1）：1-3.

第六章
老年人代谢性疾病优化管理

老年代谢性疾病复杂多样，国内外指南推荐均有细微差异。本章节在综合高血压、糖尿病、高脂血症、高尿酸血症等各专科指南共识的基础上，聚焦老年患者代谢性疾病的临床特点，关注治疗目标，结合个人意愿、预期寿命、功能状态以及经济状况、社会支持等建议进行医患共同决策，制订个体化方案。本章节并非全面阐述代谢性疾病的病因、药物作用机制，而是重点关注老年患者的治疗目的，改善生活质量、提高健康预期寿命，降低全因死亡率。

第一节 高 血 压

一、老年高血压定义

年龄≥65岁，在未使用降压药物的情况下，非同日3次测量血压，收缩压（systolic blood pressure，SBP）≥140mmHg（1mmHg＝0.133kPa）和/或舒张压（diastolic blood pressure，DBP）≥90mmHg，可诊断为老年高血压。

二、临床特点

（一）老年人单纯收缩期高血压

老年人单纯收缩期高血压（isolated systolic hypertension，ISH）是指收缩压≥140mmHg，舒张压＜90mmHg，占老年高血压人群的60%以上，与增龄导致的大动脉硬化密切相关。由此导致脉压增大是老年ISH的一个重要特征，是反映动脉损害程度的重要标志。

（二）老年人高血压的波动性大

一半以上的老年高血压患者存在昼夜节律异常（非杓型、反杓型或超杓型血压），且表现为晨峰高血压（清晨起床后2小时内的收缩压平均值−夜间睡眠时收缩压最低值≥35mmHg）。老年人存在不同程度的器官退行性病变，血压调节功能减退，致使老年高血压患者的血压波动范围明显增大，尤其是收缩压。老年高血压患者一天内血压波动范围可在40/20mmHg以上。血压急剧波动可显著增加心血管事件的危险。

（三）老年人易发生体位性/直立性低血压

卧位/坐位转为直立位时（或头部倾斜＞60°），SBP下降≥20mmHg和/或DBP下降≥10mmHg。根据发生速度分为早期型（≤15s）、经典型（≤3min）和迟发型（＞3min）。发生机制可能与压力感受器调节血压的功能减退有关。急性病导致的失水过多，或口服液体不足，或服用降压药及利尿药，以及平时活动少和长期卧床等也可以导致直立性低血压（orthostatic hypotension）。因此，对老年人要同时关注卧位、立位血压。

（四）老年人易发生餐后低血压

餐后2小时内收缩压较餐前下降≥20mmHg或收缩压由餐前≥100mmHg降至餐后＜90mmHg。如果患者饭后出现头晕、目眩等心脑缺血症状，即使血压下降的程度未达到上述标准，也要考虑餐后低血压（postprandial hypotension）。老年人对于血压的调节能力有所减弱，自主神经的调节功能可能出现紊乱。有餐后低血压的患者，应该适当调整降压药的服药时间，避免药物作用的高峰时段与餐后重叠。少吃碳水化合物，增加蛋白质等营养物质。用餐后别着急做剧烈运动，如果有头昏眼花的症状，应先坐下休息，避免站立行走时摔倒。

（五）并发症多且多种疾病共存

冠心病、脑卒中为常见且严重的并发症，其发生与血压密切相关。老年人高血压常与糖尿病、高脂血症、动脉粥样硬化、前列腺增生、肾功能不全等疾病共存。这些疾病相互影响，使老年高血压的治疗变得复杂。

三、治疗原则

（一）降压目标

1. 年龄≥65岁，血压≥140/90mmHg，在生活方式干预的同时启动降压药物治疗，老年高血压患者的血压应降至＜140/90mmHg（Ⅰ，A）。

2. 年龄≥80岁，血压≥150/90mmHg，启动降压药物治疗，降压的目标值首先为＜150/90mmHg，若耐受性良好，则进一步降压至＜140/90mmHg（Ⅱa，B）。

3. 经老年综合评估确定为衰弱的高龄高血压患者（见衰弱肌少症章节），血压≥160/90mmHg，应考虑启动降压药物治疗，收缩压控制目标为＜150mmHg，但尽量不要低于130mmHg（Ⅱa，C）。

（二）老年人降压药物应用的五项基本原则

1. 小起始、慢加量　初始治疗通常建议小剂量开始，降压速度不宜过快，应逐步降压，多观察药物反应。

2. 长效　尽可能选用1次/日、保持24小时平稳降压的长效药物，有效控制夜间血压和清晨血压。

3. **联合** 若单药治疗效果不满意，对于大多数高于靶目标血压值20mmHg以上的老年患者，起始治疗可采用两种或多种低剂量降压药物联合治疗以增加降压效果，单片复方制剂有助于提高患者依从性。常用的单片复方制剂为ACEI/ARB与噻嗪类利尿剂联合或ACEI/ARB与CCB联合。不推荐两种RAS抑制剂联合。

4. **适度** 大多数老年患者需要联合降压治疗，包括起始阶段，但不推荐衰弱老年人和≥80岁高龄老年人初始联合治疗。

5. **个体化** 根据患者耐受性、个人意愿和经济承受能力，选择适合患者的降压药物。

（三）注意事项

1. 非药物治疗是降压治疗的基本措施，无论是否选择药物治疗，都要保持良好的生活方式，主要包括：健康饮食（WHO建议每日钠盐摄入量<6g），规律运动，戒烟限酒，保持理想体重（纠正腹型肥胖即男性腹围≥90cm，女性腹围≥85cm），改善睡眠和注意保暖。

2. 对年龄≥80岁的高龄高血压患者，降压治疗以维持老年人器官功能、提高生活质量和降低总死亡率为目标。建议选择平稳、有效、安全、不良反应少、服药简单、依从性好的降压药物，同时警惕多重用药带来的风险和药物不良反应。推荐制订降压治疗方案前进行衰弱评估（表6-1、表6-2），特别是近1年非刻意节食情况下体重下降>5%或者有跌倒高风险的高龄老年高血压患者（Ⅰ，B）。治疗过程中，应密切监测血压变化（包括立位血压）并评估耐受性，若出现低灌注症状，应考虑降低治疗强度。

表6-1 FRAIL衰弱评估量表

序号	条目	询问方式
1	疲乏	过去4周内大部分时间或者所有时间感到疲乏
2	阻力增加/耐力减退	在不用任何辅助工具以及他人帮助的情况下，中途不休息爬1层楼梯有困难
3	自由活动下降	在不用任何辅助工具以及他人帮助的情况下，行走100米较困难
4	疾病情况	医生曾经告诉你存在≥5种如下疾病：高血压、糖尿病、急性心脏疾病发作、卒中、恶性肿瘤（微小皮肤癌除外）、充血性心力衰竭、哮喘、关节炎、慢性肺病、肾脏疾病、心绞痛等
5	体重下降	1年或更短时间内出现体重下降≥5%

注：具备以上5条中≥3条被诊断为衰弱；<3条为衰弱前期；0条为无衰弱

表6-2 Fried衰弱评估

序号	检测项目	男性	女性
1	体重下降	过去1年中，意外出现体重下降>4.5kg或>5%	
2	行走时间（4.57m）	身高≤173cm：≥7s 身高>173cm：≥6s	身高≤159cm：≥7s 身高>159cm：≥6s
3	握力	BMI≤24.0：≤29kg BMI 24.1～26.0：≤30kg BMI 26.1～28.0：≤30kg BMI>28.0：≤32kg	BMI≤23.0：≤17kg BMI 23.1～26.0：≤17.3kg BMI 26.1～29.0：≤18kg BMI>29.0：≤21kg

续　表

序号	检测项目	男性	女性
4	体力活动（MLTA）	＜383kcal/w（约散步2.5h）	＜270kcal/w（约散步2h）
5	疲乏	CES-D的任一问题得2～3分 过去的1周，以下现象您发生了几天？ （1）我感觉我做每件事都需要经过努力 （2）我不能向前行走 0分：＜1d；1分：1～2d；2分：3～4d；3分：＞4d	

注：BMI：体重指数；MLTA：明达休闲时间活动问卷；CES-D：流行病学调查用抑郁自评量表。具备表中5条中≥3条被诊断衰弱综合征；＜3条为衰弱前期；0条为无衰弱健康老人

3. α受体阻断剂容易导致直立性低血压，不适合作为治疗老年高血压的一线药物，仅适用于高血压伴前列腺增生排尿障碍的患者，且建议睡前服用，最好使用控释制剂。

4. 对于收缩压（SBP）高而舒张压（DBP）不高甚至低的ISH患者，治疗有一定难度。如何处理，目前没有明确的证据。参考建议：当DBP＜60mmHg，如SBP＜150mmHg，则观察，可不用药物；如SBP 150～179mmHg，谨慎用小剂量降压药；如SBP≥180mmHg，则用小剂量降压药。降压药可用小剂量利尿剂、钙拮抗剂、ACEI或ARB等。用药中密切观察病情。老年冠心病患者舒张压不宜＜60mmHg。

5. 老年人血压过高或过低均可能增加认知功能障碍发生风险，对于老年高血压患者推荐早期筛查认知功能，结合老年生物学年龄和心脑血管危险分层制订合理的降压治疗方案和目标值。

6. 对于肥胖、夜间打鼾、不明原因夜间憋醒或夜间发作性疾病的老年高血压患者，要警惕阻塞性睡眠呼吸暂停低通气综合征（obstructive sleep apnea-hypopnea syndrome，OSAHS），必要时进行多导睡眠图监测（polysomnography，PSG）及无创气道正压通气（continuous positive airway pressure，CPAP）治疗。

7. 老年人慢性疾病共存，多重用药，警惕由药物本身药理和/或毒理作用引起的药物性高血压。如非甾体抗炎药、激素类、抗抑郁药（单胺氧化酶抑制剂、三环类抗抑郁药等）、免疫抑制剂（环孢素A）等引起的水钠潴留、交感神经兴奋性增加和血管收缩，从而导致血压升高。

8. 持续的健康教育、随访监测、环境支持（老年友善环境、关注空巢老人）和人文关怀（改善情感孤独、焦虑抑郁）对老年人平稳降压都有着重要作用。基于信息技术支持的远程动态监测有助于为老年高血压人群打造预防、监测、干预、保障于一体的精准管理体系。将互联网技术的实时性、可及性、个体性优势与老年高血压群体的特殊性糅合，达到优化管理的目的。

第二节　糖　尿　病

糖尿病（diabetes mellitus，DM）是一组以血糖水平升高为特征的代谢性疾病，是由于胰

岛素分泌和/或作用缺陷所引起的。由于人群寿命的延长，人口老龄化及生活模式改变等因素影响，老年人糖尿病患病率逐年增加，是老年人最常见的慢性疾病之一。糖尿病不仅造成多种并发症，使死亡率增加，也是造成老年人多重用药、跌倒骨折、认知障碍、焦虑抑郁、慢性疼痛、尿便失禁、衰弱等老年综合征，以及是功能下降和致残的高危因素之一，严重影响老年人的生活质量。

一、诊断

老年糖尿病诊断标准为：典型糖尿病症状（烦渴多饮、多尿、多食、不明原因体重下降）加上随机静脉血糖≥11.1mmol/L；或加上空腹静脉血糖≥7.0mmol/L；或加上葡萄糖负荷后2小时静脉血糖≥11.1mmol/L。无糖尿病典型症状者，需改日复查确认（表6-3）。WHO建议在条件具备的国家和地区采用糖化血红蛋白（glycated hemoglobin A1c，HbA1c）≥6.5%作为糖尿病的诊断切点。国内符合要求的实验室检测的 HbA1c 也可以作为糖尿病的诊断指标。

表6-3　老年糖尿病诊断标准

诊断标准	静脉血浆葡萄糖或糖化血红蛋白水平
有典型糖尿病症状（烦渴多饮、多尿、多食、不明原因体重下降）加上随机静脉血糖	≥11.1mmol/L
或加上空腹静脉血糖	≥7.0mmol/L
或加上葡萄糖负荷后2小时静脉血糖	≥11.1mmol/L
或加上糖化血红蛋白	≥6.5%
无糖尿病典型症状者，需改日复查确认	

注：随机血糖指不考虑上次用餐时间，一天中任意时间的血糖，不能用来诊断空腹血糖受损或糖耐量异常；空腹状态指至少8小时没有进食热量；糖化血红蛋白需在符合标准化测定要求的实验室进行检测

二、评估

老年糖尿病患者就诊时，应进行一次综合性评估。

（一）糖尿病并发症相关的病史和体格检查

糖尿病是冠心病的等危症，因此应询问患者有无吸烟、家族史、高血压、高脂血症等高危因素；此外需明确有无动脉硬化性心血管疾病（arteriosclerotic cardiovascular disease，ASCVD）、卒中、周围神经病变、肾功能不全、足部病变以及眼底微血管病变。

（二）全面的用药史

一些老年患者因为存在多种合并症而需要服用多种药物，易出现药物相互作用及不良反应。

（三）老年综合评估

对老年人进行生理功能和意识状况的评估以及抑郁、认知损害、尿便失禁、跌倒等老年问题的评估来判断患者能否进行自我管理，有助于医师和患方共同制订糖尿病管理计划。对老年糖尿病患者的健康状态，包括共患疾病情况、肝肾功能、用药情况、日常生活活动能力（activities of daily living，ADL）和工具性 ADL（instrumental activities of daily living，IADL）、认知功能、精神状态、营养情况等多方面综合评估，将每一位老年糖尿病患者的健康状态分为"良好（good health）""中等（intermediate health）"和"差（poor health）"3个等级（表6-4）。基于此评估结果，制订老年糖尿病患者个体化的治疗、护理及康复策略。

表6-4 老年健康状态综合评估

健康等级	老年糖尿病患者特点
良好	患者无共病或合并≤2种除糖尿病外的慢性疾病（包括卒中、高血压、1～3期肾脏病、骨关节炎等）和患者无ADL损伤，IADL损伤数量≤1
中等	患者合并≥3种除糖尿病外的慢性疾病（包括卒中、高血压、1～3期肾脏病、骨关节炎等）和/或患者满足以下任意一项：①中度认知功能受损或早期痴呆；②IADL损伤数量≥2
差	患者满足以下任意一项：①合并≥1种治疗受限的慢性疾病（包括转移性恶性肿瘤、需氧疗的肺部疾病、需透析的终末期肾病、晚期心力衰竭）且预期寿命较短；②中、重度痴呆；③ADL损伤数量≥2；④需长期护理

注：ADL为日常生活活动能力，包括如厕、进食、穿衣、梳洗、行走；IADL为工具性日常生活活动能力，包括打电话、购物、做饭、服药和财务管理

三、治疗

（一）非药物干预

糖尿病膳食、健康生活方式（规律锻炼、保持合理体重、戒烟、戒酒）、患者及家庭自我管理教育、自我监测血糖等。

（二）药物治疗

二甲双胍、α-糖苷酶抑制剂和DPP4-抑制剂是老年糖尿病患者的一线治疗药物选择（图6-1）。

依据老年糖尿病患者的整体情况制订个体化的治疗目标。推荐糖化血红蛋白HbA1c作为监测老年人降糖治疗效果的指标，通过严格控制血糖来减少老年糖尿病患者并发症的获益有限，严格的血糖控制在一定程度上会增加低血糖风险，因此，需权衡患者治疗方案的获益风险比，同时根据患者预期寿命和认知功能、躯体功能及是否合并其他疾病，对老年糖尿病患者进行分层管理、施行个体化血糖控制目标（表6-5）。对健康状态差的老年糖尿病患者可适当放宽血糖控制目标，但应基于以下原则：不因血糖过高而出现明显的糖尿病症状；不因血糖过高而增加感染风险；不因血糖过高而出现高血糖危象。

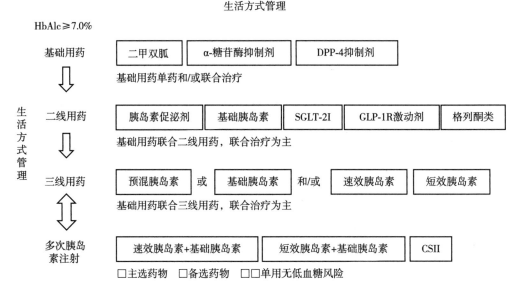

图6-1 老年2型糖尿病降血糖药物治疗路径

注：HbA1c为糖化血红蛋白；DPP-4为二肽基肽酶4；GLP-1R为胰高糖素样肽-1受体；SGLT-2I为肾小管钠糖转运蛋白-2抑制剂；CSII为持续皮下胰岛素泵

表6-5 老年糖尿病患者血糖控制目标

血糖监测指标	未使用低血糖风险较高药物			使用低血糖风险较高药物		
	良好	中等	差	良好	中等	差
HbA1c（%）	<7.5	<8.0	<8.5	7.0～7.5	7.5～8.0	8.0～8.5
空腹或餐前血糖（mmol/L）	5.0～7.2	5.0～8.3	5.6～10.0	5.0～8.3	5.6～8.3	5.6～10.0
睡前血糖（mmol/L）	5.0～8.3	5.6～10.0	6.1～11.1	5.6～10.0	8.3～10.0	8.3～13.9

注：HbA1c为糖化血红蛋白；低血糖风险较高的药物：如胰岛素、磺脲类药物、格列奈类药物等；HbA1c、空腹或餐前血糖及睡前血糖控制目标源于美国内分泌学会发布的老年糖尿病治疗临床实践指南。餐后血糖控制的目标暂无充分的临床证据或指南依据进行推荐，可根据HbA1c对应的餐后平均血糖水平（糖尿病医学诊疗标准临床指南）确定餐后血糖控制目标，即HbA1c 6.50%～6.99%对应血糖9.1mmol/L，HbA1c 7.00%～7.49%对应血糖9.8mmol/L，HbA1c 7.50%～7.99%对应血糖10.5mmol/L，HbA1c 8.00%～8.50%对应血糖11.4mmol/L

老年人对低血糖的感知阈值下降，即对低血糖的敏感性变差、低血糖症状较隐匿；同时，老年人发生严重低血糖的阈值升高即更易发生严重低血糖反应，因此，需密切监测并充分警惕低血糖对老年糖尿病患者的影响，避免低血糖引起的跌倒、心脑血管事件、认知障碍、死亡等严重并发症；患者及其陪护者需要知晓低血糖症的相关知识，如诱发因素、如何预防、发病的症状、如何观察、及时对症处理以及何时通知医师。

（三）针对共病及并发症的处理

1. **高血压** 每次随访均应测量血压。推荐老年糖尿病患者收缩压控制目标为140mmHg以下，以降低心血管疾病风险。合并ASCVD的老年糖尿病患者，如能够耐受，可考虑将收缩压控制在130mmHg以下，但需密切监测血压，以防出现体位性低血压。不建议将收缩压<120mmHg作为老年糖尿病患者的控制目标。对于年龄≥80岁、预期寿命短或健康状态差

的患者，可将收缩压控制目标适当放宽至150mmHg以下。推荐将ACEI或ARB作为老年糖尿病患者控制血压的一线用药，但不建议两类药联合应用，以避免高钾血症和急性肾损伤。在应用过程中密切监测血钾、肌酐水平。如使用ACEI或ARB单药血压控制不佳，可考虑加用钙通道阻滞剂、噻嗪类利尿剂或β受体阻断剂协同降压。

2. 血脂异常　糖尿病合并血脂异常增加动脉硬化尤其是冠心病的发生率，血清低密度脂蛋白胆固醇（low density lipoprotein cholesterin，LDL-C）是老年糖尿病患者必须关注的指标。对合并ASCVD相关疾病或检测指标异常的糖尿病患者，LDL-C需要降低至＜2.6mmol/L（100mg/dl），有其他心脑血管病变因素存在者（高危）LDL-C应＜1.8mmol/L（70mg/dl）。对于年龄≥80岁、预期寿命短或健康状态差的患者建议适当放宽低密度脂蛋白胆固醇目标（表6-6）。

表6-6　老年糖尿病患者ASCVD危险因素管理目标

健康等级	血压目标	血脂目标	抗血小板治疗
良好	＜140/90mmHg（合并ASCVD者，可耐受时＜130/80mmHg）	二级预防：LDL-C＜1.8mmol/L；一级预防：LDL-C＜2.6mmol/L	二级预防：低剂量（75～150mg/d）阿司匹林
中等	＜140/90mmHg	二级预防：LDL-C＜1.8mmol/L；一级预防：LDL-C＜2.6mmol/L	二级预防：低剂量（75～150mg/d）阿司匹林
差	＜150/90mmHg	个体化	个体化

注：ASCVD为动脉粥样硬化性心血管疾病；LDL-C为低密度脂蛋白胆固醇。1mmHg＝0.133kPa

3. 抗血小板药物　阿司匹林抗血小板治疗获益和风险的权衡取决于出血风险、基础心血管疾病发病风险、阿司匹林治疗依从性以及年龄4个方面。尽管阿司匹林一级预防减少了糖尿病患者心血管事件的发生，但却增加了大出血事件风险，而年龄越大的患者出血风险越高。ASPREE（aspirin in reducing events in the elderly）研究显示，在年龄≥70岁具有一定心血管疾病风险的人群中，应用阿司匹林不降低心血管疾病发生率，但却增加大出血风险。目前尚无充足的证据支持在老年糖尿病患者中应用阿司匹林进行一级预防利大于弊，不建议老年糖尿病患者常规应用阿司匹林进行心血管疾病事件的一级预防。推荐合并ASCVD的老年糖尿病患者应用低剂量阿司匹林（75～150mg/d）作为二级预防。但在年龄≥80岁、预期寿命短和健康状态差的患者中需个体化考虑。阿司匹林最常见的不良事件为消化道出血，应用前需充分评估出血风险。出血风险因素包括：阿司匹林剂量大、应用时间长、严重肝功能不全、肾功能不全、消化道溃疡、出血性疾病、血小板减少、应用非甾体类抗炎药、血压控制不佳等。应用后需对患者及其家属进行充分宣教，以便及时识别可能的出血风险。此外，联合应用质子泵抑制剂可能有助于降低消化道出血风险。

4. 肾病　监测肾功能、微量白蛋白尿，测试任意标本尿白蛋白/肌酐比值等，建议用ACEI或ARB类药物治疗微量或大量蛋白尿。

5. 老年糖尿病存在的其他问题　老年糖尿病患者发生认知功能障碍的风险高于正常人。需要借助简单的评估工具表（简易精神状态量表，MMSE表）对高龄、病程较长的患者进行筛查。老年综合征，包括肌少症也是导致老年糖尿病患者生活质量下降的重要因素，且肌肉含量及功能减少也会对糖代谢造成不利影响，需定期进行相关因素评估及营养、锻炼等生活方式改善及治疗。

第三节 高脂血症

目前关于他汀类药物调脂治疗的多数随机对照临床研究是在经过严格筛选的70岁以下心血管疾病及高危患者中完成，因缺乏老年人群他汀类药物治疗的大规模临床试验证据，各指南缺乏对老年人应用他汀类药物的细化措施。聚焦老年人群，建议根据心血管疾病的危险分层，结合生理年龄、肝肾功能、伴随疾病、合并用药、预期寿命等，充分权衡调脂治疗的利弊，积极、稳妥地选择调脂药物（表6-7）。

表6-7 老年人血脂异常调脂治疗的目标值 [mmol/L（mg/dl）]

临床疾患和/或危险因素	LDL-C目标值	非HDL-C目标值
动脉粥样硬化性心血管疾病	＜1.8（70）	＜2.6（100）
糖尿病＋高血压或其他危险因素[a]	＜1.8（70）	＜2.6（100）
糖尿病	＜2.6（100）	＜3.4（130）
慢性肾脏病（3期或4期）	＜2.6（100）	＜3.4（130）
高血压＋1项其他危险因素[a]	＜2.6（100）	＜3.4（130）
高血压或3项其他危险因素[a]	＜3.4（130）	＜4.1（160）

注：LDL-C：低密度脂蛋白胆固醇；[a]其他危险因素包括：吸烟、高密度脂蛋白胆固醇（HDL-C）＜1.04mmol/L（40mg/dl），体重指数≥28kg/㎡、早发缺血性心管疾病家族史

鼓励所有血脂异常的老年患者改善生活方式，不提倡老年人过分严格控制饮食和过快减轻体重。使用他汀类药物的老年患者应监测不良反应，观察有无肌痛、肌肉压痛、肌无力、乏力和消化道症状等。在服药前、服药后4周复查血脂、肝酶、肌酶及肾功能；3～6个月未达标者，应调整他汀类药物剂量或种类，达标后每6～12个月复查。对于不能耐受他汀类药物的老年患者，可考虑：①更换另一种药代动力学特征不同的他汀类药物；②减少他汀类药物的剂量；③隔日用药。

此外，结合老年患者预期寿命，美国老年医学会也对对于他汀类调脂药物、降压、降糖药物的临床决策停止时间做出了推荐（表6-8）。

表6-8 美国老年医学会部分临床决策停止时间推荐

预期寿命	临床决策推荐	指南
短期（＜2年）		
＜6月	停止他汀类药物治疗	无
中期（2～3年）		
＜2～3年	把血压降到140/80mmHg以下并不能改善心血管预后	无
长期（＞3年）		
＜5年	把HbA1c的治疗目标设在＜8%获益有限	加州健康护理基金及美国老年医学会

第四节　高尿酸血症

一、诊断

高尿酸血症（hyperuricemia，HUA）为正常嘌呤饮食下，非同日两次空腹血尿酸水平男性＞420μmol/L，女性＞360μmol/L。因尿酸盐在血液中的饱和浓度为420μmol/L（不分性别），超过此值可引起尿酸盐结晶析出，在关节腔和其他组织中沉积。因此，将血尿酸水平＞420μmol/L（7mg/d1）定义为HUA（不分性别）（表6-9）。

表6-9　血尿酸水平与痛风发生率

尿酸水平（μmol/L）	痛风发生率
＞540μmol/L（9.0mg/dl）	7.0%～8.8%
420～540μmol/L（7.0～9.0mg/dl）	0.37%～0.50%
＜420μmol/L（7.0mg/dl）	0.1%

二、治疗目标

高尿酸血症不仅可以引起痛风，损害关节和肾脏，也与动脉粥样硬化、外周神经病变相关。目前推荐的无症状高尿酸血症的起始治疗和控制目标为（图6-2）：

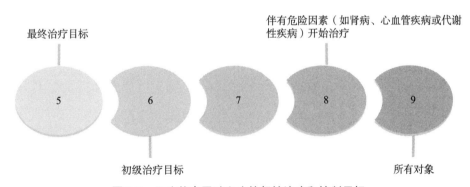

图6-2　无症状高尿酸血症的起始治疗和控制目标

1. 对于所有人群，血尿酸干预治疗切点为＞540μmol/L（90mg/dl）。

2. 对于伴有危险因素（如肾病、心血管疾病或代谢性疾病）的患者，血尿酸干预治疗切点为＞480μmol/L（80mg/dl）。

3. 对于糖尿病患者，血尿酸干预治疗切点为＞420μmol/L（70mg/dl）。

4. 初级治疗目标，血尿酸＜360μmol/L（60mg/dl）。

5. 对于有痛风反复发作，且有痛风石者，血尿酸＜300μmol/L（50mg/dl）。

6. 不建议血尿酸降至180μmol/L以下。

7. 生活方式（低嘌呤饮食、戒烟酒、多饮水）未能达标者，推荐服用降尿酸药物。

三、药物选择

老年人推荐服用抑制嘌呤合成类药物别嘌醇（0.1～0.3mg/d，首次应用注意观察过敏性皮疹和肝功能变化）、非布司他（10～40mg/d，首次应用需观察肝功能变化，长期应用注意心血管病变），从小剂量起始，逐步降低血尿酸水平至目标值。如用促尿酸排出的药物苯溴马隆，需注意肾功能的变化和碱化尿液（苯溴马隆不建议用于肌酐清除率<60ml/min的老年患者），可辅用碳酸氢钠（小量多次）或枸橼酸氢二钾颗粒维持尿pH值在6.5左右（6.2～6.9），尿pH≥7时，无需服用碳酸氢钠，避免引发肾脏（非尿酸盐）结石。

（康　琳　审校：吴　瑾）

参考文献

［1］中国老年医学学会高血压分会，国家老年疾病临床医学研究中心. 中国老年高血压管理指南2019. 中华老年多器官疾病杂志，2019，18（2）：81-106.

［2］Unger T，Borghi C，Charchar F，et al. 2020 International Society of Hypertension global hypertension practice guidelines. Hypertension，2020，（38）6：982-1004.

［3］国家老年医学中心，中华医学会老年医学分会，中国老年保健协会糖尿病专业委员会. 中国老年糖尿病诊疗指南（2021年版）. 中华糖尿病杂志，2021，13（1）：14-46.

［4］LeRoith D，Biessels GJ，Braithwaite SS，et al. Treatment of Diabetes in Older Adults：An Endocrine Society Clinical Practice Guideline. J Clin Endocrinol Metab，2019，104（5）：1520-1574.

［5］American Diabetes Association. Glycemic targets. Diabetes Care，2015，38 Suppl：S33-S40.

［6］血脂异常老年人使用他汀类药物中国专家共识组. 2015血脂异常老年人使用他汀类药物中国专家共识. 中华内科杂志，2015，54（5）：467-477.

［7］高尿酸血症相关疾病诊疗多学科共识专家组. 中国高尿酸血症相关疾病诊疗多学科专家共识（上海）. 中华内科杂志，2017，56（3）：235-248.

第七章
社区老年综合征

第一节 头晕/眩晕

一、概述

头晕（dizziness）/眩晕（vertigo）是老年人常见的临床症状，二者可以共存或依次出现，为两种不同的临床表现。2009年Barany学会对头晕/眩晕的概念进行了更新和界定，头晕的定义不包括眩晕性感觉。

头晕指非眩晕性头晕，为空间定向能力受损或障碍的感觉，没有运动的虚假或扭曲的感觉，即无或非旋转性的感觉。

眩晕指内在的眩晕，即没有自身运动时感到的自身运动感觉，或是在正常头部运动时感到扭曲的自身运动感觉，涵盖了虚假的旋转感觉（旋转性眩晕）及其他虚假感觉，如摇摆、倾倒、浮动、弹跳或滑动（非旋转性眩晕）。

流行病学调查显示，65岁以上的老年人中有4%～30%经历过头晕/眩晕，女性多见；每增长5岁，头晕/眩晕发生的可能性增加10%；85岁以上的老年人中，这一比例可达50%。头晕通常可以在数天到数月内缓解，但大约1/4患者会出现慢性或复发性头晕。慢性头晕（一般时间大于2个月）往往伴随一系列症状，包括抑郁、焦虑、功能障碍、跌倒、晕厥等。长期慢性头晕的老年人自我健康评价变差、社会活动减少，会对生活质量造成严重影响。

二、病理生理机制及病因

身体平衡的维持机制是复杂的，从前庭、本体感觉和视听觉获取的感觉信息经过大脑皮质和小脑的整合，做出保持平衡的反应，这些系统的任何一个功能异常均可能导致头晕/眩晕。前庭系统是维持平衡、感知机体与周围环境之间关系的最重要器官，大部分头晕/眩晕是由该系统通路病变或受刺激后导致。老年人群中，前庭功能障碍十分常见，60岁以上人群中约50%存在前庭功能下降，从而导致姿势不稳、步态异常及跌倒。

头晕/眩晕的病因繁多，除年龄、基因、遗传等因素外，可涉及多个学科疾病（表7-1），药物也是常见原因（表7-2），老年人的头晕/眩晕可能是多种因素综合作用的结果。

表7-1　引起头晕/眩晕的常见疾病

疾病分类	疾病名称
耳鼻喉科疾病	梅尼埃病、良性发作性位置性眩晕（benign paroxysmal positional vertigo，BPPV）、突发性聋伴眩晕、复发性前庭病、前庭神经元炎、迷路炎、听神经瘤等
神经内科疾病	后循环（椎－基底动脉系统）短暂性脑缺血发作（transient ischemic attack，TIA）、脑梗死、脑出血、脑肿瘤、脑炎、脱髓鞘病、前庭性偏头痛等
内科疾病	高血压、冠心病、心力衰竭、心律失常、糖尿病、维生素B_{12}缺乏症、直立性低血压、餐后低血压、贫血、电解质紊乱、甲状腺功能减退及服用多种药物等
眼科疾病	白内障、青光眼、黄斑变性、双眼视力不一致等
脊柱外科疾病	颈椎退行性病变、椎间盘突出
精神疾病	抑郁症、焦虑症等

表7-2　引起头晕/眩晕的常见药物

作用机制	药物分类
影响心脏导致低血压、直立位低血压、间断扭转性室速	抗痴呆药物、抗帕金森药物、抗组胺药物、抗高血压药、抗癫痫药物、抗感染药物（喹诺酮类、抗真菌药、抗流感药）、骨骼肌松弛剂、Ⅰa类抗心律失常药物等
中枢性抗胆碱能药物	骨骼肌松弛剂、泌尿道和胃肠道解痉剂
小脑毒性药物	抗癫痫药物、苯二氮䓬类药物
引发低血糖药物	降糖药物、β-肾上腺素受体阻断剂
耳毒性药物	氨基糖苷类药物、抗风湿药物

三、临床表现

根据病因不同，可分为前庭系统性头晕/眩晕（前庭周围性、前庭中枢性）和非前庭系统性头晕/眩晕（眼源性、本体感觉性、全身疾病性和颈源性），对应不同的临床表现。前庭系统性头晕/眩晕大部分为周围性头晕/眩晕，占50%～70%，预后较好；小部分为中枢性头晕/眩晕，占20%～30%，预后常较差，严重时危及生命。

（一）前庭周围性头晕/眩晕

主要为前庭周围器官和第八对颅神经病变引起，患者眩晕程度常较重，但平衡障碍程度轻，常急性起病，持续时间短，常伴明显的耳鸣、耳聋，以及恶心、呕吐、出汗等自主神经症状，不伴其他中枢神经症状和体征，无意识障碍。

（二）前庭中枢性头晕/眩晕

主要为前庭中枢性结构病变引起，包括前庭神经核以上传导通路（常为脑干、小脑或前庭皮层及皮层下白质）。患者眩晕症状相对较轻，但平衡障碍明显。如为占位性或神经系统退行性疾病，多起病缓慢，持续时间长，恶心、呕吐少见，耳鸣和听力下降少见，病情进展可伴脑干、小脑症状和/或体征，如共济失调、锥体束征、吞咽困难、构音障碍及复视等。如为急性脑血管病（如后循环梗死或脑干小脑出血），常为急性起病，伴随前述症状体征，严重者可迅速出现意识障碍。

（三）非前庭系统性头晕/眩晕

由于各种原因损伤维持平衡的其他系统，如眼部和颈部本体感觉系统以及全身疾病，患者表现多为头晕、失衡、站立不稳等，以及基础病因的相应临床表现。

四、评估和诊断

（一）评估

1. **病史采集** 详细全面的病史采集能够为头晕/眩晕的诊断提供重要依据。根据病史可使70%～80%的患者明确诊断方向。

（1）起病形式及发作频率：急性单次持续性常见于前庭神经炎、伴眩晕的突发性聋、后循环卒中等；反复发作性应考虑BPPV、前庭性偏头痛、梅尼埃病、TIA等；慢性进行性加重常见于颅内占位性疾病、中枢神经系统退行性疾病等，慢性稳定性常见于精神心理性头晕、慢性中毒等。此外，许多全身系统性疾病，如低血压、贫血、睡眠呼吸暂停综合征等，以及药物也是老年人慢性持续性头晕的常见原因。

（2）表现形式（"晕"的性质）：有无旋转、自我或外界环境的运动错觉，是否有将要失去意识的感觉或黑矇，有无不稳感或摔倒感，有无头重脚轻、身体漂浮、眼花等。

（3）持续时间：持续数秒钟的常见于BPPV、前庭性偏头痛、梅尼埃病晚期、心律失常；持续数分钟的常见于TIA、前庭性偏头痛、惊恐发作等；持续数十分钟至数小时常见于梅尼埃病、前庭性偏头痛、TIA等；持续数天常见于前庭神经炎、迷路炎、伴眩晕的突发性聋、前庭性偏头痛、脑血管病或脱髓鞘病等；而持续数月至数年常见于精神心理性头晕、慢性中毒、中枢神经系统退行性疾病等。

（4）诱发因素：BPPV常与头位或体位变化有关，如起床、翻身、低头、仰头时出现；前庭性偏头痛发作期也可出现与头位或体位变化有关的头晕；直立性低血压、严重椎基底动脉狭窄可在站立体位时诱发；长期大量烟酒史为动脉粥样硬化疾病的危险因素；情绪不稳、失眠，入睡困难，早醒，多梦，常见于合并或并发精神心理性头晕。

（5）伴随症状：伴有恶心、呕吐、便意频繁、心动过缓、血压变化（升高或降低）等自主神经症状的常见于前庭周围性眩晕和部分前庭中枢性眩晕疾病；伴有耳部症状如耳鸣、耳闷、听力下降可见于梅尼埃病；眩晕伴听力下降及耳或乳突疼痛可见于突发性聋、迷路炎、中耳炎；伴有复视、构音障碍、面部及肢体感觉、运动障碍或共济失调等中枢神经系统症状提示脑干小脑病变，如急性发作并持续存在提示后循环梗死或出血可能；伴随心悸、胸闷、胸痛、面色苍白、晕厥等心血管症状提示心脏病变可能；而伴随紧张、担心、坐立不安、情绪低落、恐惧、睡眠障碍提示可能合并精神心理障碍；此外，有视力障碍或颈肩疼痛的应注意眼、颈部疾患。

（6）既往史及家族史：既往高血压、糖尿病、高脂血症、吸烟饮酒、心脑血管病史的急性头晕/眩晕患者需先鉴别是否存在脑血管病；前庭性偏头痛、梅尼埃病可有家族史。

（7）用药筛查：老年人中药物不良反应引起的头晕值得重视，尤其注意近期新增加药物也可能是导致头晕不适的原因，见表7-2。

2．体格检查

（1）生命体征：血压、心率、呼吸、体温，应注意老年人双上肢血压有无差异，以及卧立位血压和心率的变化。

（2）位置实验：Dix-Hallpike 试验、Supine Roll 试验。

（3）心血管系统查体：心脏、心律、血管杂音。

（4）神经耳科系统检查：意识/精神状态，颅神经检查如瞳孔、眼球运动、复视、眼震、面瘫、构音障碍、视野缺损、粗测听力（重点检查：HINTS-凝视诱发性震颤、头脉冲试验又称甩头试验、眼偏斜；粗测听力），运动功能，姿势步态和平衡功能。

3．辅助检查　辅助检查的选择应根据病史和体格检查所指诊断方向而定。

（1）血液指标检查：血常规、肝肾功能、血糖、血脂、电解质、甲状腺功能、维生素B_{12}水平等。

（2）前庭-平衡功能检查：如视频眼震电图、温度试验、前庭自旋转试验、头脉冲试验、转椅试验、前庭肌源性诱发电位、计算机姿态图描记等。

（3）听力学评价：纯音测听、声导抗、脑干听觉诱发电位、耳蜗电图。对所有眩晕患者，尤其伴随耳鸣、听力下降或耳闷胀等症状者，均应进行纯音测听。

（4）影像学检查：不建议常规进行影像学检查。但是有异常神经系统损害表现时，都需要行CT或MRI检查。颞骨岩部螺旋CT可用于骨迷路检查、内耳迷路MRI及其水成像可用于膜迷路检查。此外，颈动脉、椎动脉彩超、经颅多普勒超声（Transcranial Doppler Sonography，TCD），必要时脑动脉CT血管造影（CT angiography，CTA）有助于评估脑血管情况。

（5）精神心理评估：进行相关焦虑抑郁测评，如老年抑郁量表、Zung氏抑郁量表、Zung氏焦虑量表。

（6）其他检查：晕厥前状态或怀疑心脏病的患者应进行心电图、动态心电图、动态血压、超声心动图、倾斜试验、电生理检查及其他内科疾病相关检查等。

（二）诊断

头晕诊断流程可参见图7-1。老年科医生经过初步病史采集、体格检查及初步检查，判断诊断方向，必要时转诊至耳科、神经内科、眼科等专科，请临床药师协助判断有无药物因素，如有条件可利用多学科团队工作模式进行诊断和治疗。

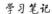

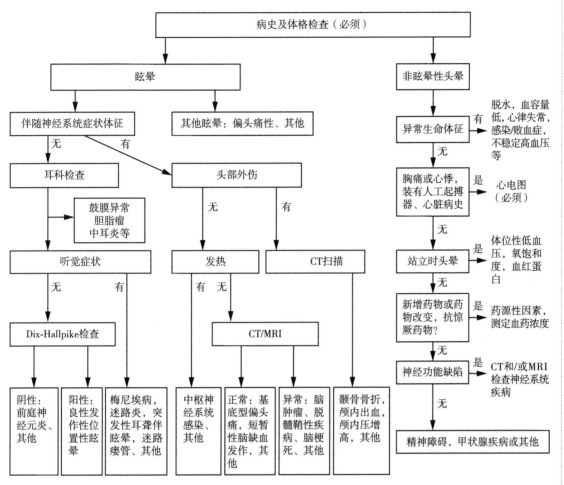

图7-1 头晕诊断流程图

注：头晕诊断流程建议专家组. 头晕的诊断流程建议. 中华内科杂志，2009，48（5）：435-437.

五、预防及治疗

（一）预防

老年头晕/眩晕症状涉及多个学科、多种疾病，往往眩晕的发作并无先兆，有些诱因尚不确切，在疾病预防方面比较困难，发病前期并无良好的干预手段。改善生活方式、控制心脑血管疾病危险因素、补充维生素D、改善骨代谢等，可能有利于减少头晕/眩晕的发生。

健康宣教：①让患者了解头晕基本特点，可以缓解对头晕的焦虑和恐惧；②监测血压；③直立性低血压时，改变体位宜缓慢，在站起前手脚伸缩几次；④站起后如有头晕切勿行走，立即平卧；⑤避免过度使用药物，饮用足够的水；⑥必要时使用拐杖、助步器或其他辅助措施防止跌倒。

（二）治疗

以治疗原发病为原则，如未找到可治疾病，则以改善症状、预防跌倒等并发症为治疗目标。

1. 对症治疗　眩晕发作时选择最舒适体位，避免声光刺激，解除思想顾虑。前庭抑制剂可有效控制眩晕急性发作，包括抗胆碱能药物、抗组胺药物（如苯海拉明、茶苯海明）、苯二氮䓬类药物（如地西泮、劳拉西泮），原则上应用时间小于72小时。急性期的症状控制后应及时停药，否则会抑制中枢代偿机制的建立。眩晕急性发作持续时间较长且伴有严重恶心呕吐者，应给予止吐剂等药物，如甲氧氯普胺、多潘立酮；并补液支持治疗。

2. 病因治疗

（1）BPPV应重视手法复位。

（2）前庭神经炎或突发性耳聋伴眩晕急性发作期、梅尼埃病发作期眩晕症状严重或听力下降明显者，可酌情给予口服或静脉糖皮质激素治疗。

（3）突发性耳聋伴眩晕急性发作期、梅尼埃病发作期可给予银杏叶制剂、倍他司汀、天麻素制剂等改善微循环药物。

（4）急性脑梗死如条件允许应溶栓或抗栓治疗。

（5）其他的器质性病变则应根据病情给予相应的治疗，如纠正贫血、代谢紊乱、甲状腺功能异常、维生素，停用或减量可能造成头晕的药物，心理干预及药物治疗焦虑抑郁，纠正视力、听力障碍。

3. 手术治疗　适用于听神经瘤、规范药物治疗无效的中耳炎和乳突炎、药物治疗或前庭康复失败的梅尼埃病、大量小脑出血及脑干小脑占位性疾病等。

4. 前庭康复训练　结合眼睛、头部和身体运动练习，加强中枢适应和代偿机制，提高患者前庭功能，减轻前庭损伤导致的后遗症，是头晕/眩晕的重要或辅助治疗方式。可作为BPPV耳石复位无效以及复位后仍有头晕或平衡障碍患者的辅助治疗。如果患者拒绝或不耐受复位治疗，则前庭康复训练可以作为替代治疗，也可用于前庭神经炎、梅尼埃病稳定期、突发性聋伴眩晕患者的辅助治疗。对于各种原因造成的前庭功能低下的慢性眩晕/头晕患者，前庭康复训练均可能使其受益。

（梁颖慧　审校：秦明照　刘　谦）

第二节　感觉功能障碍

【典型病例】

患者，女性，82岁。退休前为科研人员，因"全身无力1年"入院。5年前患者的丈夫因突发心肌梗死去世，对她打击较大，情绪受较大影响，体重在1年内下降4kg，自觉体力下降明显，但仍能生活自理、独居。患者当时因体重下降就诊于老年科门诊，测小腿围30cm，BMI 19.5，MNA-SF 11分，存在营养不良风险，握力17kg，步速1.1m/s。1年前患者因急性胆囊炎行手术治疗，术后食欲欠佳，体重进一步下降，近1年体重下降5kg，自觉乏力明显，术前能在小区散步，目前仅能在屋内步行2～3圈，外出需用轮椅。既往有糖尿病史，服用降糖药，血糖控制稳定，入院后BMI 17.5，握力14.5kg，步速0.55m/s，MMSE评分为17分，GDS评分6分，过去1年内跌倒2次。

患者自诉视力逐渐下降，佩戴老花镜也无法读书看报。一次跌倒发生在起夜时，过道灯光昏暗，没有注意到门口的地垫不慎被绊倒。家属诉患者反应慢，与之交流困难，需要明显提高音量。食欲不佳，吃东西没有味道。

【临床问题】

1．从感觉功能障碍的角度，还需要询问哪些相关情况？

2．该患者目前的状态该如何评估及诊断？如何处理？

感觉功能通常包括视觉、听觉、味觉、嗅觉及触觉五种，正常的感觉功能是维持老年人健康和良好生活质量的关键因素。感觉功能随着增龄逐渐退化，如外周神经系统功能的退化、中枢神经系统整合功能的下降，细胞及神经纤维再生能力的下降及继发于多种代谢性疾病的损伤（如高血糖、高血脂等）可能是其共同的病理基础。从老年综合征的角度来看，上述一种或多种感觉功能障碍（sensory impairment）可能导致老年人认知功能下降、营养不良、抑郁及焦虑、跌倒及对环境适应能力的降低，还与衰弱、肌少症、失能、甚至死亡风险升高有关。

一、视力损伤

（一）概述

视力损伤（vision impairment，VI）包括低视力和盲。低视力是指双眼中相对好的眼最佳矫正视力≤0.3。双眼中相对好眼的最佳矫正视力＜0.05或残存的中心视野半径≤10°，称为盲（blindness）。

视力损伤是全球性的健康问题，我国视力损伤人数约占全球的四分之一。≥65岁的老年人患病率明显升高，我国为87.65/千人。视力损伤是常见的老年综合征之一，视力损伤患者容易合并抑郁，同时还与认知功能下降、痴呆、跌倒、衰弱相关，尤其是合并听力下降的双重感觉障碍时，以上老年问题更加严重。同时，视力损伤可造成体力活动及社交受限，是失能的高危因素，增加医疗及社会负担。

（二）病因

由于增龄所致的眼生理功能下降称为老视（presbyopia）。一般从40～45岁开始，对近物体聚焦能力下降，近视力明显减退，远视力如常，常有眼疲劳。目前无有效药物治疗，可酌情验配老视眼镜（老花镜）。屈光不正和白内障是老年人视力损伤的最常见原因，其早期可出现症状，因此推荐在初级保健中进行筛查。此外，老年性黄斑变性、青光眼、糖尿病视网膜病变也是视力损伤的常见原因，需要专科诊治。

（三）视力筛查

老年综合评估中包含视力筛查，最常用的视力筛查工具是Snellen视力表，检测裸眼视力，如佩戴眼镜也需检测矫正视力。视力检查可以识别屈光不正，但不能准确识别早期的年龄相关性黄斑变性和白内障。

（四）转诊

对于短期内视力明显下降、视物变形、复视、畏光、视野变化者，有青光眼家族史及头痛、眼胀、恶心、呕吐伴视物不清的患者，以及有糖尿病病史的老年人均应该转诊至眼科进一步诊治。根据具体症状选择眼压、视野、眼底相、眼底荧光血管造影、相干光断层扫描等专科检查明确诊断并予以治疗。美国老年医学会建议：＞65岁的老年人每2年行眼科检查，糖尿病患者每年检查1次。

（五）全身用药的眼部副作用

由于老年人常存在共病和多重用药，老年科医生应了解可能引起眼部症状的药物（表7-3）。

表7-3 可引起眼部症状的药物

药物	眼部表现
胺碘酮片	角膜微沉积、眩光、视物模糊、视神经病
抗胆碱能药物	近视物模糊、闭角型青光眼（罕见）
双磷酸盐	巩膜炎（可能是眼葡萄膜炎）、眼痛、红眼、视物模糊
卡马西平/苯妥英	中毒剂量时有视物模糊、复视、眼震
糖皮质激素	白内障、青光眼
地高辛	视物黄色及橙色、灰白色，视物闪烁感
乙胺丁醇/异烟肼	色觉丧失、视觉敏锐性、视野缺失

二、听力损失

（一）概述

老年性听力损失（presbycusis）或年龄相关性听力损失（age-related hearing loss，ARHL）是指随年龄增加，双耳进行性、对称性的听力下降，表现为以高频听力下降为主的感音神经性听力损失，以纯音阈值提高及语言识别能力下降为特征。听力损失（hearing loss，HL）是老年人常见的感觉器官功能障碍，可影响老年人的活动能力、认知功能和情感社交，是常见的老年综合征之一。老年综合评估中包含听力筛查，老年科医生应重视听力障碍的早期识别和筛查、准确评估、适时转诊。

约有1/3的60～70岁老年人存在听力损失，75岁以上则超过50%，85岁以上超过80%。由于交流困难，听力损失者可出现焦虑抑郁情绪和社会隔离，同时患躯体疾病如高血压、心脏疾病的可能性增加，影响平衡功能使跌倒发生率增加。听力损失与认知功能下降、痴呆、肌少症及衰弱密切相关。

（二）病因

听觉系统分为四个部分：外耳、中耳、内耳（耳蜗）和听觉中枢神经系统，这条通路上任何结构的损伤或者功能障碍将导致听力损失。随着年龄增加，听觉器官出现系统性退化，一般来说年龄越大退化速度越快，但老年人存在明显的个体差异。老年人容易出现耳垢阻塞，引起传导性耳聋，可使听力下降15～30db。内耳和听觉中枢神经系统的老化使老年人更易患感音神经性耳聋。

听力损失还与低收入、噪音环境有密切联系。药物及环境毒素可导致耳毒性，出现听力丧失、平衡障碍及耳鸣，尤其是在肾功能不全的基础上使用以下药物，如大剂量袢利尿剂、大剂量水杨酸盐、顺铂、卡铂、氨基糖苷类抗生素；除了水杨酸盐，其他类药物即使停止使用，耳毒性也是不可逆的。使用以上药物过程中应常规进行听力检查。

（三）听力筛查与评估

与患者谈话时注意有无听力问题，可以询问以下问题：您有听力下降吗？您的听力障碍是否对日常生活产生了影响？您使用助听器吗？

耳语试验（whisper test）：站在患者身后，与耳朵保持大约一臂的距离，遮蔽非测试耳，低语3个数字和字母（如6-K-2），请患者复述；如果患者不能完整复述，低语第二组。6组数字和字母中不能重复至少3组，为耳语测试阳性，提示听力损失。

通过以上筛查发现患者可能存在听力损失，进一步采集病史：听力损失的时间，单耳还是双耳受累？言语分辨情况？有无听觉重振现象（即小声听不见大声又怕吵的现象）？是否有耳鸣？是否存在噪音接触史、听力损失家族史、耳毒性药物应用史、心血管疾病史？是否有慢性过敏性疾病和慢性呼吸系统疾病？是否有耳部感染病史？

（四）转诊及治疗

出现以下情况时应考虑尽快转诊至耳科专科：短期内出现急性或突发性听力下降；听力下降伴有耳痛和分泌物；耳痛明显或耳道流血；单耳听力损失伴同侧感觉改变或面部下垂，怀疑卒中；听力下降伴严重耳鸣，或伴不能缓解的或复发性眩晕。

耳垢导致的传导性听力损失可以通过去除耳垢显著改善听力。对于突聋、病毒感染及梅尼埃病等疾病，可于耳科给予以抗病毒、改善内耳微循环或营养神经等治疗。中耳炎、听神经瘤等可通过手术治疗。其他治疗方法包括电子耳蜗植入术、电声刺激、中耳植入装置（如振动声桥）等，需要耳科专科决定。存在交流困难的听力损失患者可接受个体化的听力康复治疗。

三、嗅觉障碍和味觉障碍

（一）概述

嗅觉是人类用来辨别环境气味的感觉功能，味觉是用来辨别食物味道的感觉功能。这两种辨别能力的下降、异常或完全消失，被称为嗅觉障碍（smell impairment，SI）和味觉障碍

（taste impairment，TI）。嗅觉老化（presbyosmia）是一种随着增龄嗅觉下降的生理现象，嗅觉功能在20～40岁到达峰值，此后逐渐减退，65～80岁人群通过客观测试证明嗅觉有显著下降者占50%，80岁以上可达75%，美国社区老年人群中味觉障碍者可达74%。然而，由于嗅觉和味觉并非维持生命所必须，因此这两种感觉功能障碍常常被忽视，且相关检测主观性强，两者常常混淆。

近年来研究发现，嗅觉障碍是某些神经系统退行性疾病，如阿尔茨海默病、帕金森病的常见症状，还与认知功能下降有关，往往预示着痴呆进展较快。味觉和/或嗅觉障碍可以导致老年畏食症（anorexia of aging），这是一种老年人食欲下降、摄入减少的状态，也可以引起焦虑抑郁，是衰弱、肌少症和死亡的可纠正的危险因素。

（二）病因

1. 嗅觉障碍　气味分子刺激鼻腔里嗅觉细胞，嗅觉细胞轴突连接嗅球，随传入神经进入嗅核，产生嗅觉。嗅觉功能减退的病因有增龄、鼻窦炎、上呼吸道感染、头部外伤、长期大量吸烟及饮酒史、特殊用药史及某些慢性系统性疾病，如糖尿病、甲状腺功能减退、慢性肝肾功能不全等。超过90%的阿尔茨海默病、帕金森病、路易体痴呆和额颞叶痴呆的患者存在嗅觉障碍。嗅觉受体细胞可以再生，但嗅球小球层会随着增龄逐渐减少。

2. 味觉障碍　味觉依赖于味蕾，人类平均约有7500个味蕾，广泛分布于舌、腭、口咽、喉、食道上部和肠。超过85%的味觉改变是由于嗅觉障碍导致，而不是原发性味觉障碍。某些药物（如别嘌呤醇、布洛芬、青霉素、硝苯地平、地尔硫䓬、卡托普利、普萘洛尔、胺碘酮、苯海拉明、阿托伐他汀、氢氯噻嗪、呋塞米、格列吡嗪、左旋多巴、卡马西平及佐匹克隆等）、化学物质及毒素（包括吸烟及头颈部肿瘤的放疗）、口腔疾病、唾液减少（干燥综合征）、胃食管反流、慢性系统性疾病（糖尿病、甲状腺功能减退、慢性肝肾功能不全）等都可能导致味觉障碍。

（三）筛查及评估

1. 筛查　询问患者：能否正确辨别各种气味？如果不能或有困难，具体是哪种（几种）气味？吃东西时能否尝到各种味道？具体询问甜、酸、苦、咸四种味道的辨别情况。

2. 评估

（1）询问患者的用药史：包括维生素、中草药及用药时间；吸烟饮酒史；头部外伤史；近期上呼吸道感染史；鼻窦炎史；过敏性鼻炎（发作时与嗅觉、味觉改变的关系）；口腔卫生情况；唾液分泌情况（口干）；体重及食欲状态；记忆力及认知功能情况。

（2）体格检查：观察舌头的形态、颜色、舌乳头萎缩及舌面裂纹；口腔情况：牙龈的肿胀溃疡，唾液减少；对有帕金森病、老年性痴呆等神经系统退行性疾病的患者，可能无法明确得到其嗅觉及味觉减退的主诉，可以与照护者交流，通过患者体重减轻，食欲下降间接判断。

（3）评估方法：宾夕法尼亚大学气味识别测试（university of pennsylvania smell identification test，UPSIT）及味觉试纸（taste strip test）是标准化的嗅觉及味觉测试方法，多在专科应用，有相应的正常值标准。如果患者主诉食物的味道有变化，但在识别具体味道时无异常，那么更有可能是由于嗅觉障碍继发的味觉障碍。

（四）转诊与治疗

根据上述的筛查及判断，可以建议患者进一步专科就诊，包括：耳鼻喉科、神经科、口腔科或者风湿免疫科等。

嗅觉和/或味觉障碍可以首先观察，部分可以自愈。约有25%嗅觉和/或味觉障碍由于耳鼻喉科疾患所致，如慢性鼻窦炎、鼻息肉、鼻咽部肿；部分由于手术损伤、头部外伤及神经系统退行性疾病所致。通过询问病史及简单查体明确方向后，建议患者至专科进一步诊治。针对慢性患者，提醒家中安装烟气探测器，注意食物的生产日期，解释病情以缓解焦虑情绪。教育家属，家中的化学药品和清洁剂应有标注，烹饪时警惕起火。对于嗅觉和/或味觉减退患者，可以使用人造甜味剂、低钠盐、适量的味精或香料以改善食欲。

嗅觉和/或味觉障碍影响食欲，久之会引起营养不良，进而导致乏力、肌少症、失能及生活质量下降；同时，会影响患者对危险的判断，亦可能在食物制备过程中加入过多的盐和糖，对血压及血糖产生不利影响，甚至加重心力衰竭。上述影响对同时有多重用药及共病的衰弱老年人更为显著，尤其值得关注。

【病例分析】

1. 患者存在视力损伤，可能是导致跌倒的原因之一。应询问患者是否有短期内视力明显下降、视物变形、复视和视野的变化等；患者有糖尿病病史，应转诊至眼科进行检查；进一步寻求改善视力的方法。

2. 患者同时存在听力下降，询问听力下降的时间，单耳还是双耳？言语分辨是否准确？是否合并耳鸣？是否存在噪音接触史、耳毒性药物使用史及耳部感染病史。可以进行简单的外耳道检查，看有无耳垢。可择期耳科就诊，判断有无进一步改善听力或佩戴助听器的可能。

3. 患者食欲下降与味觉减退有一定关系。应询问患者哪种味觉下降，有无合并嗅觉障碍，有无口腔问题，如严重口干或牙齿、牙龈及口腔黏膜问题，有无鼻窦炎等，必要时予以相应治疗。如果患者降糖药物使用盐酸二甲双胍，可能会影响食欲。提醒患者及照护者注意食物保质期和环境安全，并宣教改善食欲的方法。

（张瑞华　审校：秦明照　刘　谦）

第三节　营养不良（评估与支持）

【典型病例】

患者，女性，82岁。因"进食量减少，体重下降1年"入院。1年前曾有急性脑梗死史，当时出现嘴角向一侧偏斜、单侧肢体无力、饮水呛咳，经保守治疗、康复训练数周后症状逐渐改善，但仍间断出现进食液体食物时呛咳的表现，逐渐出现畏食、食欲缺乏。进食量降至平时的1/2，体重近1年下降5kg（近3个月下降2kg）。平素多卧床，少活动，依赖家人照料，但起床、穿衣、如厕、吃饭等可大致自理。既往：2个月前曾因"发热、咳痰，CT提示右下肺野阴影"入院治疗，不除外"吸入性肺炎"，经积极抗感染后症状好转出院。入院查体：

BMI 17.5，握力13kg，步速0.50m/s。

【临床问题】

1. 患者目前的状态该如何评估和诊断？

2. 如患者在门诊就诊，应使用什么样的方法对其营养状况进行筛查？如已为住院患者，又该如何进行筛查呢？

3. 如需要评估营养状况，需纳入哪些临床信息进行分析？

4. 基于筛查和评估的结果，如何对患者进行营养支持？

一、概述及定义

营养不良（malnutrition），是指因营养摄入不足、过量或营养素比例异常，与机体的营养需求不协调，因而导致生理和心理状况下降的临床综合征，包括营养不足和肥胖（超重）。其中营养不足通常指蛋白质能量营养不良（protein energy malnutrition，PEM），即能量或蛋白质摄入不足或吸收障碍，患者体重指数（body mass index，BMI）＜18.5。根据其表现特点，营养不良的类型可分为：①消瘦型：以能量不足为主；②水肿型：以蛋白质缺乏为主；③混合型：既缺乏能量又缺乏蛋白质。营养风险是指因营养相关因素对住院患者临床结局产生不良影响的风险，如并发症、感染、住院日增加等。

随着生理功能的减退，老年人会逐渐出现咀嚼和消化能力下降，心肌收缩力减弱，激素水平降低，视觉、听觉及味觉等感官反应迟缓，骨骼肌肉萎缩，瘦体组织量减少等变化，严重影响老年人对食物的摄取、消化、吸收和利用。特别是高龄老年人，对营养素摄取及利用能力的减退更为严重。此外，老年患者常常伴随的慢性疾病、孤独、食欲降低、牙齿功能减退、认知功能减退、药物性因素（药物对营养吸收和利用的影响）以及医源性原因等，也是造成老年人营养不良风险增加的重要因素。高龄老年人群中，营养不良多以营养不足为主要表现，包括能量－蛋白质缺乏或微量营养素缺乏，本文也将主要围绕以营养不足为主的营养不良来探讨其评估及治疗的相关内容。

目前，营养不良尚无统一的诊断标准，随着人们对这种临床状态的认识深入，其评定体系也在不断修正、补充和调整。2006年，英国国立健康与临床优化研究所（National Institute for Health and Clinical Excellence，NICE）提出以体重指数（BMI）和饮食摄入减少为基础的营养不良评定标准。2015年，欧洲临床营养与代谢学会（European Society for Clinical Nutrition and Metabolism，ESPEN）在营养不良评定（诊断）标准专家共识中进一步细化了营养不良的诊断标准：BMI＜18.5；或在无明确时间段内出现非自主性体重下降＞10%，或者3个月内体重下降＞5%，且同时符合以下两点之一：①BMI＜20（年龄＜70岁）或BMI＜22（年龄≥70岁）；②去脂体重指数（fat free mass index，FFMI）＜15（女性）或FFMI＜17（男性）。随后，ESPEN在2017年发布的临床营养相关定义和术语指南中，进一步区分了营养不良（不足）及其他的营养代谢紊乱疾病，建立了营养不良诊断的决策树，基于发生机制对营养不良进行了分型：疾病合并炎症相关，非炎症性疾病相关，以及单纯摄入不足相关的营养不良。2018年9月，全球领导人发起的营养不良（Global Leadership Initiative on Malnutrition，GLIM）评定（诊断）标准共识发布，将营养不良评定（诊断）明确分为"营养筛查"和"诊断评定"两个步骤，进一步明确在营养筛查的基础上，分别利用表现型指标（非自主性体重丢失、低BMI、肌肉量降低）和病因型指标（降低的食物摄入或吸收、疾病负担/炎症）对患者营养不良进行评定（诊断）和严重程度分级的工作流程。

二、老年营养不良的流行病学

《中国居民营养与健康状况监测2010—2013年综合报告》显示，我国老年人群低体重率约为6.2%，其中男性为6.6%，女性为5.9%，城市为4.4%，农村为8.1%。与2002年和1992年相比，城市及农村老年人群低体重发生率均有明显改善，然而，全国调查显示75岁及以上高龄老人的低体重率仍然高居于10.1%，特别是农村75岁及以上老年人的低体重率高达13.4%，且男性（16.2%）显著高于女性（11.2%）。此外，报告数据也显示我国75岁及以上老年人具有较高的贫血发生率（17.5%），加强营养状况的改善，是维护老年人健康的重要工作。即使在发达国家，老年人的营养不良也很常见。2016年一项基于MNA筛查方法的Meta分析对于240个研究进行汇总，显示社区生活、门诊就诊或家庭照护的老人发生营养不良的比例为3.1%～8.7%，医院、护理机构、康复中心治疗的老人营养不良的发生率可高达22.0%～29.4%。

三、老年营养不良的筛查与评估

（一）老年营养不良的筛查

中华医学会肠外肠内营养学分会2017年发布的中国老年患者肠外肠内营养支持专家共识建议，应采用敏感、特异、易用的营养筛查及评估方法，及时识别老年患者的营养不良，为开展规范化营养支持提供依据。多个研究显示，微营养评定法简表（mini nutritional assessment-short form，MNA-SF）具有较高的筛查敏感性，且对于住院、社区居家、养老机构的各种情况下老年营养不良的筛查均具有普适性。基于大量研究证据，2009年ESPEN推荐将MNA-SF应用于各类老年患者的营养筛查过程。筛查者可根据病史、体质量、进食状况及简单查体共6项简单问题来确定患者是否存在营养不良或风险，如总分≤11分认为存在营养不良风险，≤7分即判断存在营养不良，应尽早进行营养干预，以期改善临床结局。此外，2008年中华医学会肠外肠内营养指南中推荐营养风险筛查（nutrition risk screening 2002，NRS2002）作为住院患者营养风险筛查的工具，将NRS≥3分定义为营养风险，同样也适于老年住院患者。综合各项研究证据，对于老年患者可首选使用MNA-SF来进行营养筛查；如为住院患者，亦可采用NRS2002进行筛查。2020年，中华医学会肠外肠内营养学分会再次更新了中国老年患者肠外肠内营养应用指南，仍沿用了上述结论，建议MNA-SF更有助于普遍老年患者营养不良的筛查，而对于老年住院患者营养风险筛查可应用NRS2002。

（二）老年营养不良的评估

基于筛查结果，有营养不良相关高危因素的老年患者应进行全面营养评估，并依此制订营养干预计划。营养评估是解释和扩展在营养筛查过程中得到的资料，由营养专业人员分析和评价临床信息，综合判断医疗和营养摄入史、消化吸收能力、体格检查、人体测量和体成分分析、生化指标、临床表现等营养相关信息而得出疾病相关的营养诊断。MNA 也被推荐为老年患者营养综合评定的适用工具之一，且对于临床结局具有预测意义。然而，目前尚无一项单一检查能够完整地评估营养状态，需要通过综合评估，结合主观和客观指标，早期发现、诊断营养不良的发生，提高评估敏感度和特异度，及时给予适宜的营养干预。此外，2020 年中国老年患者肠外肠内营养应用指南也提出，营养不良作为重要的老年综合征之一，也与其他的多个症状或合并症存在密切的关联。因此，老年患者营养不良的评估，除考虑营养相关临床信息外，还应包括老年常见的躯体功能状态、精神心理状态、衰弱及肌少症、疼痛、共病、多重用药、社会支持、睡眠障碍、视力、听力、口腔、味觉等多重因素综合评估，以上均对营养不良产生影响。指南推荐，应从基础疾病严重程度、进食情况、实验室检查、体重及体成分测量、老年综合评估等各方面进行老年患者营养状况的全面评估。

四、老年营养不良的营养支持

（一）概述

2020 年中国老年患者肠外肠内营养应用指南建议，营养学家应该是老年患者营养支持综合治疗小组中不可或缺的成员，联合老年医学专家、临床药师、物理康复师和护士等专业团队，主要致力于识别老年患者的营养不良或营养风险，制订合理的营养支持方案，提供安全、合理、有效的营养支持措施，规律监测及评价营养支持的效果，从而为提高营养支持的效价比、降低并发症发生率、减少住院患者的医疗费用、缩短住院时间、改善临床结局发挥重要作用。2016 年 ESPEN 指南认为，对存在营养风险的个体早期启动营养支持/干预对于改善预后是非常重要的。营养干预/支持包括：营养咨询及口服营养补充剂的使用以及人工营养支持（包括肠内营养管饲和肠外营养）。营养咨询，即指患者通过咨询营养（医）师进行对症支持，缓解消化系统症状，通过调整饮食以鼓励患者摄入更多富能量及蛋白质的食物、提高胃肠道耐受性以改善营养状况的过程。营养（医）师在咨询过程中需详细询问病史及膳食史，计算患者每日能量及各类营养素需要量，进行餐次安排的建议，制订食谱。如单纯调整膳食无效可通过医师建议使者接受口服营养补充剂（oral nutritional supplements，ONS）的使用。若患者经口膳食不足，经营养咨询调整膳食及加用 ONS 后 1 周以上膳食摄入未改善，或摄入量低于推荐量的 60% 持续 1～2 周，ESPEN 建议给予人工营养支持。因此，可参照 ESPEN 指南建议，遵循阶梯治疗原则进行营养不良的营养支持：由营养咨询教育（可加用 ONS），依次向上晋级选择肠内营养管饲、部分肠外营养＋肠内营养、全肠外营养，当下一阶梯不能满足 60% 目标摄入量 1 周以上时，应该选择上一阶梯营养支持的方式。

（二）确定能量与宏量营养素目标

基于老年患者的筛查及评定，确定能量与蛋白质目标是制订营养支持计划的基础。包括

2020年中国老年患者肠外肠内营养应用指南在内的国内外多个指南认为，一般老年患者可将20～30kcal/（kg·d）作为目标能量，达到目标能量的摄入时能够改善患者的长期预后。具备条件的情况下，建议可通过间接测热法进行老年患者能量需求的个体化测定。对于蛋白质摄入的需求，欧盟主导的跨国PROT-AGE研究为寻求老年人最佳的蛋白质摄入量进行广泛的循证分析和讨论，建议在安全和耐受允许的情况下，至少每日摄入1.0～1.2g/kg的蛋白质；锻炼或活动情况正常的老年人建议摄入更多的蛋白质（≥1.2g/kg）；患有急性或慢性疾病的老年人则需要增加到每日1.2～1.5g/kg的蛋白质。患有严重肾脏疾病的患者［肾小球滤过率（GFR）＜30ml/（min·1.73m²）］且未接受透析的患者需要限制蛋白质的摄入。在脂肪摄入方面，中国居民老年膳食指南认为，老年人摄入总脂肪量应该占总能量的20%～30%，建议增加不饱和脂肪酸，限制饱和脂肪的摄入。

（三）膳食支持

《中国居民膳食指南（2016）》为老年人群提出了"少量多餐细软、预防营养缺乏，主动足量饮水、积极户外活动，延缓肌肉衰减、维持适宜体重，摄入充足食物、鼓励陪伴进餐"的膳食指导建议，以帮助老年人更好地适应身体功能的改变，努力做到合理膳食、均衡营养，减少和延缓疾病的发生和发展，改善营养状况。

膳食指南建议，老年人群应做到平衡膳食与食物多样，建议每天不重复的食物种类数量达到12种以上，每周达到25种以上。谷类食物是绝大部分居民膳食中的主体食物，建议粗细搭配，全谷物和杂豆类食物充足摄入。饮食均衡，建议多吃蔬果，其中深色蔬菜占推荐量的一半以上；充足摄入奶类，每天饮300g鲜牛奶或相当量的奶制品；适量摄入鱼、禽、蛋、瘦肉、大豆，满足蛋白质的需要。此外，仍应坚持适当减盐减油、减糖及限酒。

在老年群体的膳食管理中，应关注吞咽障碍的治疗及长期支持。吞咽障碍是一种基于生理和疾病原因，易发生于老年人群尤其是高龄老人的临床状况。调查显示，上海社区和养老机构70岁以上的老年人中，吞咽障碍的发生率为32.5%。存在吞咽障碍又会进一步加剧老年人能量蛋白质摄入不足的状况，增加营养不良和营养风险的发生率达78.9%。吞咽障碍还可引起呛咳、误吸、吸入性肺炎、窒息、死亡，严重影响老年人的生活质量，但如能积极给予干预，可减轻症状、改善营养状况。2018年发布的老年吞咽障碍患者家庭营养管理中国专家共识建议，可通过调整食物稠度，在临床营养师和康复治疗师指导下对吞咽障碍老人进行个体化训练饮食的调配；同时，应关注吞咽障碍老人的饮水量及脱水状况，积极干预可能导致患者脱水的因素；在专业人士（临床营养师、医护人员等）指导下用稠厚液体与普通饮水交替方式满足每日最低饮水量。

（四）肠内营养支持

2020年中国老年患者肠外肠内营养应用指南建议，存在营养不良或者营养风险，且胃肠道功能正常或基本正常的老年患者应接受肠内营养支持。老年患者在接受营养支持前，应纠正低血容量以及酸中毒、低钠、低钾等水、电解质及酸碱平衡紊乱，根据年龄、营养风险、是否禁食、原发病及同一疾病的不同病程，是否伴随其他心、肺、肾疾病情况，选择合适的营养支持途径、适宜的能量和营养物质，制订个体化营养支持方案。在营养支持过程中应密切监测、评价营养支持效果及重要脏器的功能状态，及时调整营养支持方案。

1. 口服营养补充　口服营养补充（oral nutritional supplements，ONS）是广义肠内营养的重要方式，其以增加口服营养摄入为目的，将能够提供多种宏量营养素和微量营养素的营养液体、半固体或粉剂的制剂加入饮品和食物中经口补充。ONS作为专用营养补充配方可以加强食物中的蛋白质、碳水化合物、脂肪、矿物质和维生素等营养素含量，提供均衡的营养素以满足机体对营养物质的需求。2017年中华医学会肠外肠内营养学分会发表的"成人口服营养补充专家共识"对于存在营养不良或营养不良风险的老年患者进行了ONS补充的建议，肯定了ONS的补充增加机体的能量和蛋白质摄入量、增加体质量和瘦组织群含量、减少维生素及微量营养素的缺乏、改善机体的营养状态、增加握力等机体功能、改善生活质量的作用。共识建议老年痴呆患者应常规给予ONS来改善机体的营养状态；髋部骨折和骨科手术的老年患者也应使用ONS补充，降低围术期并发症发生和病死率；此外，首选蛋白质含量高的ONS，有助于减少老年患者压疮的发生率。一般情况下，当膳食提供的能量、蛋白质等营养素在目标需求量的50%～75%时，可通过ONS摄入额外的营养补充。共识推荐，自然饮食加ONS应达到推荐机体日常能量及蛋白质需要量的营养摄入水平，或除日常饮食外，ONS至少达到1673.6～2510.4kJ（400～600kcal）/d的摄入量。可通过餐间补充、小口啜服ONS，或者当固体食物进食困难时给予ONS提供全代餐，来提供机体所需营养素的供给，维持或改善患者的营养状况。

2. 肠内营养管饲　除ONS外，管饲给予肠内营养是通过消化道途径进行营养支持的另一重要方式。肠内营养的管饲途径包括无创置管技术，如经鼻胃途径放置导管于胃、十二指肠或空肠中进行营养给予，以及有创置管技术，如内镜下胃造口术和外科手术下的各类造口技术。管饲肠内营养可保证老年患者的能量和营养素的供给，改善营养状态。鼻胃管适用于较短时间（2～3周）接受肠内营养管饲的老年患者，管饲时上身抬高30°～45°，可降低吸入性肺炎风险。接受腹部大手术且预计术后需要较长时间管饲的老年患者，建议术中放置胃/空肠造口装置。当施行近端胃肠道吻合后，可通过放置在吻合口远端的空肠营养管进行肠内营养支持。需要长期（超过4周）肠内营养支持的老年患者，相比鼻胃管更推荐使用经皮内镜下胃造口（PEG）。存在吸入性肺炎高风险的患者可首选经各种途径的空肠置管技术，如鼻空肠管、空肠造口术或经皮内镜下小肠造口（PEJ）。

肠内营养配方的选择方面，标准整蛋白配方适合大多数老年患者的需要；氨基酸和短肽类制剂则适合少部分胃肠功能不全（如重症胰腺炎等）的老年患者；高能量密度配方利于实现老年患者营养充足性；选用优化脂肪酸配比、以中链三酰甘油、单不饱和脂肪酸为主要脂肪来源的肠内营养制剂长期应用可改善脂代谢和降低心血管事件发生风险；乳清蛋白比酪蛋白更能促进老年人蛋白合成和减弱蛋白合成抵抗，并提供更多的必需氨基酸。

（五）肠外营养支持

老年患者的胃肠道功能严重障碍或存在肠内营养禁忌时，建议给予全肠外营养（TPN），需要营养支持治疗的老年患者，如肠内营养提供的能量和蛋白质低于机体目标需要量的60%

时，建议给予补充性肠外营养（SPN），以满足老年患者对能量和蛋白质的需求，维持营养状态和器官功能，改善临床结局。

建立静脉通路是进行肠外营养支持重要的途径。如老年患者接受高渗透压（＞900mOsm/L）肠外营养输注，或需要长期进行肠外营养支持（＞14天），建议通过中心静脉输注；经皮穿刺中心静脉置管适合危重症患者，锁骨下静脉途径是首选，但使用时间不建议超过30天；经外周置入中心静脉导管（PICC）有低穿刺风险和较少感染并发症，应为老年患者肠外营养输注的主要入径。

老年患者的肠外营养配方应根据机体代谢特点而定，制订适宜的能量和蛋白质供给目标，给予足量的必需营养物以满足机体代谢需要，肠外输注营养素应尽可能选择对肝肾等功能影响较少的制剂。建议老年患者的肠外营养应采用"全合一"方式将患者所需的全部营养素混合后输注，以减少代谢并发症的发生。

（六）终末期老年患者缓和医疗与营养支持

缓和医疗（palliative care），是一门医学专业技术与人文结合的学科，其通过镇痛、对症支持，减轻精神与心灵痛苦，给予生存期有限的患者（包括恶性肿瘤及非肿瘤，如晚期恶性肿瘤、慢性充血性心力衰竭晚期、慢性阻塞性肺疾病末期等）及其家人全面的综合治疗和照护，实现改善患者以及家人和照护者的生活质量、减轻痛苦、追求临终安详与尊严的目标。

由于衰老和疾病的影响，老年患者常出现进食困难、消化吸收障碍或分解代谢增加，从而往往存在营养不良的临床表现。终末期患者由于全身状况和疾病的恶化，上述问题进一步加剧，使得终末期老年患者对于包括ONS、肠内营养、肠外营养支持的人工营养依赖更加严重。目前，人工营养支持仍广泛应用在生命末期、持续植物状态、严重认知损害、进展性痴呆、晚期肿瘤等终末期患者。2020年中国老年患者肠外肠内营养应用指南认为，终末期老年患者无食欲或不能进食是生命终结过程中的一种表现，目前尚无证据表明人工营养能延长终末期患者的生命或改善生活质量。积极的营养支持并不能使这类患者得到改善，反而会使一些不良反应的发生率增加。

2016年ESPEN发布"人工营养支持及水化的伦理指南"，建议对于终末期患者进行人工营养支持需进一步权衡获益及风险，需要避免营养支持及液体的过量给予，建议应遵循缓和医疗的照护要求给予患者对症的支持，如进行口唇护理，减轻渴感或少量多次限量给予液体补充。同年日本缓和医疗学会（The Japanese Society for Palliative Medicine，JSPM）也发表了"终末期癌症患者肠外液体管理指南"，建议条件允许时应优先推荐患者应用肠内营养，如因病情所需（如肠梗阻）使用肠外营养时，需根据预期生存时间、患者功能状态评价、液体潴留情况（腹水）、体液丢失（呕吐、引流）、气道分泌、谵妄/抑郁、渴感等审慎评估患者对于液体、能量、氮源的需求。

目前，在处于生命终末阶段的老年患者如何实施营养支持尚无定论，而营养支持的撤离更是存在着巨大的伦理上的争议。中华医学会肠外肠内营养学分会建议，终末期老年患者的对症支持应以舒适为目的，而非延长生命，不建议进行营养评估和干预，可视病情支持患者饮水和进食但不强求，给予终末期患者舒缓照护以减轻痛苦。

【病例分析】

1. 本例患者是高龄老人,目前存在陈旧性脑梗死后的吞咽功能障碍、进食减少、消瘦以及可疑的吸入性肺炎。

2. 如患者在门诊就诊,应使用微营养评定法简表(mini nutritional assessment - short form,MNA-SF)对其营养状况进行筛查;如已为住院患者,可运用营养风险筛查(nutrition risk screening 2002,NRS2002)方法进行筛查。

3. 如需要进一步评估患者的营养状况,需进一步评估患者的临床病史、吞咽状况、消化系统症状、进食量变化、体重改变情况;在查体方面关注体重与BMI、皮褶厚度、小腿围、体成分分析等进一步反映肌肉量及营养状况的人体测量数据;在实验室检查方面应纳入生化指标等常规检查;此外,还需关注患者的躯体功能状态、精神心理状态、衰弱评估、疼痛、共病、多重用药、社会支持、睡眠障碍、视力、听力、口腔、味觉等多重综合因素进行分析。

4. 基于筛查和评估的结果,考虑患者存在营养不良,应关注吞咽障碍的治疗及长期支持,可通过调整食物稠度,在临床营养师和康复治疗师指导下进行个体化训练饮食的调配,关注饮水量及脱水状况;如病情允许经口进食,可基于自然食物安排予以增稠饮食,尽量达到均衡膳食要求,充足摄入奶类、鱼、禽、蛋、瘦肉、大豆等优质蛋白质食物;加用能够提供多种宏量营养素和微量营养素的全营养素进行口服营养补充,如经康复师进一步治疗评估,考虑经口饮食误吸风险高,应把握管饲指征予以肠内营养支持。

(李融融　审校:陈　伟)

第四节　衰弱与肌少症

【典型病例】

患者,女性,82岁。退休前为科研人员,因"全身无力1年"入院。5年前患者的丈夫因突发心肌梗死去世,对她打击较大,情绪受较大影响,体重在1年内下降4kg,自觉体力下降明显,但仍能生活自理,独居。曾因体重下降就诊老年科门诊,测小腿围30cm,BMI 19.5,MNA-SF 11分,存在营养不良风险,握力17kg,步速1.1m/s。1年前患者因急性胆囊炎行手术治疗,术后食欲欠佳,体重进一步下降,近1年体重下降5kg,自觉乏力明显,术前能在小区散步,目前仅能在屋内步行2~3圈,外出需用轮椅。既往有糖尿病史,服用降糖药血糖控制稳定,入院后BMI 17.5,握力14.5kg,步速0.55m/s,MMSE评分为17分,GDS评分6分,过去1年内跌倒2次。

【临床问题】

1. 患者目前的状态该如何评估及诊断?

2. 5年前的干预建议是什么?

3. 患者预后如何,可能有哪些临床结局?

4. 对于该患者,应如何处理?

5. 患者5年前可能的诊断是什么?为明确诊断需要进行哪些检查?

一、衰弱

（一）概述

衰弱（frailty）作为一种重要的老年综合征，是指因生理、病理和环境等多种因素导致机体脆弱性或易损性增加，抵抗应激能力减退的一种临床状态，其核心是老年人生理储备减少和多系统的异常。研究表明衰弱是导致各种临床不良结局（如失能、反复住院，死亡）最强预测因素，造成社会照护负担及医疗费用的增加。

衰弱的患病率随增龄的改变而增加，国内数据显示60岁以上老年人衰弱的患病率为7%～25%，80岁以上衰弱的比例高达20%～40%，女性高于男性，农村高于城市。在医院和护理院，衰弱的患病率则明显上升，住院老年人中衰弱患病率为50%～80%。

（二）机制及危险因素

衰弱发生的根本原因尚不清楚。目前认为，衰弱与机体的老化密切相关，衰弱的发展取决于疾病与老化的生理过程的相互作用，涉及肌肉、神经、内分泌、免疫等多系统的调节受损，并受到基因、环境和生活方式的影响。人体器官有强大的储备功能，提供抗老化和抗病所需的生理储备，当多系统损害累积达到一定程度时，使器官生理功能和维持自身稳态达到临界状态，此时，一个小的应激源（如跌倒、肺炎、医源性伤害）就会打破这个平衡，产生级联效应，导致不良预后。

衰弱的主要危险因素包括：高龄、肌少症、认知受损、营养不良、躯体和/或心理共病、贫困、教育程度低及独居等。

（三）临床表现

衰老同时伴随功能下降是一个过程，机体一旦达到衰弱，功能下降就会加速，进入失能状态。

1. 衰弱早期　主要为非特异性表现：疲劳、食欲缺乏、外出活动减少，肌少症可能是衰弱的初期表现，也是临床上识别和干预的重点。

2. 衰弱临床表现　非意愿性体重下降，躯体功能受损明显，表现为握力下降、步行缓慢、平衡功能及步态受损，是跌倒高风险人群。

3. 衰弱晚期　由于多个系统功能脆弱，自稳态破坏，对应激源的反弹力（resilience）下降，也就是在打击后的自我修复能力下降，此阶段疾病更难以控制，更容易出现并发症和医院获得性问题，如跌倒、谵妄、尿潴留、粪嵌塞、营养不足、压疮等，较容易发展为失能、死亡。因此衰弱老人往往住院时间延长，医疗资源使用增加，预后不良。

（四）诊断和评估

目前对于衰弱诊断尚缺乏"金标准"。已经开发出不同的衰弱模型适用于不同的研究场所和临床实践。建议衰弱筛查的目标人群是70岁及以上的老年人，或者近一年内非自愿体重下降≥5%。

1. 躯体衰弱（physical frailty） 衰弱是一个缓慢进展的动态演变过程。依据Fried衰弱表型的定义，将衰弱分为三类，健壮期（robust）、衰弱前期（prefrailty）、衰弱期（frailty）。Fried衰弱诊断标准是目前普遍应用的衰弱评估工具，适用于医院和养老机构。国际老年营养学会提出了一个更快速、简单可行的筛查方法，即FRAIL衰弱问卷，可用于基层医疗机构及大规模人群调查。

2. 衰弱指数（frailty index，FI） 由于衰弱主要受到躯体因素、精神心理因素和社会因素这3个维度的影响，因此Rockwood提出"衰弱指数"，指个体在某一时间点潜在不健康测量指标累积占所有测量指标的比例。选取的变量包括躯体、功能、心理及社会等多维健康变量，可较全面的覆盖衰弱相关的影响因素。衰弱指数反映个体整体健康状态及临床预后，对健康服务需求和公共卫生管理具有重要价值。但其评估项目繁琐耗时，尚未在临床普遍开展。

3. 衰弱分级 为了便于临床使用，在衰弱指数基础上提出临床衰弱量表（clinical frailty scale，CFS），根据疾病、认知和功能情况将老人分为7个等级，每增加1个等级，即死亡风险增加21.2%，入住护理院风险增加23.9%。

（五）预防及干预

1. 预防 主要关注促进衰弱的可逆性因素，包括：①保持良好的生活方式，规律运动，戒烟少酒。②营养问题往往是肌少症与躯体衰弱的最主要诱发因素，因此避免营养不良及体重下降尤为重要。③慢病控制稳定，避免持续进展导致并发症及器官衰竭。④每年进行老年健康问题筛查，接受老年综合评估和管理。

2. 干预 衰弱患者就如同"水桶理论"，往往存在多个短板，因此干预计划应该是多维度的，如同抗逆力的"组合拳"，包括运动训练、营养支持、认知心理干预、社会家庭支持等。总体治疗目标是延缓功能下降，提高生活质量。大量研究证实，运动联合营养的干预方案是改善躯体衰弱的有效手段，两者的益处具有叠加作用。建议是多种运动形式相结合：包括抗阻力运动（此类运动应为整体运动计划的基础）、有氧运动、平衡和协调性运动，运动频率和强度依据个人情况而定，可参考肌少症的运动干预计划。

二、肌少症

（一）概述

骨骼肌是维持人体运动的主要动力器官。人们发现随着增龄的改变，骨骼肌逐渐萎缩并且肌肉力量下降，导致活动能力减退。美国Irwin Rosenberg教授在1998年首次提出骨骼肌衰减综合征（sarcopenia），简称肌少症。2010年以来，世界各地的肌少症工作组制定了不同的诊断共识。目前国际上应用最广的肌少症定义是由欧洲老年人肌少症工作组（European Working Group on Sarcopenia in Older People，EWGSOP）于2010年提出的，指与增龄相关的骨骼肌质量减少（skeletal muscle mass），同时伴有肌肉力量（muscle strength）和/或躯体功能（physical performance）的下降。肌少症是导致躯体衰弱及功能下降的主要机制，对肌少症的早期发现及干预有助于维护老年人的功能，延缓失能。因肌少症有重要的临床意义，

2016年10月肌少症成为ICD-10正式编码的一类疾病（M62.8）。

人到中年期后，骨骼肌质量和力量会逐渐下降。研究显示从40~70岁，骨骼肌肌量平均每10年下降8%；50岁以后，腿部肌肉量每年下降1%，肌肉力量下降更明显，约为每年下降1.5%；到了70岁以后肌肉力量每10年下降30%。肌少症在老年人中很常见，其患病率随年龄的增长而增加。西方国家数据显示，60~70岁老年人中肌少症患病率为5%~13%，70~80岁患病率为10%~20%，80岁以上达30%。在我国肌少症患病率为7.3%~12.0%。在护理院及住院患者中，肌少症的患病率则更高。美国每年因肌少症引起的各种疾病造成经济损失超过180亿美元。

（二）危险因素

肌少症的发生与遗传、种族、衰老过程有关，但这些是不可改变的。较少的食物摄入、缺乏蛋白质饮食、营养不良、久坐少动的生活方式是肌少症的主要危险因素。研究显示健康老人完全卧床10天后肌肉量减少6%，下肢肌力下降16%。因此住院老人常因输液、置管等限制活动，导致住院期间肌肉量及功能下降明显。这些因素是可以通过营养和运动康复的干预进行早期预防及改善的。

另外，某些疾病如糖尿病、骨质疏松、肿瘤、慢性炎症性疾病和长期用药不良反应也是影响肌肉功能的重要因素。尤其是重症疾病引起的恶病质，常在短时期内导致继发性肌少症，这与增龄相关的原发肌少症不同，有主要的致病原因。

肌少症是以骨骼肌质量下降为主要特征，衰弱是多系统受损的动态过程，其中以骨骼肌肉系统为核心的稳态网络体系失衡是肌少症及躯体衰弱的主要机制。因此肌少症与躯体衰弱是有内在联系及重叠的。

（三）临床表现及危害

1. **肌力衰退**　老年人随着肌肉的流失，活动能力下降，日常功能受限，如爬楼、提重物、坐立等动作完成困难。肌少症老人是跌倒和骨折的高风险人群。

2. **抵抗应激能力下降**　骨骼肌是人体最大的蛋白质储存库，在应激、饥饿或营养不足时，骨骼肌为其他重要脏器的蛋白质合成不断供给氨基酸。肌少症影响人体抗病能力和疾病恢复过程。

3. **参与糖代谢**　骨骼肌是人体糖代谢的主要器官，骨骼肌减少参与胰岛素抵抗和2型糖尿病的发病，也有研究发现肌少症与心血管疾病有关。

4. **肌少-骨质疏松**　肌少症常与骨质疏松同时发生，称为"活动障碍综合征"。与低体力活动及维生素D缺乏等因素有关，常导致跌倒及脆性骨折。

肌少症与老年人不良预后有关，引起老年人失能、住院日延长、入住护理院和死亡的风险增加，也明显增加社会照顾负担和医疗花费。

（四）诊断策略

2019年亚洲肌少症工作组（Asian Working Group on Sarcopenia，AWGS）发布最新肌

少症诊断及治疗的专家共识，参考了2018年EWGSOP制订的肌少症诊断流程：筛查－评估－诊断－严重程度，并且进一步给出适用于不同场所（社区基层医疗机构和医院及研究机构）的诊疗路径（图7-2）。重点强调基层医疗机构通过切实可行的筛查方法，对"肌少症可能（sarcopenia possible）"的居民积极进行生活方式干预和相关健康宣教，也鼓励转诊至医院进一步诊断。这将极大促进肌少症及有肌少症风险的老人在基层医疗机构接受早期筛查和治疗。

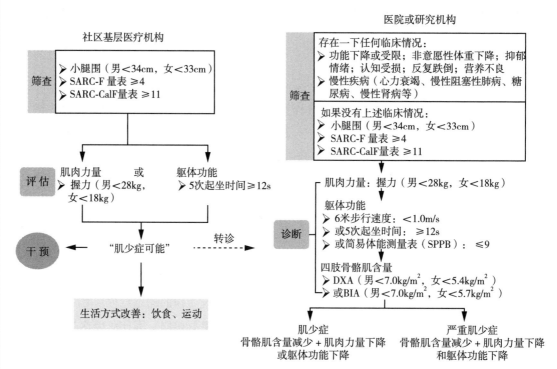

图7-2 2019年亚洲肌少症工作组制订的诊断策略

注：DXA：双能X线吸收法；BIA：生物电阻抗分析法。引自：Chen LK, et al. J Am Med Dir Assoc, 2020, 21（3）：300-307. e2

本文以2019年AWGS的共识为基础，介绍肌少症诊断方法。

1. 筛查病例　建议使用小腿围或SARC-F或SARC-CalF问卷先进行筛查。

（1）小腿围：使用非弹性带测量双侧小腿的最大周径，可以作为肌少症的社区筛查指标。筛查阳性的界值为男性＜34cm，女性＜33cm。

（2）自评调查问卷SARC-F：是一个简单、快速、有效的筛查工具，该问卷包含5项内容与老年人功能状态密切相关，总分≥4分为筛查阳性。SARC-CalF是在问卷基础上添加了小腿围，提高了SARC-F的敏感性，评分≥11为筛查阳性。

2. 评估病例　评估肌肉力量及躯体功能。

（1）握力：测量握力的方法为用主力手自然下垂握住握力计，用最大力气握两次，取最大值。诊断界值：男性＜28kg，女性＜18kg。

（2）5次起坐：诊断界值5次起坐时间≥12s。

握力下降或5次起坐时间延长即可诊断"肌少症可能"。

3. 诊断　在亚洲常采用双能X线吸收法（DXA）和生物电阻抗分析法（BIA）测定骨

骼肌质量。肌肉质量评定指标是相对骨骼肌质量指数（RSMI），即四肢骨骼肌含量（kg）/身高平方（m^2）。诊断界值：DXA测定：男性＜7.0kg/m^2，女性＜5.4kg/m^2；BIA测定：男性＜7.0kg/m^2，女性＜5.7kg/m^2。

4. **严重程度** 推荐使用简易体能测试（SPPB）、6米步速、5次起坐时间用于评估躯体功能及肌少症严重程度。诊断界值：步速测定＜1.0m/s，SPPB≤9分。

（五）预防及治疗

肌少症的预防应从生命的早期开始，中年之前应尽可能增加肌肉储备量，中年之后，主要是预防及延缓肌肉流失。肌少症是有可能被逆转的，尤其是因急性医疗状况导致的肌少症，在恢复期通过有效的治疗是有可能康复的。肌少症的管理主要是通过老年综合评估发现潜在的原因（如疾病、饮食、抑郁等），纠正可逆因素。研究证实，运动和营养干预是预防及治疗肌少症确切有效的方法。

1. **运动** 研究显示，规律的体育锻炼可延缓甚至逆转与增龄相关的骨骼肌质量的减少。

（1）以抗阻力运动为基础的运动（如举哑铃、拉弹力带等）能有效改善肌肉力量和躯体功能，可辅以有氧耐力训练。

（2）预防和治疗肌少症推荐：每日进行累计40～60分钟中-高强度运动（如快走、慢跑），其中抗阻力运动20～30分钟，每周≥3天。

（3）减少静坐/卧，增加日常身体活动量。

2. **营养** 推荐能量供应25～35kcal/（kg·d），足够的热量摄入是保证肌肉质量的必需条件，尤其是补充足够的优质蛋白质。

（1）蛋白质：对健康老年人，为预防肌少症和衰弱，推荐每日蛋白质摄入量为1.0～1.2g/kg；对已患有肌少症者或急性病恢复期老人，推荐每日蛋白质摄入量为1.2～1.5g/kg；其中优质蛋白质含量最好达到50%，以乳清蛋白效果为好。乳清蛋白富含亮氨酸和谷氨酰胺，亮氨酸促进骨骼肌蛋白合成效果最强。将蛋白质所需量均衡分配到一日三餐，可以获得最大的肌肉蛋白质合成率。乳清蛋白富含亮氨酸和谷氨酰胺，亮氨酸促进骨骼肌蛋白合成效果最强。β-羟基-β-甲基丁酸（HMB）是亮氨酸代谢过程中产生的天然化合物，具有促进肌肉蛋白质合成、抑制肌肉蛋白质分解等作用。

（2）维生素D：老年人维生素D缺乏很常见，维生素D激活可促进蛋白质合成。当老年人血清25（OH）D低于正常值范围时，建议补充维生素D的量为800～1000IU/d。但当维生素D水平正常时，补充是否有效尚不确定。

3. **药物** 目前尚无药物推荐用于肌少症治疗。合成代谢激素如睾酮、雌激素、生长激素治疗严重肌少的相关治疗效果，有待进一步研究明确长期临床效果。

【病例分析】

1. 患者5年前通过小腿围筛查和握力评估，考虑为可能肌少症，为明确诊断可进一步行肌肉质量（DXA或BIA）检查，若DXA测定＜5.4kg/m^2或BIA测定＜5.7kg/m^2可诊断肌少症。分析此患者肌少症的原因，主要为丧偶后引起情绪及营养问题，需进一步行心理及营养评估。体重下降常是营养不良、功能下降和抑郁的重要特征，因此对于有体重下降的老人要重点筛查营养、功能和情绪问题。

2．此患者5年前的干预方案：改善情绪、营养支持（通过优化膳食结构，必要时补充肠内营养粉，保证每日能量摄入30kcal/kg，蛋白质摄入1.2～1.5g/kg）、运动指导。

3．此患者功能下降明显，如果未采取有效措施，功能进一步下降至生活不能自理，照护负担重，需要入住护理院；跌倒风险高，可能因跌倒、感染反复住院。

4．处理方案是通过综合评估，纠正可逆因素，可请多学科团队制订干预计划，如营养支持、康复运动、认知及心理治疗、加强家庭支持等，另外要警惕可能的风险，如跌倒、低血糖等。

5．依据Fried诊断标准，此患者目前的状态为衰弱。通过老年综合评估，分析其影响因素：患者可能存在肌少症，急性疾病和手术导致营养及肌肉功能进一步下降，认知和情绪评估提示患者可能存在认知问题及抑郁，另外还需评估其他可能影响衰弱的因素如口腔问题、慢性疾病、药物等。

（姜　珊　审校：康　琳）

第五节　尿失禁与便秘

【典型病例】

患者，女性，72岁。因"尿失禁2年，发作性头晕、头痛2周"就诊于门诊。

2年来尿频、尿急，咳嗽打喷嚏时尿液不自主溢出，夜尿4～5次。近2周来患者头晕头痛发作时测血压升高。尿频、尿急，有时伴尿痛，无发热，常感口干，喜傍晚饮水，大便干，1次/3～5天。患者丈夫病重长期住院。患者长期情绪紧张，睡眠差。儿女工作繁忙，无暇顾家。

高血压20年，规律服用美托洛尔、氨氯地平（络活喜）、缬沙坦控制血压；2型糖尿病2年；陈旧性脑梗死3年；冠心病1年。经阴道自然分娩2次，1987年因"子宫肌瘤"行子宫切除术。

检查：两次清洁中段尿培养为大肠埃希菌，菌落计数＞10^5CFU/ml。泌尿系B超（－）。

查体：血压160/90mmHg，心率72次/分，律齐，腹软，无压痛及反跳痛，双肾区叩痛（－），双下肢不肿。

【临床问题】

1．该患者存在哪些老年问题？

2．治疗策略是什么？

一、尿失禁

（一）尿失禁及下尿路症状的概念

根据国际尿控协会（International Continence Society，ICS）的定义，尿失禁（Urinary

Incontinence，UI）是指尿液的不自主性漏出的现象。下尿路症状（lower urinary tract symptoms，LUTS）可分为储尿期症状、排尿期症状及排尿后症状。

（二）尿失禁的发病现状及流行病学特点

尿失禁发病率与年龄、患者的功能状态及性别相关，在30～60岁女性中发生率高达30%～40%，而在长期照护机构中的老人其发生率高达60%～70%。美国泌尿科医学会的统计显示，有一半以上的女性都面临着尿失禁的困扰。年龄超过65岁的男性中尿失禁的患病率为11%～34%。并且随年龄的增长，尿失禁的发生率随之增高。年轻人最大储尿量为600ml，80岁老人储尿量下降约为50%。

（三）尿失禁的危害

在老年人中，尿失禁是导致功能丧失和独立性丧失的一个重要原因。长期尿失禁可引起反复泌尿道感染，严重者可导致双肾功能受损、盆腔炎、阴道炎、阴部湿疹、溃疡或蜂窝组织炎、跌倒及骨折，也可引发抑郁、失眠，影响社交。因此，长期尿失禁会影响患者的生活质量，并严重影响着患者的心理健康，同时也使得照护者的负担增加。

（四）尿失禁的危险因素

1. 相关疾病

（1）前列腺疾病：特别是有前列腺手术或放疗史。

（2）泌尿系感染。

（3）神经系统疾病：脑卒中、脊髓损伤及认知障碍等。

（4）睡眠呼吸暂停。

（5）代谢性疾病：糖尿病、高钙血症。

（6）心力衰竭。

（7）低蛋白血症引起的周围性水肿。

（8）慢性阻塞性肺病、慢性咳嗽。

2. 其他危险因素

（1）高龄。

（2）便秘或粪嵌塞。

（3）抑郁、谵妄。

（4）身体限制（关节炎、骨折、视力障碍等），包括日常活动受限。

（5）肥胖。

（6）摄入过多，饮酒和过多咖啡。

（7）环境因素。

（8）多次分娩史。

（9）药物（表7-4）。

表7-4　与尿失禁相关的药物

药物分类	对膀胱功能的影响
NSAIDs/噻唑烷二酮类	水肿、夜尿增多
镇静催眠药	镇静、谵妄
阿片类镇痛药	便秘、镇静、谵妄
酒精	尿频、尿急、镇静
α肾上腺素受体激动剂	出口梗阻（男性）
α肾上腺素受体阻断剂	压力性尿失禁（女性）
抗胆碱能药	排空能力受损、谵妄、粪嵌塞
抗抑郁药/抗精神病药	抗胆碱能作用、镇静
钙离子通道阻滞剂	逼尿肌收缩受损、水肿伴夜尿增多
雌激素（口服）	压力性或混合型UI（女性）
GABA类（加巴喷丁，普瑞巴林）	水肿、夜尿增多
祥利尿剂	多尿、尿频、尿急

（五）尿失禁的临床表现及分型

1. **暂时性尿失禁**　指由其他诱因引起的偶尔尿失禁，在老年人中常见，大约1/3的老年性尿失禁为暂时性尿失禁，常见原因包括：谵妄、感染、活动能力受限（关节炎、骨折、心衰、视力障碍、脑卒中等），便秘（刺激膀胱和尿道引起机械性障碍），摄入液体过多，代谢性疾病（糖尿病、高钙血症），心衰、低蛋白血症引起的周围性水肿，饮酒和某些药物（α受体阻断剂、血管紧张素转换酶抑制剂以及某些抗肿瘤药等），心理因素，精神性疾病（抑郁症、神经官能症），环境因素等。

2. **持续性尿失禁**　分为急迫性尿失禁、压力性尿失禁、充盈性尿失禁和混合性尿失禁。

（1）急迫性尿失禁（urge incontinence）：不能控制的尿急、尿频、夜尿增多。与逼尿肌不自主收缩或逼尿肌过度活动有关；可能与增龄相关或继发于神经系统疾病（如卒中、脊髓损伤、多发性硬化）、局部膀胱刺激（如结石、炎症、肿瘤）及特发性逼尿肌过度活动。其中膀胱过度活动症（overactive bladder，OAB）指尿频、尿急但无尿失禁。

（2）压力性尿失禁（stress incontinence）：因腹内压升高所致的不自主排尿。常见原因为盆底肌松弛。老年女性多见，尤其是肥胖或经产妇。自然情况下男性罕见发生压力性尿失禁，其最常见原因为医源性损伤，如盆腔手术，包括良性前列腺切除术和前列腺癌根治术。

（3）充盈性尿失禁（overflow incontinence）：与逼尿肌收缩功能减退和/或膀胱出口梗阻有关。老年男性多见，常见病因为良性前列腺增生、前列腺癌和尿道狭窄。良性前列腺增生的发病率与增龄相关，60岁以上老人中患病率大于50%，80岁以上高达83%。主要临床表现为排尿期症状（梗阻症状）如：排尿踌躇、费力，尿线变细，尿流无力，终末滴沥，排尿时间延长，尿潴留及充溢性尿失禁等；储尿期症状（刺激症状）如：尿频、尿急、夜尿及急迫性尿失禁等。

（4）混合性尿失禁：老年人常可同时有多种类型尿失禁表现。女性混合性尿失禁是指压力性及急迫性尿失禁。

（六）诊断与评估

1．询问病史

（1）尿失禁发生的时间、特征。

（2）摄入液体类型、量、时间，有无咖啡、酒精等摄入。

（3）系统回顾与尿失禁有关的合并症。

（4）既往手术史、生育史。

（5）回顾所有用药。

（6）生活质量、一般健康情况等。

2．查体

（1）一般体检。

（2）注意腹部、泌尿生殖系、肛门直肠指诊、妇女骨盆检查：检查有无胀大膀胱，检查有无前列腺增生、粪嵌塞，有无膀胱膨出、尿道脱垂及萎缩性阴道炎。

（3）有无心衰表现。

（4）神经功能检查。

（5）评估患者认知能力。

（6）评估患者的功能状态。

3．实验室检查

（1）尿常规，血尿素氮、尿酸、肌酐，必要时血糖、血钙和维生素B_{12}水平。

（2）泌尿系B超。

（3）有血尿和盆腔疼痛时行尿液细胞学和膀胱镜检查（除外膀胱肿瘤）。

（4）排尿日记（表7-5）：连续记录3天患者自主排尿、尿失禁的次数，发生尿失禁的时间、环境与具体表现，每次尿量、排尿频率、日夜尿量。可提供基础的尿失禁严重程度，也可监测治疗反应。

表7-5 排尿日记

姓名						日期
液体摄入			排尿情况			备注
时间	体积（ml）	性质	时间	尿量（ml）	伴随症状	

（5）残余尿（postvoid residual，PVR）测定：PVR增多提示逼尿肌无力或梗阻。

（6）尿动力学检查：无须常规进行。在残余尿＞300ml、诊断不明确或经验性治疗失败时考虑。

（7）尿垫重量记录可用于量化尿失禁的程度。

4. 评估

（1）红旗症状（red flag symptoms）/报警症状：突然出现的尿失禁、盆腔疼痛（持续性、逐渐加重的、排尿后减轻的）、血尿以及相关的新出现的神经系统症状，需要立即评估及专科会诊。

（2）需询问对日常生活的影响：对 ADL、IADL、社交、情感以及人际关系、性功能/性关系、自我感觉、总体健康感觉以及经济负担等方面的影响。

（3）膀胱过度活动症：可通过膀胱过度活动症调查表（overactive bladder symptom score，OABSS自测表）进行评估（表7-6）。

表7-6　膀胱过度活动症调查表（OABSS自测表）

问题	症状	频率次数	得分（请在此栏划"√"）
1. 白天排尿次数	从早晨起床到晚上入睡的时间内，小便的次数是多少？	≤7	0
		8～14	1
		≥15	2
2. 夜间排尿次数	从晚上入睡到早晨起床的时间内，因为小便起床的次数是多少？	0	0
		1	1
		2	2
		≥3	3
3. 尿急	是否有突然想要小便，同时难以忍受的现象发生？	无	0
		每周＜1	1
		每周≥1	2
		每日＝1	3
		每日2～4	4
		每日≥5	5
4. 急迫性尿失禁	是否有突然想要小便，同时无法忍受并出现尿失禁的现象？	无	0
		每周＜1	1
		每周≥1	2
		每日＝1	3
		每日2～4	4
		每日≥5	5
		总得分	

注：如果问题3（尿急）的得分在2分以上，且整个得分在3分以上，就可诊断OAB，应去泌尿外科接受进一步诊疗

（七）治疗

1. 治疗的目标及总原则

（1）治疗原发病、改善症状、防止感染、保护肾功能、提高生活质量。

（2）患者对不适症状及创伤性治疗的耐受程度、治疗负担及治疗需求各异，需要与患者及照护者沟通治疗目标。

（3）治疗的实施应逐步进行，首先纠正促发因素，改变生活方式，进而采取行为治疗、药物治疗、微创手术等，最后必要时手术。

2. 暂时性尿失禁　通过去除诱因可明显改善症状。

（1）去除诱因：避免摄入过多液体、含咖啡因饮料及酒精。

（2）夜尿多者应减少晚间液体摄入。

（3）改善便秘。

（4）停用相关药物。

（5）控制心衰、感染，调整血糖。

（6）活动受限者，进行物理康复治疗。

3. 急迫性尿失禁

（1）改变生活方式：控制体重，戒烟，改善便秘，避免咖啡、酒精等摄入。

（2）行为疗法：

1）定时主动排尿，保持膀胱处于低容量状态。

2）进行中枢神经系统和盆底肌的训练，抑制逼尿肌收缩。

3）在行为疗法同时，应对躯体和社会环境进行评价，包括卫生间的使用和衣着是否方便、是否能够得到帮助。

4）认知功能正常者可以进行膀胱再训练，即清醒后定时排尿，强制性逐渐延长排尿的时间间隔；强化盆底肌的训练及电刺激盆底肌（需要几周才开始见效，应坚持训练）。

5）认知障碍的患者进行生活习惯训练，根据患者平时的排尿间隔定时排尿；按照既定计划排尿，通常每2～3h排尿1次。

（3）药物：主要为抗毒蕈碱类药物，如奥昔布宁、托特罗定、达非那新、索利那新、弗斯特罗定、曲司氯胺是治疗急迫性尿失禁的主要药物。这些药物能通过影响传入信号以及阻断逼尿肌细胞壁的毒蕈碱胆碱能受体而减少膀胱不自主收缩。毒蕈碱样受体阻断所带来的不良反应会限制药物的耐受性和剂量增加。这类药物的不良反应包括：抑制唾液分泌（口干）、抑制肠道动力（便秘）、视物模糊、心动过速、嗜睡及认知功能损害。另外镇静药、抗抑郁药（如丙米嗪）亦有一定疗效。

（4）其他：A型肉毒毒素膀胱逼尿肌多点注射；神经调节；电刺激；外科手术（如膀胱扩大成形术）等。

4. 压力性尿失禁

（1）盆底肌训练（kegel exercise）：缓慢收缩盆底肌，避免大腿、下腹部和臀部收缩，保持5～10s，连续做8～12次；每周锻炼3～4次，至少15～20周。可增强支撑尿道的肌肉力量，是无创性治疗的基础。膀胱或子宫脱垂的女性患者应用子宫托可能有效。

（2）手术：膀胱颈悬吊术、尿道下悬吊带术等，治愈率较高。

5. 充盈性尿失禁　良性前列腺增生所致的出口梗阻依据病情轻重可考虑选择：观察等待；药物治疗；必要时考虑手术治疗（表7-7）。

表7-7　良性前列腺增生的治疗

类别	措施	原理	备注
生活方式的调整	减少晚上液体摄入量以减少夜尿	泌尿道外部因素	常用于较轻症状患者、中重度症状患者的补充处理
	避免膀胱刺激剂（如咖啡、乙醇、尼古丁）		
药物治疗	α肾上腺素受体阻断剂 选择性α_1：阿夫唑嗪 长效选择性α_1：特拉唑嗪、多沙唑嗪 长效选择性α_{1A}亚型：坦索罗辛	松弛增生前列腺、前列腺囊、膀胱颈部平滑肌组织，减轻尿流阻力	不良反应：头晕、无力、头痛、直立性低血压、异常射精、鼻炎
	5α-还原酶抑制剂：非那雄胺、度他雄胺	降低双氢睾酮水平，缩小前列腺体积	适用于前列腺体积较大者（＞40g），显效需服用≥6个月
手术	经尿道前列腺切除术	切除尿道周围的前列腺组织，减轻尿道梗阻	适应证：良性前列腺增生导致的反复尿道感染、反复肉眼血尿、膀胱结石、肾功能不全

外科手术的适应证包括由前列腺梗阻引起的患者不能耐受的顽固性尿潴留、肾功能不全、膀胱结石、反复尿路感染和血尿等。

6. 其他治疗

（1）尿垫或保护性纺织品的应用。

（2）集尿器。

（3）导尿：仅用于慢性尿潴留患者、保护压疮及患方为了提高患者（如终末期）舒适度而提出的要求。对于急性尿潴留，应保留尿管7～10天；建议定期夹闭尿管、并辅以膀胱肌理疗等方法锻炼膀胱功能；在去除尿管后进行排尿训练。

（4）膀胱造瘘。

7. 专科诊治　在下列情况下需要将患者转诊给专科医师。

（1）尿失禁伴腹痛/盆腔痛或血尿。

（2）疑似膀胱阴道瘘。

（3）体格检查结果异常（如盆腔器官脱垂）。

（4）除了尿失禁，还有新发的神经系统症状。

（5）或疑似充盈性尿失禁。

（6）若女性患者在1年内有≥3次（或6个月内至少有2次）经培养证实的UTI，则需要转诊给专科医师。

二、慢性便秘

（一）慢性便秘的概念

慢性便秘是指每周自发排便频率＜3次/周，粪便量较少，每次＜35g，同时伴有粪便干硬、费力、肛门阻塞感、排便不尽感、手法辅助排便等；病程超过6个月。慢性便秘按病因分类可分为器质性和功能性。器质性疾病可继发于全身系统性疾病如糖尿病、神经退行性病变、药物如钙离子拮抗剂、肠道疾病等，功能性便秘按解剖部位可分为结肠部位和直肠肛门部位功能异常所导致的便秘，分别为功能性便秘和排便障碍。老年人往往存在多病共存和老年综合征，很难能完全除外器质性疾病所致便秘，但对老年患者便秘应首先除外肠内或肠外占位性病变多导致的梗阻性便秘。

（二）流行病学

有研究报道，老年人的便秘患病率为24% ～ 50%。社区居住的老年人中有10% ～ 18%每日使用轻泻药，而在疗养院居住的老年人中这一比例为74%。

（三）便秘的危害

长期便秘可导致痔出血、肛裂、盆底功能障碍加重、焦虑烦躁、生活质量下降。用力排便可诱发急性心脑血管事件，甚至猝死。衰弱者可引起粪嵌塞、溢出性大便失禁、穿孔、乙状结肠扭转、尿潴留；痴呆患者可诱发激惹、谵妄。

（四）便秘的危险因素

除年龄外，慢性便秘的危险因素包括女性、缺乏体力活动、教育程度和收入水平低、使用某些药物。可能引起便秘的药物包括含铝/钙的抗酸药、抗组胺、抗胆碱药、抗抑郁药、降压药（如β受体阻断剂、钙通道阻滞剂）、利尿剂、铁剂、钙剂、镇痛药（如吗啡类及NSAIDs）等。一项研究显示，摄入热量和进餐较少的老年人也更可能发生便秘。共病（如糖尿病、甲减、低钾、高钙、痴呆、帕金森综合征、卒中、抑郁等）和居住于疗养院也是便秘的危险因素。

（五）便秘的分型

通常按解剖部位进行分型。

1. **慢性功能性便秘** 也称之为慢传输型便秘，符合下述特征中的任意2项：25%的排便感到费力；25%的排便为块状硬便；25%的排便有排便不尽感；25%的排便需使用手指帮助；25%的排便有肛门直肠梗阻或阻塞感以及排便频率减少（每周排便少于3次）。如不使用轻泻药，很少发生稀便；并且必须不符合肠易激综合征（irritable bowel syndrome，IBS）的诊断标准。

2. **排便障碍** 也称之为出口梗阻型排便障碍。在符合功能性便秘基础上，通过直肠肛门测压、球囊排除试验或排粪造影提示直肠肛门动力或感觉异常可做出相应诊断。也可间断通过直肠指诊检查排便协调性及肛门括约肌的张力。

3. **混合型** 同时有两型表现。

（六）便秘的干预

1. **去除继发性因素** 对引起便秘的药物减量/停用；应用阿片类药物要同时有通便计

划。出现警示症状（便血、大便潜血试验阳性、梗阻症状、急性发作的便秘、治疗无效的重度持续性便秘、体重下降、大便性状改变、结肠癌或炎症性肠病家族史），需进一步就诊。

2. 健康生活方式

（1）良好的排便习惯：有便意要马上排便，不要延误；留出固定、充裕的排便时间。最佳排便时间通常是在睡醒和早餐后2小时内。

（2）饮食：热卡充足，富含纤维素（膳食纤维的摄入量20～27g/d。每日蔬菜500g，拳头大小水果1个，杂粮），充足液体摄入（每日约30ml/kg体重）。

（3）增加活动。

（4）避免大量饮酒（＞42g/d或84g/w）和过多咖啡饮品。

（5）采用蹲坐位排便（足凳）；排便时吸气、鼓腹；用双手上托肛门两侧。

（6）肛门收缩训练。

3. 药物　选用适当的通便药物。选择药物应以毒副作用少，药物依赖性小为原则。常选用膨松剂（如麦麸、欧车前等）和渗透性通便剂（如聚乙二醇、乳果糖等）。对慢传输型便秘，还可加用促动力剂，如西沙必利等。需注意的是对慢性便秘患者，应避免长期应用或滥用刺激性泻剂。多种中成药具有通便作用，但需注意其成分及副作用。对粪便嵌塞的患者，清洁灌肠一次或联合短期使用刺激性泻剂以解除嵌塞。解除后，再选用膨松剂或渗透性药物，保持粪便通畅。开塞露和甘油灌肠剂有软化粪便和刺激排便的作用。复方角菜脂酸对治疗痔源性便秘有效。

4. 粪嵌塞　动力减弱和感知觉降低是粪嵌塞的常见原因。粪嵌塞可造成乙状结肠扭转、肠梗阻、继发巨结肠、溃疡或穿孔、心脑血管急性事件、痴呆患者激惹等后果，还可以引起尿潴留，是需要紧急处理的问题。临床可表现为腹胀、腹绞痛、发热、呕吐。立位腹平片可见低位肠梗阻表现。老年人，尤其是高龄、失能、卧床的老年人需要警惕粪便嵌塞。可以通过临床表现和直肠指诊明确有无排便嵌塞。

在不怀疑穿孔或大量出血时，粪便嵌塞的处理方法包括解除嵌塞和排空结肠，随后采用润肠通便措施以预防嵌塞复发。我们建议规律性排空计划，包括手指刺激、使用甘油栓剂、口服缓泻剂如乳果糖10ml bid＋灌肠 qw（1～2L温盐水30分钟，或低浓度温肥皂水）等解除嵌塞，以粉碎较大的粪块，促进其通过肛管。随后，可给予温水和矿物油灌肠，以软化嵌塞粪渣并辅助直肠和远端结肠排空粪便。一旦通过解除嵌塞和灌肠剂部分排空了远端结肠，则可通过口服或经鼻胃管给予PEG（聚乙二醇）。

如果上述措施无效，可给予局部麻醉松弛肛管和盆底肌肉并加以腹部按摩，有助于排出粪块。极少数情况下，可能需要使用带圈套器的结肠镜来粉碎远端结肠中的粪块。这种情况下，在结肠镜检查之前进行矿物油灌肠，可能有助于软化粪块。如果此措施无效，或存在明显腹部压痛提示即将发生肠穿孔或肠缺血，则可能需要手术。

【病例分析】

1. 该患者存在的老年问题包括：①混合性尿失禁：暂时性（下泌尿系感染）、急迫性（尿急频、老年）、压力性尿失禁（咳嗽溢尿、经产妇、盆腔手术史）；②便秘；③抑郁。

其他慢病：高血压、糖尿病、冠心病。

2．处理：口服喹诺酮类药物、艾司西酞普兰5mg/d，阿普唑仑0.4g/d；同时行为干预、调整饮食、加强运动、膀胱训练、盆底肌训练；改善便秘；避免晚间液体摄入过多，控制血糖，鼓励家属多陪伴患者。

2周后患者睡眠和情绪改善，夜尿减至1～2次，尿失禁及便秘情况较前明显改善。随之，血压平稳，无头晕、头痛发作，因而降压药物未做调整。

（曲　璇　审校：孙智晶　孙晓红）

第六节　慢性疼痛

（慢性肌肉骨骼疼痛）

【典型病例】

患者，女性，75岁。因"双膝关节痛5年，腰痛3年，加重半年"就诊。患者近5年反复双膝关节痛，长时间行走后及天气寒冷时明显，需要间断服用镇痛药物，因关节痛少外出活动。近3年时有腰背痛，程度不剧烈，半年开推拉窗后腰痛明显，未就诊，疼痛持续，位置固定。每日室内少量活动，盥洗、如厕需协助。居住在城市，既往有骨质疏松病史，未规律治疗。BMI 18.2，MNA-SF 9分，存在营养不良风险，GDS评分8分，步速0.7m/s。过去1年内跌倒3次。

【临床问题】

1．患者目前主要问题是什么？需要如何进行评估？

2．患者疼痛症状考虑有哪些参与因素？

3．如何制订干预措施？

一、概述

疼痛是一种主观感受，由实际或潜在组织损伤引起的一种令人不愉快的感觉和情感经历。疼痛可分为急性疼痛和慢性疼痛。急性疼痛起病急，通常有明确病因，持续时间短。慢性疼痛（chronic pain）是指组织损伤或疾病引起的疼痛超过了损伤愈合时间或病程，多数定义为疼痛超过3个月以上。

慢性疼痛是常见的老年综合征之一，影响患者的情绪、睡眠、功能和社会交往，甚至导致失能、衰弱，明显降低患者的生活质量，已经成为影响经济、社会、健康的主要问题之一。统计显示25%～50%社区老年人、27%～80%居家老年人、40%～50%住院老年患者都曾经或正在经历慢性疼痛。70～85岁是老年人慢性疼痛的发病高峰。但老年慢性疼痛评估和治疗率很低，高达1/4患者未使用任何镇痛药物，近50%患者疼痛未得到满意控制。2002年国际疼痛协会（International Association for the Study Pain，IASP）达成共识，将慢性疼痛视为一种疾病；世界卫生组织（World Health Organization，WHO）将疼痛确定为血压、呼吸、脉搏、体温之后的"第五大生命体征"。

慢性肌肉骨骼疼痛（chronic musculoskeletal pain，CMP）是指发生在肌肉、骨骼、关节、肌腱或软组织等部位超过3个月的疼痛。其包含了原发性和继发性CMP。CMP涉及人体运动系统的150多种疾病，包括常见的慢性关节痛、颈肩痛、腰背痛、肢体疼痛、脊柱相关疼痛、纤维肌痛及肌筋膜炎等。患者不仅罹患迁延不愈的疼痛，同时影响生活质量，易并发心理障碍和增加其他慢性疾病风险。近年来，随着中国人口老龄化和各种创伤增多等因素，CMP发病率逐年增加，且易患群体也不断扩大。本节将重点介绍慢性肌肉骨骼疼痛部分。

二、疼痛的评估

疼痛评估包括疼痛的病因评估、疼痛的强度和特点评估、心理社会评估、功能评估。老年人疼痛有以下特点：①由于多病、共病，老年人容易出现多病因疼痛和多部位疼痛；②有认知障碍及视觉和听觉障碍的老年人，疼痛评估的难度增大；③老年人由于药物代谢及多重用药等问题，更容易发生药物不良反应。基于上述特点，老年人疼痛评估还应包含认知和交流能力评估、用药风险评估。如进一步考虑CMP的诊断需要详细的病史采集、全面的体格检查、相关的实验室和影像学检查，以排除感染、肿瘤等疾病。

1. 病因评估　通过详细询问病史，查体、化验、影像检查等来明确疼痛的病因。病史应关注有无跌倒、损伤、基础疾病、疼痛起病时间、疼痛特点、合并症状、加重或缓解的因素等。体格检查除常规测定的生理相关指标如心率、血压等项目外，还应关注骨骼、肌肉和神经系统检查。辅助检查如皮肤的电活动、肌电图和皮层诱发电位等可有帮助。

2. 疼痛强度评估　疼痛可分为轻度、中度、重度。轻度疼痛指疼痛可忍受，生活正常，睡眠未受到干扰；中度疼痛指疼痛明显，不能忍受，要求服用镇痛药物，睡眠受到干扰；重度疼痛指疼痛剧烈，不能忍受，需用镇痛药物，睡眠受到严重干扰，可伴有自主神经功能紊乱或被动体位。疼痛是主观的，通常用自评量表来量化疼痛强度，常用量表包括：数字分级法（numerical rating scale，NRS）、主诉疼痛程度分级法（verbal rating scale，VRS）和面部表情疼痛分级量表（faces pain rating scales，FPRS）。老年人的理解和表达能力有不同，应个体化选择适合患者的量表。

3. 机体功能状态评估、心理社会评估　抑郁、焦虑在持续性疼痛的患者中比较普遍，给予心理治疗或精神药物治疗会达到更好疗效。对引起机体功能状态改变的疼痛，应考虑是否需要介入治疗或者手术治疗。

4. 潜在用药不良反应评估　老年人由于器官功能衰退、合并基础疾病、多重用药等，药物不良反应增加，用药前应对上述情况评估，具体可参考Beers标准。

5. 认知障碍患者的疼痛评估　轻-中度认知障碍患者的疼痛评估可采用常规工具，重度认知障碍和无法交流的老年患者的疼痛常被严重低估，通常采用行为疼痛评估工具结合家人或陪护人员的仔细观察来评估疼痛。

三、慢性肌肉骨骼疼痛分类

目前尚无统一的分类标准，本文根据中国医师协会疼痛科医师分会2018年发布慢性肌肉骨骼疼痛的药物治疗专家共识分类参考。

（一）按照ICD-11分类

1. 慢性原发性肌肉骨骼疼痛　指发生在肌肉、骨骼、关节或肌腱的慢性疼痛，伴有明显的情感障碍（焦虑、愤怒/沮丧或抑郁情绪）或功能障碍（干扰日常活动和社交）。慢性原发性肌肉骨骼疼痛由生物、心理和社会等多因素共同导致。

2. 慢性继发性肌肉骨骼疼痛　指骨骼（包括脊柱与关节）、肌肉、肌腱或相关软组织的慢性疼痛，是一组表现各异的慢性疼痛，源于局部或全身病因引起的骨骼（包括脊柱与关节）、肌肉、肌腱和相关软组织的持续伤害感受性刺激，也可与深部躯体损伤有关。疼痛可能是自发的或运动诱发的。根据病因又可分为以下几种。

（1）持续性炎症引起的疼痛：指由于骨骼（包括脊柱与关节）、肌腱、肌肉、软组织的炎症机制引起的慢性疼痛。疼痛可能是自发的或运动诱发的临床特点以炎症为特征，包括对疼痛刺激敏感性增加。

（2）结构改变相关的疼痛：指由于骨骼（包括脊柱与关节）或肌腱的解剖学结构改变引起的慢性疼痛。结构改变需要从临床检查来推断和/或影像学检查来证明，疼痛可能是自发的或运动诱发的。临床特征包括局部肿胀、痛觉超敏或运动功能受限等。

（3）神经系统疾病引起的疼痛：指与外周或中枢神经功能障碍相关的骨骼（包括脊柱与关节）、肌腱或肌肉的慢性疼痛，包括运动功能改变和感觉功能改变引起的疼痛。神经系统疾病引起的生物力学功能改变能够激活肌肉骨骼组织中伤害性感受器，疼痛可能是自发的或运动诱发的。

（二）按照发病部位分类

1. 骨骼疼痛　通常是隐痛、刺痛或钝痛，其最常见的原因是骨折等损伤。CMP患者评估和诊断时需明确疼痛与骨折或肿瘤是否相关，如骨质疏松症、骨质减少和相关的脆性骨折、创伤性骨折等。

2. 肌肉疼痛　疼痛程度通常没有骨痛剧烈。产生的原因有肌肉损伤、自身免疫反应等导致肌肉组织血流减少、肌肉痉挛和激痛点形成等。评估和诊断时需排除感染或肿瘤。

3. 肌腱和韧带疼痛　肌腱或韧带疼痛通常由损伤引起，包括扭伤等。当活动或者拉伸损伤部位时，疼痛通常会加剧。

4. 关节疼痛　创伤和病变通常会导致关节僵硬和疼痛，也可能出现肿胀感。疼痛程度可能从轻微到严重，并且在活动关节时会加重。炎症是关节疼痛的常见原因，如骨关节炎、类风湿关节炎、银屑病关节炎、痛风、强直性脊柱炎等。

5. 脊柱源性疼痛　往往是由脊柱及其附件的退行性改变导致，如腰背痛、颈肩痛、椎管狭窄、椎间盘突出、脊柱畸形等。

6. 多部位疼痛 多部位广泛性疼痛和炎性表现，往往是一些结缔组织疾病的症状，如系统性红斑狼疮等。纤维肌痛则是全身对称性、弥漫性疼痛，持续在3个月以上，伴有睡眠障碍、躯体僵硬感、疲劳、认知功能障碍等。骨质疏松导致的疼痛往往也涉及多个部位。

四、老年人慢性肌肉骨骼疼痛治疗

（一）药物治疗

临床上导致慢性骨骼肌肉疼痛的疾病较多，应积极治疗原发病，同时兼顾镇痛治疗，需要长期药物治疗和评估-治疗-再评估，根据临床情况调整药物的剂量和种类。采取不同机制、不同途径的药物联合使用，以提高治疗效果，减少药物不良反应。

1. 外用药物 外用给药局部起效快，全身不良反应少，患者耐受性好，依从性高，方便长期控制疼痛。常用的外用药物包括外用非甾体抗炎药（nonsteroidal anti-inflammatory drugs，NSAIDs）、外用麻醉剂、外用反刺激剂、外用阿片类药物等。对于老年患者局部轻、中度CMP，尤其是疼痛部位局限时，外用NSAIDs可作为一线治疗用药。如果单用NSAIDs镇痛不佳，可考虑更换其他给药途径或联合其他作用机制的药物。外用NSAIDs也可作为口服给药的局部增效剂联合用于控制中、重度疼痛。目前已经上市的外用NSAIDs包括氟比洛芬、双氯芬酸、酮洛芬、布洛芬、洛索洛芬等。其他外用药物还包括外用阿片类药物（丁丙诺啡透皮贴、芬太尼透皮贴等），但老年患者存在恶心、呕吐、眩晕等不良反应。

2. 口服药物 老年患者使用口服药物时要注意全身状况、剂量、疗程、药物相互作用等因素，采用最低的有效剂量和尽量短的疗程以减少药物相关风险。①对乙酰氨基酚：镇痛作用稍弱于NSAIDs类药物，主要适用于轻、中度疼痛，尤其对控制老年人CMP效果更佳，包括骨关节炎和腰背痛等。②NSAIDs：使用对乙酰氨基酚、外用药物等较为安全镇痛方式疗效不满意时，可考虑使用口服NSAIDs药物。需注意胃肠道、心血管等相关风险，小剂量阿司匹林与NSAIDs合用时建议加用质子泵抑制剂保护胃黏膜。建议尽量使用最小的有效剂量、最短的疗程以减少相关风险，禁止同时使用两种NSAIDs，注意个体化用药，密切监测药物不良反应、药物间相互作用以及药物与疾病的交互作用。③阿片类药：主要适用于使用NSAIDs等药物疗效较差的中、重度慢性疼痛患者，但不应作为一线用药使用。④曲马多：曲马多与其他阿片类药相比，相关不良反应更少，药物滥用以及成瘾风险更低，老年患者应遵循从小剂量开始逐渐加量的原则。⑤其他药物：如抗抑郁药物，抗惊厥药物，肌肉松弛剂，抗骨质疏松药物，降尿酸药、糖皮质激素等，根据临床具体情况制订治疗策略。

3. 药物使用整体遵循原则 ①优先使用不良反应最小的药物（从外用开始），遵循按阶梯给药镇痛原则；②低剂量开始，根据情况逐渐加量，合理用药；③考虑共病和药物相互作用以保证用药安全性；④选择给药时机和剂型，重度反复发作的疼痛选用快速起效和作用短效药物，持续性疼痛需要规律给予缓释或控释药物；⑤作用机制互补的药物联合应用有协同效应，与高剂量单药治疗相比可减少不良反应；⑥药物疗法可与非药物治疗方法如认知行为疗法、康复锻炼等相结合；⑦对治疗效果进行反复动态评估，全程规律监控，随时调整方案以提高疗效并减少不良反应。

（二）康复锻炼和辅助疗法

老年患者CMP常导致运动障碍、行动迟缓，影响患者独立性和生活质量。通过安全有效的康复锻炼可减轻CMP程度，恢复体力活动。锻炼方式多种多样，常用的包括力量、拉伸、耐力锻炼等，这些锻炼方式对于改善包括骨关节炎、腰背痛在内的CMP均有显著疗效。辅助支具可防止进一步损伤、减小活动限制及在自我护理和日常活动中减轻疼痛和保障安全，主要包括矫形器、腰围、颈围、贴扎、护膝以及其他支撑器具等。经皮电刺激和体外冲击波、磁疗等物理治疗手段对于腰背痛等方面也有一定效果。

（三）心理干预治疗

老年人CMP与精神心理障碍存在复杂交互作用，长期慢性疼痛患者常伴随焦虑和抑郁，而存在心理疾病的患者出现慢性疼痛的概率亦增加，并且可能出现疼痛扩大化现象。老年骨关节炎患者因疼痛导致失眠和抑郁会增加护理工作量。因此，积极的心理评估和干预治疗对于控制慢性疼痛有益，可作为镇痛药物控制不佳的替代疗法或者辅助治疗，甚至可作为一线治疗方案。对合并抑郁状态的老年骨关节炎患者采取心理干预治疗后，骨关节炎相关疼痛及功能障碍显著改善。

（四）疼痛自我管理

疼痛自我管理是指采用教育方法，教会患者疼痛的相关知识及处理技巧、使其采用正确行为控制疼痛的主动过程。疼痛自我管理体现了个体化，注重提高患者主动参与意识，是以患者为中心的新型科学管理模式。疼痛自我管理包括：疼痛认知、疼痛评估、如何汇报疼痛、药物镇痛知识和信念、非药物镇痛法等。

（五）中医治疗

祖国传统医学历史悠久，在治疗老年患者CMP中也发挥了重要作用，目前较为常用的包括针灸、针刀、银质针、推拿正骨以及中药（口服汤药、外用膏药）等。

（六）微创介入治疗与外科手术

微创介入治疗与外科手术需要严格掌握适应证。老年患者体质弱，其基础疾病较多，因此麻醉和手术风险均明显增加，外科操作更应仔细权衡。

五、骨质疏松与骨关节炎

骨质疏松（osteoporosis，OP）与骨关节炎（osteoarthritis，OA）为老年患者常见引起慢性肌肉骨骼疼痛的代表性疾病。

（一）骨质疏松症

1. 定义　是一种以骨量减低、骨组织微结构损坏，导致骨脆性增加、易发生骨折为特征的全身性骨病。2001年美国国立卫生研究院（National Institutes of Health，NIH）提出骨质疏松症是以骨强度下降、骨折风险增加为特征的骨骼系统疾病。骨强度反映了骨密度和骨质量两个骨骼的主要方面，因此NIH的定义更强调骨强度的概念。骨质疏松症最严重的后果是脆性骨折，亦称骨质疏松性骨折，指受到轻微创伤或日常活动中即发生的骨折。脆性骨折的常见部位是椎体、髋部、前臂远端、肱骨近端和骨盆等，其中最严重的是髋部骨折，是老年患者致残、致死的主要原因之一。

2. 骨质疏松的危险因素　骨质疏松症的危险因素包括遗传因素和环境因素等多方面，分为不可控因素与可控因素。不可控因素包括种族、老龄化、过早停经史、脆性骨折家族史。可控因素包括不健康生活方式、相关疾病和药物。需要强调的是，跌倒是脆性骨折的独立危险因素，应重视对跌倒相关危险因素的评估及干预。

3. 骨质疏松的临床表现　初期通常没有明显的临床表现，随着病情进展可出现腰背疼痛或全身骨痛、肌无力、脊柱变形、身材缩短，甚至脆性骨折。脆性骨折表现为疼痛、肿胀和功能障碍，可出现畸形、骨擦感（音）、反常活动；但也有患者缺乏上述典型表现，仅具有骨质疏松症的一般表现。多发性胸椎压缩性骨折可导致胸廓畸形，甚至影响心肺功能。

4. 风险评估与筛查工具　对老年人进行骨质疏松症及骨折风险评估，筛查高危人群，可以为疾病早期防治提供有益帮助。常用工具包括：①国际骨质疏松基金会（International Osteoporosis Foundation，IOF）骨质疏松风险一分钟测试题：推荐作为骨质疏松风险的初筛工具，但不能用于骨质疏松症诊断。②亚洲人骨质疏松自我筛查工具（osteoporosis self-assessment tool for Asians，OSTA）：仅适用于绝经后女性，需结合其他危险因素进行判断。③骨折风险预测工具（fracture risk assessment tool，FRAX®）：FRAX®是根据患者临床危险因素及股骨颈骨密度建立的模型，适用于有一个或多个骨质疏松危险因素；双能X线吸收检测法（dual energy X-ray absorptiometry，DXA）测定为骨量减少者；不适用于已接受有效抗骨质疏松药物治疗的人群，临床上已诊断为骨质疏松症或已发生脆性骨折者，不必再用FRAX®评估骨折风险，应及时开始治疗。④跌倒风险的筛查和平衡能力、肌力的评估：老年人骨质疏松还应评价跌倒的危险因素，包括环境因素和自身因素，以及肌少症筛查和平衡能力的评估，具体评估方法参见相关章节。

5. 骨质疏松的诊断　根据病史、体格检查、骨密度测定、影像学检查及必要的生化测定，同时排除继发性骨质疏松症。骨密度是指单位体积（体积密度）或者单位面积（面积密度）所含的骨量。目前骨质疏松的诊断标准主要基于DXA骨密度测量结果和/或脆性骨折（表7-8）。骨密度的分类标准见表7-9，应注意腰椎的退行性改变和腹主动脉钙化的影响。

表7-8　骨质疏松症诊断标准

骨质疏松症的诊断标准（符合以下三条中之一者）
髋部或椎体脆性骨折
DXA测量的中轴骨骨密度或桡骨远端1/3骨密度的T≤-2.5
骨密度测量符合骨量减少（-2.5＜T＜-1.0）＋肱骨近端、骨盆或前臂远端脆性骨折

注：DXA：双能X线吸收检测法

表7-9　双能X线吸收检测法骨密度诊断分类标准

分类	T值[a]
正常	T≥-1.0
骨量减少	-2.5＜T＜-1.0
骨质疏松	T≤-2.5
严重骨质疏松	T≤-2.5合并脆性骨折

注：T值[a]：绝经后女性、50岁及以上男性，参考认可的中国人群参考数据库

6. 骨质疏松的预防与治疗

（1）基础治疗：包括适当运动锻炼；均衡膳食，尽可能通过饮食摄入充足的钙；注意采取防止跌倒的各种措施；戒烟、限酒，避免过量咖啡和碳酸饮料，尽量避免或少用影响骨代谢的药物。保证充足日照；使用骨健康基本补充剂，即钙剂和维生素D：50岁以上人群每日补充1000～1200mg纯钙，中国饮食实际含钙量较低（400mg/d），另需补充500～600mg钙剂，上限最好不超过1500mg/d；维生素D在骨质疏松症防治的推荐摄入量为每日800～1200IU，可检测血中25（OH）D_3水平指导补充，不建议用活性维生素D纠正维生素D缺乏。

（2）抗骨质疏松症药物治疗：药物治疗的适应证主要包括：已经发生过椎体或髋部脆性骨折者；经骨密度检查确诊为骨质疏松症的患者；骨量减少（-2.5＜T值＜-1.0）合并肱骨近端或骨盆或前臂远端脆性骨折，或FRAX计算符合高骨折风险，即未来十年髋部骨折概率≥3%或任何主要骨质疏松性骨折发生概率≥20%的患者。目前常用抗骨质疏松症药物有三大类：①骨吸收抑制剂，包括双膦酸盐、降钙素、雌激素、选择性雌激素受体调节剂、地舒单抗：双膦酸盐是目前临床上应用最为广泛的抗骨吸收药物，分为口服和静脉两种剂型；双膦酸盐主要副作用有胃肠道不良反应、发热、一过性"流感样"症状及罕见的肾脏毒性颌骨坏死及非典型性股骨骨折；口服双膦酸盐治疗5年、静脉双膦酸盐治疗3年后应进行骨折风险评估，低风险者可实施药物假期，骨折高风险者及极高风险者则可连续使用口服双膦酸盐治疗10年、静脉双膦酸盐治疗6年，治疗失败者需重新进行继发性骨质疏松鉴别诊断或换用其他抗骨质疏松药物。降钙素对脆性骨折后的急性骨丢失和疼痛有效，适用于骨质疏松中重度疼痛，或者骨折围术期的患者。绝经激素治疗包括雌激素补充疗法（子宫切除后）和雌、孕激素补充疗法，一般用于绝经早期（＜60岁或绝经10年之内），需充分权衡利弊，使用最低有效剂量及天然孕激素，定期随访和监测乳腺和子宫。乳腺癌、子宫内膜癌、血栓性疾病、不明原因阴道出血及活动性肝病和结缔组织病为绝对禁忌证。选择性雌激素受体调节剂可发挥类雌激素的作用，无乳腺癌及子宫内膜癌风险，用于绝经后骨质疏松症治疗，常用药物雷洛昔芬总体安全性良好，但有静脉栓塞病史及有血栓倾向者禁用。地舒单抗能显著降低椎体、非椎体及髋部骨折风险，肾功能不全患者也能使用，不建议有药物假期，停药后必须马上序贯其他抗骨质疏松药物治疗。②骨形成促进剂：代表性药物为甲状旁腺素类似物特立帕肽，可以刺激成骨细胞活性，增加骨密度，降低椎体和非椎体骨折风险，疗程不宜超过2年，停药后可序贯使用骨吸收抑制剂。③其他机制类药物：主要为活性维生素D及其

类似物、维生素K_2（四烯甲萘醌）。钙剂及维生素D作为基础措施可以与骨吸收抑制剂或骨形成促进剂联合使用。不建议联合应用相同作用机制的药物，个别情况如为缓解骨质疏松或骨折后疼痛，可考虑两种骨吸收抑制剂，如降钙素与双膦酸盐短期联合使用。中药可以改善骨质疏松症状，尚无证据表明能够降低骨折风险。药物治疗后每1～2年复查1次骨密度（DXA），开始治疗2年内每3～6个月复查1次骨转换指标BTMs。老年人身高较年轻时缩短超过4cm，或1年内身高缩短超过2cm或急性背痛可能是椎体骨折的表现，需进行影像学检查。

（3）常见脆性骨折治疗：①脊柱骨折：症状和体征较轻，影像学检查显示为轻度椎体压缩骨折，或不能耐受手术者，可采用卧床、支具及药物等非手术治疗方法。手术治疗的适应证包括非手术治疗无效、疼痛剧烈、不稳定的椎体压缩性骨折、椎体内部囊性变、椎体坏死、不宜长时间卧床、能耐受手术者等。椎体强化手术方式包括椎体成形术（percutaneous vertebroplasty，PVP）和椎体后凸成形术（percutaneous kyphoplasty，PKP）。②髋部骨折：股骨颈骨折建议尽早手术治疗，对于骨折移位不明显的稳定型骨折或合并内科疾病无法耐受手术者，可以酌情采用外固定架或非手术治疗。股骨转子间骨折可采用闭合或切开复位内固定，包括髓内和髓外固定。③桡骨远端骨折：可采用手法复位、石膏或小夹板外固定等非手术治疗，手法复位不满意者可手术治疗。④肱骨近端骨折：无移位的肱骨近端骨折可采用非手术治疗，有明显移位者建议手术治疗。除常规的外科治疗外，需要同时缓解疼痛，缩短患者的卧床时间以免引发肺部感染、血栓、压疮等并发症，抑制快速骨丢失；积极给予抗骨质疏松药物治疗，提高骨强度，防止再次骨折的发生。

（二）骨关节炎

1. 定义　指发生在一个或多个关节的骨的炎症。它是一种慢性、退行性疾病，以关节软骨的老化及继发性骨质增生为主要特征。其病程一般随着衰老自然发生，常累及负重较大的关节，如膝关节、髋关节、脊柱和远端指间关节等，最终引起关节疼痛、活动困难等影响健康及生活质量的诸多问题。

2. 病因　发病原因目前未明，多考虑由多因素决定，包括增龄和性别因素、肥胖超重、关节创伤或非创伤力学因素、肌肉萎缩影响关节的稳定性等。

3. 临床表现

（1）关节疼痛：是发生率最高的临床表现，疼痛性质主要为钝痛，且随着时间及病程进展逐渐加剧。早期可表现为间断的轻度隐痛，休息时好转，活动时加重；晚期患者疼痛呈持续性。

（2）关节僵硬：晨起时关节出现晨僵现象，活动后可缓解。关节僵硬持续时间一般不超过30分钟。

（3）关节肿大：指间关节较常发生关节肿大，以Heberden结节和Bouchard结节最常见。膝关节也可因骨赘形成或滑膜炎症、积液等因素造成关节肿大。

（4）骨擦音（感）：多见于负重较大的膝关节。由于关节软骨破坏、关节面不平整，进而在活动时因摩擦而出现骨摩擦音（感）。

（5）肌肉萎缩、活动障碍：关节疼痛和活动能力下降可以导致受累关节周围肌肉萎缩、无力，行动时腿软，无法伸直，进而出现活动障碍而进一步加重肌肉萎缩。另外病程中可出现关节交锁，也会加重活动受限。

4. 辅助检查与诊断

（1）辅助检查：X线检查是目前骨关节炎（OA）临床诊断的主要手段。OA在X线片上的典型表现为：①病变关节不对称的关节间隙变窄。②软骨下骨硬化和/或囊腔形成。③关节边缘唇样突起，即骨赘形成。也有患者会伴随关节肿胀，关节内可见游离体，严重者可看到关节变形。老年人应考虑到其行动和姿势在检查时配合度较差，以及症状体征与影像学的不对称出现等特点，综合考虑，避免误诊漏诊。MRI对于临床诊断早期OA有一定价值，目前多用于OA的鉴别诊断或临床研究。主要表现为受累关节的软骨厚度变薄、缺损，骨髓水肿、半月板损伤及变性、关节积液及腘窝囊肿。CT常表现为受累关节间隙狭窄、软骨下骨硬化、囊性变和骨赘增生等，多用于OA的鉴别诊断。目前暂无特异性的生化指标支持，当关节腔内伴随炎症反应时可出现C反应蛋白和红细胞沉降率（ESR）轻度升高。

（2）诊断：根据患者病史、症状、体征、X线表现及实验室检查做出临床诊断。常见OA受累部位为髋关节、膝关节和指间关节。髋关节OA的诊断标准：①近1个月内反复的髋关节疼痛；②红细胞沉降率≤20mm/h；③X线片示骨赘形成，髋臼边缘增生；④X线片示髋关节间隙变窄。满足诊断标准①②③或①③④，可诊断髋关节OA。膝关节OA的诊断标准：①近1个月内反复的膝关节疼痛；②X线片（站立位或负重位）示关节间隙变窄、软骨下骨硬化和/或囊性变，关节边缘骨赘形成；③年龄≥50岁；④晨僵时间≤30分钟；⑤活动时有骨擦感。满足诊断标准①＋（②③④⑤任意两条）可诊断膝关节OA。指间关节OA的诊断标准：①指间关节疼痛、发酸、发僵；②10个指间关节中有骨性膨大的关节≥2个；③远端指间关节骨性膨大≥2个；④掌指关节肿大＜3个；⑤10个指间关节中有畸形的关节≥1个。满足诊断标准①＋（②③④⑤任意3条）可诊断指间关节OA。

5. 治疗　OA的治疗目的是缓解疼痛，延缓疾病进展，矫正畸形，改善或恢复关节功能，提高患者生活质量。首先需遵循个体化的原则，依据患者年龄、性别、体重、自身危险因素、病变部位及程度等选择个体化治疗。其次要注意阶梯化原则，早期轻症患者依据患者的需求和一般情况选择适宜的基础治疗方案；病情加重可以选择药物治疗，在考虑患者发病部位及自身危险因素的基础上选择正确的用药途径及药物种类；病情进一步加重，基础治疗和药物治疗无效的前提下，根据患者的基础疾病及自身意愿综合考虑，可选择手术治疗。

（1）基础治疗：是轻症OA患者的首选治疗方式。主要从生活习惯、运动方式、工作模式等方面实施早期干预，延缓疾病进展，最大程度维持关节的正常功能，减轻患者痛苦。包括减轻体重，加强肌肉功能锻炼，局部理疗，使用器具行动辅助，健康宣教等。

（2）药物治疗：在适宜的基础治疗方法后，如病情加重，可给予药物治疗。药物治疗应当遵循个体化、阶梯化原则，依据患者病情的轻重缓急、年龄、是否多病共存、药物副作用等多方面因素综合考量。①NSAIDs：是OA患者常用的药物，主要用于缓解疼痛，促进关节功能恢复；如外用药物可以缓解疼痛，应避免口服、针剂等全身用药，包括各种NSAIDs类药物的凝胶贴膏、乳胶剂、膏剂、贴剂等；局部用药作用欠佳时可考虑给予口服药物、针剂以及栓剂；关注药物相互作用，NSAIDs类药物在老年人中使用尤其要注意上消化道、心、脑肾以及诱发哮喘等风险，尽量使用最低有效剂量，逐渐加量，避免引起不必要的不良反应；同时服用2种不能增加疗效，会增加不良反应；在用药3个月后，应该对用药后的身体状况进行综合评估，以改善治疗方案。②镇痛药物：对NSAIDs类药物治疗无法缓解的疼痛，可适当加用阿片类镇痛剂、对乙酰氨基酚与阿片类药物的复方制剂等。但需注意阿片类药物的不良反应和成瘾性较高，需谨慎使用。③关节腔注射药物：可迅速、有效缓解关节疼痛，改善关节活动，但需严格无菌操作及规范操作，避免感染的发生，常用注射药物如糖皮质激素，玻璃酸钠，生长因子和富血小板血浆等。④缓解OA症状的慢作用药物（symptomatic slow-acting drugs for osteoarthritis，SYSADOAs）：包括双醋瑞因、氨基葡萄糖等，可以延缓关节的退行性病变、缓解疼痛症状，但不能延缓OA进展；对有症状的OA患者可选择性使用。⑤抗焦虑药物：慢性疼痛往往会伴随焦虑抑郁。对于长期持续疼痛的OA患者，尤其是对NSAIDs类药物不敏感的患者，适当加用抗焦虑药物可以提高NSAIDs类药物的疗效，但需注意可能发生的药物不良反应，建议在专科医生指导下使用。⑥中成药：有研究发现含有人工虎骨粉、金铁锁等有效成分的中药制剂可缓解关节症状，延缓骨关节炎的进展。但其远期疗效尚未得到高级别证据的证实，作用机制也待进一步研究证实。

（3）手术治疗：在基础治疗和药物治疗无效的前提下，需要进行手术治疗。手术治疗分为修复性治疗和重建治疗。OA的外科手术治疗目的是减轻或消除患者的疼痛症状、改善关节功能和矫正畸形。主要手术疗法包括关节软骨修复术、关节镜下清理术、截骨术、关节融合术及人工关节置换术。

【病例分析】

1. 患者目前突出主诉为双膝关节及腰部疼痛，针对这个问题我们可以从疼痛病因（病史、查体、化验、影像检查）、疼痛的强度（包括疼痛评分、分级）和特点、心理社会因素、功能、用药情况及认知障碍几个方面进行评估。

2. 患者疼痛症状考虑：膝关节痛主要考虑为骨关节病，诊断较为明确；腰痛问题考虑，可能原因有：骨质疏松，需进一步鉴别是否存在腰椎压缩性骨折；慢性骨骼肌肉疼痛，考虑为基础腰痛参与因素，同时须除外是否存在腰椎骨关节病。

3. 根据患者评估结果，制订干预措施：骨关节炎方面，可以根据疼痛三阶梯给予药物治疗，首选外用非甾体抗炎药（NSAIDs），如果单用镇痛效果不佳，可考虑更换其他给药途径或联合其他作用机制的药物，如对乙酰氨基酚或口服NSAIDs药物；骨质疏松方面，需评估骨密度检查及骨代谢指标，根据实际情况给予基础治疗及抗骨质疏松治疗；康复训练方面：可在物理康复治疗师指导下采用包括力量、拉伸、耐力锻炼等针对骨关节炎的康复锻炼方法，必要时辅以其他治疗手段；患者抑郁筛查阳性，考虑可能存在情绪心理因素，可进一步进行心理评估和干预治疗，也有助于控制慢性疼痛。

（曾　平　审校：邢小平）

第七节　焦虑抑郁与睡眠障碍

【典型病例】

患者，女性，76岁。退休前为银行职员，一个女儿在国外，家中只有老伴与她共同生活，因"间断头晕、心悸、失眠3年，加重1个月"就诊，患者有高血压病史10余年，平日服用氨氯地平5mg qd，血压控制良好，3年前因炒股亏损，患者出现头晕、心悸、失眠、血压波动，虽经治疗后好转，但仍有间断发作，一个月前老伴诊断为"肺癌晚期"，失去手术机会，对患者打击较大，患者夜间难以入睡、多梦、早醒，头晕、心悸再发，血压忽高忽低，伴全身乏力，食欲缺乏，情绪低落，有时夜间出虚汗，后背灼热感。患者在诉说病情时几度哭泣，感觉生活没有希望。近日单位体检，各项指标无特殊异常。

【临床问题】

1. 患者目前的状态应如何评估及诊断？

2. 对于该患者，应如何处理？

3. 患者预后如何？治疗需要多长时间？

一、焦虑

（一）概述

焦虑是指在缺乏相应的客观因素下或与实际威胁明显不相称的情况下，出现内心极度不安的期待状态，伴有紧张不安和自主神经功能失调症状。焦虑障碍（anxiety disorder）是一组以焦虑症状群为主要临床相的精神障碍的总称。焦虑障碍主要临床表现为紧张、担心和害怕感，坐立不安、搓手顿足、声音颤抖，伴有头晕、口干舌苦、心悸、发冷发热、便秘便溏、小便频繁等多种躯体不适。在老年人群中患病率高，约为7%，临床常见有广泛性焦虑障碍和惊恐障碍，可导致老年人精神致残，严重威胁老年人健康。

（二）病因

焦虑障碍的病因和发病机制目前仍不明确，涉及生物、心理和社会因素。生物因素包括遗传、生物节律、下丘脑-垂体-肾上腺轴功能失调、神经递质平衡失调等。家系研究发现焦虑障碍患者的一级亲属发病风险明显高于正常人群的一级亲属。心理因素包括童年经历、性格特点、生活事件等。患者既往的不幸经历（尤其是童年经历）或创伤性事件，在一定的生活事件诱发下，可出现焦虑障碍。

（三）临床表现

1. 广泛性焦虑障碍的基本特征是广泛而持续的焦虑，这种担忧不局限于任何特定的周围环境，或对负性事件的过度担忧存在于日常生活的很多方面，并有显著的自主神经紊乱、肌肉紧张及运动性不安。患者的社会功能受损，难以忍受又无法解脱，痛苦不堪。

2. 惊恐障碍的基本特征是严重焦虑（惊恐）的反复发作，发作呈阵发性，每次可持续数分钟至数小时不等。表现为无明显诱因突然发作的心悸、呼吸困难、胸痛、头晕、恐惧、窒息，甚至出现濒死感。临床检查可见震颤、多汗、心率增快、呼吸加速等交感神经功能亢进的症状，患者因此可能经常出入急诊室。

（四）筛查与评估

焦虑筛查问卷（GAD-7）和Zung氏焦虑自评量表（SAS）是常用的焦虑筛查工具。汉密尔顿焦虑量表（HAMA）为经典的焦虑他评量表，常用于评估焦虑的严重程度，也可用于筛查。

（五）治疗

1. 非药物治疗　非药物治疗为轻度焦虑患者首选治疗方法，与药物治疗相结合治疗中重度焦虑也能起到良好的效果。

（1）心理健康教育：在完成必要体格检查和辅助检查的基础上，告知患者何为焦虑，以及发作/症状本身没有危险，通过系统的治疗能得以控制和改善。

（2）认知疗法：焦虑患者容易过高地估计负性事件出现的可能性，灾难化地想象躯体不适引发的不良后果，需帮助患者改变错误逻辑，进行认知重建。

（3）行为治疗：运用呼吸训练、放松训练、分散注意力等方法减轻患者焦虑引起的肌肉紧张和自主神经功能紊乱的症状。

2. 药物治疗　明显影响生活的中重度焦虑患者应接受药物治疗。

（1）SSRI及SNRI类抗焦虑抗抑郁药物：SSRI（如艾司西酞普兰、帕罗西汀和舍曲林）和SNRI（如文拉法辛和度洛西汀）可作为老年焦虑障碍短期和长期治疗的一线用药，小剂量开始，缓慢增加剂量至治疗量，使用至少4～6周后评估疗效。

（2）苯二氮䓬类药物：该药是常用的抗焦虑药，起效快，疗效确切，但其安全性问题需要关注，特别是在老年患者中，苯二氮䓬类药物长期使用（≥2个月）易产生药物依赖性，不建议使用超过4～6周，且应从小剂量开始使用。常用药物为劳拉西泮、奥沙西泮等，伴睡眠障碍者可选用艾司唑仑、氯硝西泮，最常见的不良反应为过度镇静、记忆力受损、运动协调性减低。服药期间应对老人加强安全监护，避免跌倒等意外伤害。

（3）丁螺环酮和坦度螺酮不良反应少，抗焦虑作用温和，比苯二氮䓬类药物起效慢。可与SSRI、SNRI或苯二氮䓬类药物联用，加强抗焦虑作用。

二、抑郁

（一）概述

抑郁障碍是老年人常见的精神疾病，指由各种原因引起的以显著而持久的心境低落为主要临床特征的一类心境障碍，伴有不同程度的认知和行为改变，部分患者存在较高的自杀风险。有10%～35%的社区老年人存在不同程度的抑郁症状，大约半数以上没有得到及时有效诊治。老年抑郁常与躯体疾病共存，互相加重，如果诊疗不及时更容易导致患者精神痛苦和生活质量下降，增加死亡风险。

（二）机制及危险因素

老年抑郁障碍的病因尚不明确，可能与机体老化、脑细胞退行性改变、躯体疾病和频繁遭受的精神挫折有关。老年抑郁障碍与神经退行性疾病如阿尔茨海默病和帕金森病有十分密切的联系，可能是脑衰老的表现之一，同时抑郁症状也可加速衰老过程。

主要危险因素包括：合并躯体疾病（尤其是中枢神经系统疾病如卒中、痴呆及帕金森病）、缺乏社交、孤独、疼痛、贫困、照料不良、负性生活事件等。

（三）临床表现

老年抑郁障碍的核心特征（情绪低落、兴趣丧失、疲乏无力）与其他年龄段发病者无差别，但还有如下特点。

1. **躯体主诉多**　许多抑郁的老年患者常常不能明确地表达抑郁心境，而以各种躯体不适为主要症状，如头晕、头痛、胸闷、心悸、腹胀、腹痛、背痛、失眠等。

2. **认知功能损害较重**　老年抑郁障碍中认知损害的患病率约为54%，表现为反应迟钝，记忆力减退，注意力、判断力、执行力明显下降，言语阻滞，甚至缄默。

3. **自杀率低但自杀成功率高**　大约1/3的老年抑郁患者有过自杀观念，但老年人通常对内心感受缺乏充分表达或故意隐瞒不易被人察觉，不能得到及时救助。且因身体状况较差，一旦实施自杀行为成功率高。

（四）筛查与评估

1. **抑郁筛查及评估**　通常询问在最近2周内是否有（PHQ-2）：①做事情无兴趣或无快乐感觉？②情绪低落、感觉压抑或无望？有1个以上肯定回答，可继续用PHQ-9抑郁筛查量表、老年抑郁量表（GDS）或Zung氏抑郁自评量表（SDS）等量表自评（附表6，附表7）。进一步可用汉密尔顿抑郁量表（HAMD）作为他评量表评估抑郁状态及其严重程度。

2. **自杀风险评估**　与患者建立和谐关系取得信任后，通过充分观察和交谈，逐步询问患者有无自杀想法、频率，试图自杀的原因和计划。自杀风险评估量表（The Nurses' Global Assessment of Suicide Risk Scale，NGASR）可用于评估抑郁患者自杀风险。

（五）治疗

1. **一般原则**　建立良好的医患关系是治疗老年抑郁的第一步，耐心倾听，接受患者的症状和主诉，避免简单地给予建议和鼓励。向患者解释抑郁如何造成各种躯体症状和不适，抑郁症的普遍性和可治性，治疗方式的选择和预后。治疗方式的选择应根据患者病情和意愿综合考虑。轻－中度患者可选择在门诊治疗和随访，重度患者需要在精神心理科接受治疗，对于老年住院患者可选择通过老年综合评精神心理科医师联合查房的形式进行治疗。

2. 非药物治疗 心理治疗可用于有心理治疗意愿的轻-中度抑郁患者，或与药物治疗合用。常用方法有：认知-行为疗法，人际关系治疗，问题解决法。此外，体育锻炼以及生活方式调整等可以作为治疗选择。

3. 药物治疗 明显影响生活的中重度抑郁患者应接受药物治疗，药物治疗不仅可缓解老年抑郁障碍患者的症状，还可以降低老年人自杀风险。抗抑郁药物治疗需要遵循以下原则。

（1）药物治疗应当建立在对患者完整的诊断评估基础上，应特别关注躯体疾病与合并用药。

（2）小剂量起始，缓慢滴定增量，在没有药物副反应的情况下，积极将药物剂量滴定至治疗剂量。

（3）药物起效慢，应使用至少4～6周后评估疗效，疗效不好可考虑增加药物剂量或转诊精神心理科。

（4）首次发作患者在症状缓解后至少应维持治疗6～12个月。多次复发及重度抑郁障碍的老年患者需要长期维持治疗。

选择性5-羟色胺再摄取抑制剂（SSRI）最为常用，有氟西汀、帕罗西汀、舍曲林、氟伏沙明、西酞普兰、艾司西酞普兰等。这类药物的不良反应较少，易耐受，更安全，适合老年患者使用。但因为对细胞色素P450酶的抑制作用，此类药物可能提升其他药物的血药浓度而产生毒性，如帕罗西汀与噻嗪类利尿剂；氟西汀与苯妥英钠；舍曲林与降糖药甲苯磺丁脲；氟伏沙明与抗凝剂华法林、茶碱、普萘洛尔并用时应慎重。SNRI（如文拉法辛和度洛西汀）及米氮平和曲唑酮等也可根据不同情况选用。

4. 自杀风险防范 照料者应该注意观察自杀的先兆表现，如表情极度痛苦、严重睡眠障碍、口头或文字遗嘱、赠予他人物品财产、收藏药物或自杀工具等。要了解掌握患者的生活环境，去除危险物品和处理可供其自杀的设施，加强看照。同时就诊精神专科医院，必要时住院治疗。

三、非器质性失眠障碍

（一）概述

失眠障碍是指在具备充分的睡眠机会和环境的前提下，发生的以睡眠质和/或量不满意的状况，表现为难以入睡、睡眠不深、多梦、醒后不易再次入睡、早醒、自觉睡眠明显不足等。随年龄增长睡眠障碍患病率增高，我国约有半数老年人存在各种形式的睡眠障碍。长期睡眠障碍可合并焦虑障碍、抑郁情绪、认知功能下降、跌倒，严重影响老年人的日常生活能力。

（二）病因及危险因素

失眠的确切病因机制尚不清楚。可能的危险因素包括：

1. 躯体性疾病 如咳嗽、呼吸困难、睡眠呼吸暂停综合征、甲状腺功能亢进、胃食管反流、夜间排尿、疼痛、痴呆、帕金森病和卒中等。

2. 情感障碍/精神紧张 焦虑、抑郁、恐惧、应激、丧亲反应等。

3. 药物因素 如酒精、抗抑郁药物、咖啡因、糖皮质激素、β受体阻断剂、支气管扩张剂、利尿剂、左旋多巴、甲基多巴、尼古丁、黄体酮、利血平、麻黄碱、氨茶碱等。

4. 环境因素 如强光、噪声、过冷、过热，倒时差，变换住所等。

（三）临床表现

临床分为早段失眠，指上床睡觉时超过30分钟才能入睡；中段失眠，指睡后频繁醒来或夜间醒来时间超过30分钟，或晚上睡眠不足5小时；末段失眠，指早上提前醒来至少1小时，不能再入睡，以及睡眠质量下降，睡眠浅、多梦或晨醒后无恢复感，伴有1种以上与睡眠相关的日间功能受损的主诉，如疲乏、困倦、身体不适、注意力记忆力减退、对睡眠过度关注、焦虑不安等。在有条件睡眠且环境适合睡眠的情况下，这种睡眠紊乱每周至少发生3次并持续1个月以上。

（四）评估与诊断

1. 诊断 符合上述临床表现，即可诊断睡眠障碍，需要注意的是仅睡眠时间减少而无白天不适者，不应视为失眠。

2. 常用以评估失眠的量表

（1）匹兹堡睡眠质量指数（Pittsburgh sleep quality index，PSQI）：为自评量表，评估患者最近1个月的睡眠质量，总分范围为0～21，得分越高表示睡眠质量越差，>7为分界值。

（2）睡眠日记：请患者每天晨起后在表格中填写前一天的睡眠情况及各项影响睡眠的因素，用以分析患者失眠的原因和变化规律，以便采取适当的有针对性的措施，需连续记录2周，实施调整方案后仍需继续记录，以便观察趋势。

（五）治疗

1. 非药物治疗

（1）睡眠健康教育：告知老人随着年龄的增加，睡眠时间较年轻时缩短是一个生理现象，只要不影响白天功能状态就不用太在意；无论睡了多长时间，每天定时起床；感到困倦时再尝试入睡；不在床上进行与睡眠无关的事；如果在15分钟内无法入睡，就起床到别的房间去做其他事，困了再回来；仍无法入睡，重复上一条；避免使用烟、咖啡和酒；确保日间参加体育运动。

（2）认知治疗：纠正失眠维持因素中的不良行为和信念，如果发现患者存在与失眠相关的认知偏差，如夸大失眠的后果、对睡眠不现实的期望、对助眠辅助方法的错误认识等，可给予相应纠正。

（3）行为治疗：无论前一天晚上睡了多久，都要在早上同一时间起床；日间适当运动，充分暴露于明亮的光线中，减少或者取消白天小睡；限制或者戒除酒精、咖啡因以及尼古丁；环境安静，温度舒适，避免强光；睡前可泡泡脚，喝杯热牛奶，听一些柔和的音乐或者阅读。

（4）放松训练：包括身体的放松训练，如渐进性的肌肉放松、生物反馈治疗；精神的放松训练，如意向法训练、冥想、催眠等。

2. **药物治疗** 因人而异，建立个性化治疗方案，药物主要有以下3类。

（1）苯二氮䓬类药物。

（2）非苯二氮䓬类药物，如唑吡坦或佐匹克隆。

（3）具有助眠作用的抗抑郁药及非典型抗精神病药物等。

用药原则：

（1）用药前充分解释，使患者和家属对药物有客观的认识，消除过分的担忧。

（2）如果患者经常纠结于"今晚是否服药"，则预先确定患者的服药剂量及时间，尽量少让患者自行掌握，以打断心理－生理恶性循环。

（3）仅有入睡困难者可选用唑吡坦、佐匹克隆或短效苯二氮䓬类药物如阿普唑仑。

（4）睡眠维持障碍或早醒者，可选用中长效苯二氮䓬类药物艾司唑仑、地西泮、氯硝西泮。

（5）焦虑情绪明显者，选用劳拉西泮、阿普唑仑、氯硝西泮。

（6）某些抗抑郁药有明显的助睡眠作用，如曲唑酮和米氮平，合并焦虑障碍/抑郁障碍患者可选用，米氮平同时还有改善食欲增加体重作用。

（7）对于谵妄患者应避免使用苯二氮䓬类药物，如患者有明显兴奋激越、睡眠周期紊乱或伴有精神病性症状，可选用非典型抗精神病药物，如奥氮平或喹硫平短期使用。

【病例分析】

1. **评估与诊断** 老年综合评估结果显示，简版老年抑郁量表（GDS-15）10分，Zung氏抑郁自评量表（SDS）标准分62分，Zung氏焦虑自评量表（SAS）标准分58分，简易智能精神状态检查量表（MMSE）29分。根据评估结果结合病史、临床检查，患者有焦虑状态、抑郁状态、失眠、高血压。

许多焦虑抑郁的老年患者常常不能明确表达自己的情绪，而以躯体不适为主诉就诊，如头晕、心悸、乏力、失眠等，如果超过3个以上的主诉，而又没有明显器质性疾病的话，医生需要主动询问患者有否情绪问题，如"最近有没有做什么事情感到很快乐？""有没有感觉很压抑？""有没有时常感到心烦意乱？""有没有很担心不好的事情发生？"如果有1个以上肯定回答的话，则应给予做焦虑抑郁评估，但是临床诊断不能只依赖评估结果，而要结合病史、躯体及精神检查综合判断。

2. **处理**

（1）首先要告知患者躯体本身无明显器质性问题，因为许多老年人会灾难化地想象躯体不适引发的不良后果，如"头晕是不是要脑梗死的先兆啊？""心慌（悸）是不是要心脏病发作啊？有生命危险啊？"需帮助患者改变错误逻辑，重建认知，同时告知患者焦虑抑郁疾病的良好预后，绝大多数患者都可获得症状改善，建立患者信心。

（2）教给患者一些放松方法，如缓慢的深呼吸、散步、听舒缓音乐、找朋友聊聊天等。

（3）建议患者主动寻找资源，以减少自身压力，可以寻求女儿、亲戚、朋友、医生及家政服务员的帮助。

（4）药物治疗：给予选择性5-羟色胺再摄取抑制剂（SSRI）舍曲林治疗，小剂量开始25mg qd，5天后加量为50mg qd，配合劳拉西泮0.5mg qn。2周后患者头晕、心悸、失眠症状明显改善，心情也较前放松，4周后停用劳拉西泮，只服用舍曲林50mg qd即可控制症状。

3. 预后与疗程 绝大多数焦虑抑郁患者如果给予积极干预措施，预后良好，首次发作患者在症状缓解后至少应维持治疗6～12个月。但有些老年人病程呈慢性迁延过程，时好时坏，需要长期治疗。

（吴 瑾 审校：洪 霞）

参考文献

［1］刘晓红，康琳. 老年医学诊疗常规. 第1版. 北京：中国医药科技出版社，2017：118-122.

［2］中华医学会神经病学分会，中华神经科杂志编辑委员会. 眩晕诊治多学科专家共识. 中华神经科杂志，2017，50（11）：805-812.

［3］中华医学会全科医学分会，中华全科医师杂志编辑委员会. 头晕/眩晕基层诊疗指南（2019年）. 中华全科医师杂志，2020，19（3）：201-216.

［4］Agrawal Y, Van de Berg R, Wuyts F, et al. Presbyvestibulopathy: Diagnostic criteria consensus document of the classification committee of the Barany Society. J Vestib Res, 2019, 29（4）：161-170.

［5］World Health Organization. Integrated Care for Older People：Guidelines on Community-Level Interventions to Manage Declines in Intrinsic Capacity. Geneva, 2017.

［6］US Preventive Services Task Force（USPSTF）. Screening for impaired visual acuity in older adults：US Preventive Services Task Force recommendation statement. JAMA, 2016, 315（9）：908-914.

［7］National Institute for Health and Care Excellence（NICE）. Hearing loss in adults：assessment and management. http://www. nice. org. uk/guidance/ng98.

［8］Correia C, Lopez KJ, Wroblewski KE, et al. Global sensory impairment among older adults in the United States. J Am Geriatr Soc, 2016, 64（2）：306-313.

［9］DeVere R. Disorders of Taste and Smell. Continuum（Minneap Minn）, 2017, 23（2, Selected Topics in Outpatient Neurology）：421-446.

［10］Cederholm T, Bosaeus I, Barazzoni R, et al. Diagnostic criteria for malnutrition - An ESPEN Consensus Statement. Clin Nutr, 2015, 34（3）：335-340.

［11］Cederholm T, Barazzoni R, Austin P, et al. ESPEN guidelines on definitions and terminology of clinical nutrition. Clin Nutr, 2017, 36（1）：49-64.

［12］Jensen GL, Cederholm T, Correia MITD, et al. GLIM Criteria for the Diagnosis of Malnutrition：A Consensus Report From the Global Clinical Nutrition Community. JPEN J Parenter Enteral Nutr, 2019, 43（1）：32-40.

［13］常继乐，王宇. 中国居民营养与健康状况监测2010-2013年综合报告. 北京：北京大学医学出版社，2016：70-95.

［14］老年吞咽障碍患者家庭营养管理中国专家共识（2018版）. 中国循证医学杂志，2018，6：547-559.

［15］吴国豪，谈善军. 成人口服营养补充专家共识. 消化肿瘤杂志（电子版），2017，3：151-155.

［16］中国抗癌协会，中国抗癌协会肿瘤营养与支持治疗专业委员会，中国医师协会营养医师专业委员会，等. 肿瘤营养治疗通则. 肿瘤代谢与营养电子杂志，2016，3（1）：28-33.

［17］中华医学会肠外肠内营养学分会老年营养支持学组. 韦军民，陈伟，朱明炜，等. 老年患者肠外肠内营养支持中国专家共识. 中华老年医学杂志，2013，9：913-929.

［18］中国老年患者肠外肠内营养应用指南（2020）. 中华老年医学杂志，2020，2：119-132.

［19］Druml C，Ballmer PE，Druml W，et al. ESPEN guideline on ethical aspects of artificial nutrition and hydration. Clin Nutr，2016，35（3）：545-556.

［20］Higashiguchi T，Ikegaki J，Sobue K，et al. Guidelines for parenteral fluid management for terminal cancer patients. Jpn J Clin Oncol，2016，46（11）：986-992.

［21］中华医学会老年医学分会. 郝秋奎，李峻，等. 老年患者衰弱评估与预防中国专家共识. 中华老年医学杂志，2017，36（3）：251-256.

［22］Dent E，Morley JE，Cruz-Jentoft AJ，et al. Physical frailty：ICFSR International Clinical Practice Guidelines for Identification and Management. J Nutr Health Aging，2019，23（9）：771-787.

［23］Chen LK，Woo J，Assantachai P，et al. Asian working group for sarcopenia：2019 consensus update on sarcopenia diagnosis and treatment. J Am Med Dir Assoc，2020，21（3）：300-307. e2

［24］Cruz-Jentoft AJ，Bahat G，Bauer J，et al. Sarcopenia：Revised European consensus on definition and diagnosis. Age Ageing，2019，48（1）：16-31.

［25］Syan R，Brucker B M. Guideline of guidelines：urinary incontinencer［J］. BJU Int，2016，117（1）：20-33.

［26］Wood LN，Anger JT. Urinary incontinence in women. BMJ，2014，349：g4531.

［27］Gormley EA，Lightner DJ，Faraday M，et al. Diagnosis and treatment of overactive bladder（non-neurogenic）in adults：AUA/SUFU guideline amendment. J Urol，2015，193：1572.

［28］Rao SS，Rattanakovit K，Patcharatrakul T. Diagnosis and management of chronic constipation in adults. Nat Rev Gastroenterol Hepatol，2016，13：295.

［29］老年慢性非癌痛诊疗共识编写专家组. 老年慢性非癌痛药物治疗中国专家共识. 中国疼痛医学杂志，2016，22（5）：321-325.

［30］纪泉，易端，王建业，等. 老年患者慢性肌肉骨骼疼痛管理中国专家共识（2019）. 中华老年医学杂志，2019，38（5）：500-507.

［31］中国医师协会疼痛科医师分会. 慢性肌肉骨骼疼痛的药物治疗专家共识（2018）. 中国疼痛医学杂志，2018，24（12）：881.

［32］中华医学会骨质疏松和骨矿盐疾病分会. 原发性骨质疏松症诊疗指南（2017）. 中华骨质疏松和骨矿盐疾病杂志，2017，10（5）：413-443.

［33］中华医学会骨科学分会关节外科学组. 骨关节炎诊疗指南（2018年版）. 中华骨科杂志，2018，38（12）：705-715.

［34］费长青. 身心医学. 北京：中国协和医科大学出版社，2016：69-122.

［35］中华医学会精神医学分会老年精神医学组. 老年期抑郁障碍诊疗专家共识. 中华精神科杂志，2017，50（5）：329-334.

［36］张韶龙. 老年患者睡眠障碍相关因素及治疗. 世界睡眠医学杂志，2018，5（5）：575-577.

［37］国家卫生健康委员会. 精神障碍诊疗规范（2020年版）.

［38］范肖东，等译. 精神与行为障碍分类. 北京：人民卫生出版社，1993.

第三篇

住院问题及连续照护

第八章
老年患者住院相关问题

第一节 痴呆、谵妄、抑郁3D综合征

【典型病例】

患者，女性，83岁。因跌倒后间断发热7天，意识改变3天，入住中国医学科学院北京协和医院老年医学科。患者独居，入院前10天凌晨起夜如厕，行走至卫生间时感觉头晕，跌倒在地，无力坐起；当时意识清醒，但无法求援。次晨女儿返家时发现其仍躺在地上，就诊于急诊，影像学检查未发现骨折。当日中午患者发热，体温39.2℃，伴寒战，血常规白细胞12.61×10⁹/L，胸片示左下肺斑片影。予莫西沙星抗感染治疗，下午复测体温38.8℃。予洛索洛芬30mg口服，30min后患者大汗，血压下降至75/40mmHg（平时血压120～130/80～90mmHg）。予补液后（当日液体入量4000ml）血压上升至110～120/70～75mmHg，补液后3h内尿量420ml。当晚患者出现喘憋、不能平卧，呼吸频率32次/分，血氧饱和度88%（自然条件下），听诊双下肺湿啰音；血N端B型利钠肽前体（NT-proBNP）10230ng/L。转入重症监护病房，予抗感染、BiPAP呼吸机辅助通气等治疗后体温渐降至正常、喘憋消失。此后连续数日于凌晨出现胡言乱语、视幻觉、躁动，多次拔除吸氧管、输液管及监护仪导线；日间嗜睡、醒时表情淡漠，不能正确对答。曾予保护性约束，并间断予咪达唑仑镇静，症状无缓解。既往史：高血压、冠心病、双膝骨关节炎、骨质疏松病史。个人史：5年前丈夫去世后独居；跌倒前6个月内睡眠差、早醒；近半年诉乏力，常觉得"干家务活的力气都没有"。退休前为大学教师，喜爱小提琴、国画，近两年未再从事过这些活动。跌倒前评估：吃饭、穿衣、如厕、简单烹饪能完成；不能理财，不能出远门，仅在小区内活动。入院查体：血压118/70mmHg，心率86次/分，血氧饱和度93%（未吸氧条件）。时间、地点、人物定向力不能完成，对答不切题。腹壁皮肤褶皱、松弛；下肢肌容量减少；口腔黏膜散在白斑；舌面光滑赤红。入院诊断：谵妄，合并老年情况：营养不良、衰弱、部分失能。给予以下干预措施：①协助恢复定向：家属陪伴，房间配置日历及患者熟悉物品，每日告知患者时间地点，柔光；保持睡眠节律，减少日间睡眠。②相继撤除心电监护、拔除深静脉置管、尿管、胃管；维持水电解质平衡。③减停静脉补液及肠外营养，少量多次口服肠内营养剂，辅以半流食。④床旁肌力训练，患者逐渐可坐起、站立，2周后可拄拐缓慢行走。⑤避免使用苯二氮草类等镇静药物。以上干预后，谵妄发作频次逐渐减少、消失，定向力恢复，能正确应答。出院1个月后门诊随诊：简

易精神状态检查量表（Mini Mental State Examination，MMSE）测评21分；简易营养评价精法量表（Mini Nutritional Assessment Short-Form，MNA-SF）7分。头MRI：全脑萎缩，双侧海马体积对称减小。家属补充信息：患者近1年半记忆明显减退，常不能回忆起当日早餐内容，多次忘记锁门。考虑轻度痴呆，加用多奈哌齐（donepezil）5mg/d 治疗并门诊随诊。

【临床问题】

1. 患者存在哪些认知及情绪问题？
2. 患者的认知及情绪问题是否存在重叠？
3. 患者的诊治过程带给我们哪些思考和提示？

一、谵妄、痴呆、抑郁

（一）谵妄

谵妄（delirium）是一种急性的认知功能障碍，以觉醒水平和认知功能的紊乱为主要特点。常见的症状包括意识清晰度下降、激越、视幻觉、思维紊乱、定向和记忆力障碍。急性起病和症状具有波动性是谵妄的重要特征。根据精神运动症状，谵妄可以分为兴奋型：表现为机警、兴奋、精神行为活动增加；抑制型：表现为淡漠、嗜睡、精神行为活动减少；混合型。

（二）痴呆

痴呆（dementia）是一种以认知功能缺损为核心症状的获得性智能损害综合征，其智能损害的程度足以干扰日常生活能力或社会职业功能。在病程某一阶段常伴有精神、行为和人格异常，病程通常具有慢性及进行性加重的特点。其中阿尔茨海默病（Alzheimer's disease，AD）最常见，占所有类型的60%～70%，AD与血管性痴呆（vascular dementia，VaD）也可并存。痴呆不仅意味着认知功能缺损和日常生活能力减退，患者还可出现紊乱的知觉、思维内容、心境及行为等，称痴呆的行为精神症状（behavioral and psychological symptom of dementia，BPSD）。BPSD常见的表现有焦虑、抑郁、淡漠、激越、妄想、幻觉、睡眠障碍、冲动攻击、行为怪异、饮食障碍、性行为异常等。BPSD导致患者失能程度加重，是患者住院、入住养老院及急诊就诊的重要原因。患者的功能丧失较单纯由认知功能损害造成的更为严重，也给照料者带来痛苦，影响他们的生活质量，增加照料成本。

（三）抑郁

抑郁（depression）是一种常见的心境障碍，以显著而持久的心境低落为主要临床特征，且心境低落与其处境不相称。临床表现可从闷闷不乐到悲痛欲绝，甚至发生木僵。部分患者有明显的焦虑和运动性激越，严重者可出现幻觉、妄想等精神病性症状。抑郁发作的主要临床表现有心境低落、思维迟缓、意志活动减退的三低症状，以及有认知功能损害和躯体症状。老年人抑郁症具有高发病率、高致残性的特点。

二、谵妄、痴呆、抑郁的重叠

近年来越来越多的证据表明在老年患者中，谵妄、痴呆、抑郁三者间常共存，称为2D或3D重叠。重叠现象进一步加重了老年患者的认知及躯体功能损害，增加了诊断和治疗的复杂性和不良预后，同时也加重了医疗花费和照料者的负担。

（一）谵妄与痴呆重叠

谵妄与痴呆重叠（delirium superimposed on dementia，DSD）是最常见的重叠类型。痴呆是谵妄发生的首要危险因素，约2/3的谵妄发生于痴呆患者。谵妄的发生加速了痴呆患者的认知功能恶化及失能。医生及家属常发觉痴呆患者在经历一次谵妄发作后身体情况再也无法恢复到发作前的水平。

谵妄的发生多是在有危险因素（如高龄、痴呆等）的个体，在某些诱发因素的影响下而发生。常见谵妄的诱因缩写为DELIRIUM，包括：①药物（drugs）：任何新增加药物、增加剂量或药物相互作用，尤其是高风险药物；②电解质紊乱（electrolyte disturbances）：如脱水、血钠失衡、甲状腺功能异常；③药物不足（lack of drugs）：如长期使用酒精和催眠药物的戒断反应、疼痛控制不满意；④感染（infection）；⑤感官信号减少（reduced sensory input）：视力差、听力障碍、未佩戴眼镜或助听器；⑥颅内病变（intracranial disorders）：如感染、出血、肿瘤等；⑦尿便问题（urinary and fecal disorders）：如尿潴留、粪嵌塞；⑧心肺疾病（myocardial and pulmonary disorders）：心肌梗死、心力衰竭加重、低氧血症。另外，长时间睡眠剥夺、制动或物理性束缚、留置尿管等都可致谵妄发生。临床上应避免将患者发生的谵妄误诊为痴呆，因为谵妄通常是由某种急性情况引发的，其病情可能会迅速恶化，但在危险因素干预去除后可部分甚至完全缓解。而对痴呆的评估可以逐步进行，且造成痴呆的病因少有立即威胁到生命的危险。

（二）痴呆与抑郁重叠

全球3600万痴呆患者中约20%合并抑郁，两者关系错综复杂，有证据表明抑郁是痴呆的危险因素、前驱表现和临床后果。抑郁的发生加重了痴呆患者的认知及功能损害，严重影响生活质量、增加死亡率，且增加照料者应激及抑郁情绪的发生。痴呆与抑郁重叠的临床表现包括兴趣缺失、情感淡漠、睡眠障碍、精神运动性迟缓以及社会功能减退等。痴呆患者合并抑郁更多表现为动力缺乏，如疲劳、淡漠。而对于认知功能正常的老年人，抑郁通常表现为情绪相关症状，如心境恶劣、焦虑、自杀倾向、睡眠障碍及食欲改变。

（三）谵妄与抑郁重叠

谵妄有四个关键特征：急性发作且病程波动，注意力不集中，思维紊乱，意识状态改变。抑郁的核心特征则是持续的心境低落和快感缺乏。然而，二者有多种重叠表现，包括情感改变、睡眠紊乱、活动低下、无精打采、冷漠、激越、幻觉妄想及记忆受损。近年有研究认为二者可能有相似的病理生理学机制。一项前瞻性队列研究入选459例住院老年患者（入院时无谵妄），5%的患者在住院期间出现抑郁合并谵妄，单纯谵妄及抑郁的发生率分别为9%和26%。与无谵妄或抑郁的患者相比，二者重叠的患者1年后再次入住养老院及死亡的概率增加5倍。此外，二者重叠的患者以上事件的发生率亦明显高于只有一种情况的患者。临床上对疑似抑郁的患者不应排除谵妄的可能。应细心询问病史，并辅以评估工具进行评估，以协助诊断。当患者存在重叠症状且谵妄症状突出时，应优先诊断为谵妄，同样因为谵妄往往预示患者存在比较严重的躯体状况或并发症。对抑郁的评估也应在患者谵妄得到有效控制后再进行，以尽量减少混杂因素。

【病例分析】

本例患者先后经历跌倒、肺炎，服用退热药物后因出汗量过多发生低血压，大量补液后发生急性心衰，继而在ICU期间发生谵妄。患者有多种谵妄诱因，包括肺炎、心衰、ICU期间的物理约束、睡眠剥夺、使用镇静类药物等。在谵妄有效控制后再行老年综合评估及病史回顾，发现患者认知功能在本次发病前已有明显损害，诊断痴呆。谵妄的发生加速了痴呆患者的认知能力恶化及失能，临床上很多患者的痴呆都是在谵妄后才被发现的。治疗首先要明确并去除可逆性诱因。非药物干预包括避免视听觉剥夺或过度刺激，房间内适宜的光照，与患者进行恰当的交流等，并尽可能用少的约束性措施。药物干预并非优先选择，主要用于预防老年患者自伤或伤人。当患者存在2D或3D重叠症状，且谵妄症状突出时，应优先诊断为谵妄，因为谵妄往往预示患者存在比较严重的躯体状况或并发症。此外，需重视老年患者的医源性伤害问题。该患者在急诊诊治期间存在不适当用药/补液，这些医源性问题导致病情迁延、住院日延长、医疗花费增加。故非老年医学科医师亦非常有必要了解、重视老年患者诊疗的特殊性和复杂性，避免治疗相关的"不良事件链"。

患者同时合并多种躯体疾病及老年综合征，包括跌倒、营养不良、衰弱等。此外，患者社会支持系统薄弱，增加了照护的难度。这种神经精神疾病、躯体疾病及老年综合征共存的现象使得诊断和干预更加复杂和困难。对这样的老年患者，单独治疗其中一种或几种疾病难以产生获益。应该通过老年综合评估，识别存在的老年情况，由多学科团队制订干预方案，进行全人管理，纠正可逆性因素（如处理谵妄、营养干预、筛查用药、康复训练），预防医源性伤害，以最大程度维持患者功能及生活质量。从该病例中不难发现，共病、衰弱的老年患者对应激事件（如感染、跌倒）的耐受能力很差，一个小的事件即可能引起一系列"多米诺骨牌"效应，造成严重后果。对于功能明显受损、共病或预期生存有限的老年患者，应考虑并尊重患者的自主意愿，综合预后、治疗的可行性、潜在风险及获益等因素，制订切实合理的干预目标。

（张　宁　审校：王秋梅）

第二节　老年人术前评估与围手术期管理

【典型病例】

患者，男性，92岁。患者3天前因"没站住"跌倒，跌倒后出现左侧髋部酸胀感伴站立不能，就诊附近医院，行X线检查，诊断左侧粗隆间骨折，今日因疼痛加重、左侧大腿根见淤斑，来我院急诊。

患者既往身体健康一般，诊断高血压、冠心病20余年，目前口服厄贝沙坦150mg/d、索他洛尔25mg q12h，平时无胸闷、胸痛等不适；诊断糖尿病10年，目前口服格列喹酮30mg qd及阿卡波糖50mg tid。平时血糖，空腹在6～7mmol/L，餐后9～10mmol/L。否认脑梗，曾行头部磁共振，诊断"腔隙性脑梗死"。

患者平时住养老院，生活可自理，半年前可外出缓慢走"1站地"；4个月前开始自觉乏力，不愿活动，外出减少，伴食欲下降、饭量减少，家人觉其有消瘦，体重变化不详。平时间断便秘，近一时期有便失禁及尿失禁的情况，自述有排便感觉，但有时憋不住。平时睡眠可，本次跌倒后因卧床、夜间不能翻身、睡眠差，护工诉昨夜患者一夜未睡、反复要求"下地""回家"，日间睡眠多，可唤醒，可回答问题。跌倒后，进食量较跌倒前减少约1/3。

【临床问题】

1．患者夜间"躁动"，要求回家，是否意味着患者放弃了在医院治疗？

2．该患者是否需要手术治疗？

3．对于有众多的慢性疾病的患者，是否需完善所有疾病的详细检查后再做手术？

4．该患者哪些"老年问题"会对其手术造成影响？

5．手术顺利是否代表治疗成功？

一、老年患者的术前评估

随着老年人口数量的增加，越来越多的老年人需要选择手术治疗。许多老年常见疾病的首选治疗仍是手术，如恶性肿瘤、髋部骨折、严重骨关节炎等。由于老年人的衰老、同时患有多种慢性疾病（共病）、脏器功能减退、衰弱等情况，使得老年患者手术发生不良事件的风险也更高。因此，对于老年手术患者，需要多学科协作，给予适合的围手术期管理。老年人围手术期的管理（perioperation management for elderly），按照时间顺序，包括了手术决策、术前评估及管理、术中注意事项、术后管理等几个方面内容，其根本原则是合理判断手术的获益及风险，通过多学科的评估和管理尽量降低手术的风险、预防不良事件的发生。其中，术前的评估和管理是"重中之重"，术前的准备越充分，术中和术后发生不良事件的风险就越低。

（一）手术的决策

年龄不是限制手术的绝对因素。老年患者在衡量手术获益方面，除了考虑手术能否"完成"，还要考虑老年患者的预期寿命、功能状态、生活质量等因素。因此，老年人在进行手术决策时应先考虑：①如果不手术，对于患者健康的影响有多大？可将"手术"和"不手术"的"利、弊"都列出来、包括长远的"利、弊"，如手术所能达到的效果是否与患方的预期相一致？患者手术后有无可能丧失部分或全部躯体功能？是否可能需要长期住院或他人长期照料？为此医院、患者及家属是否有准备？手术的决策，应当是将相关内容客观翔实地告知患方之后，由医患双方共同做出决策；②患者的意愿同样重要，如果患者已经知晓病情，本人是否愿意接受手术？如果患者不知道病情，是否表达过相关的愿望或意见？

（二）术前检查与慢性疾病的管理

老年患者往往患有多种慢性疾病（共病），这些慢性疾病是不可治愈的，对于很多已经控制稳定的慢性情况，如稳定的冠心病、慢性代偿性心力衰竭、控制良好的房颤、慢性肾功能不全等，过多的评估干预并不能改善慢性情况，反而增加术前的等候时间、增加不必要的花销。所以，术前检查不是越多越好，特殊的术前检查（如冠状动脉影像学检查、肺功能、头颅的影像学检查等），需要掌握的原则是，只有当该检查结果有助于鉴别诊断或者可能会对麻醉及手术方案有影响时，才需要考虑。所以在安排特殊检查时，可以多考虑一下"so what？"，即"做完检查后又如何？"，我们会因为检查结果的不同而改变手术的决策吗？比如患者做一个结肠肿瘤的手术，以前曾经得过脑梗、目前情况稳定无特殊症状，我们是否一定要在术前做个头颅磁共振？头颅磁共振看见陈旧病灶是否就不做手术了？

1. 心血管系统　一般而言，通过详细的询问病史及临床表现，就可以大致判断心血管疾病的严重程度，如活动耐量、活动后症状等。对于老年患者，尤其是诊断冠心病的，常常需要在术前了解心脏的基础情况，如心电图（心脏高风险的患者还可以查CTnI），以便术后进行比较，及时发现潜在的问题。但是很多高龄、衰弱、骨关节炎的老年人平时活动就很少，难以通过活动量、躯体症状来判断心血管的状态，难以判断是否有活动后的心绞痛等症状，而这样的老年人往往也是动脉硬化、心脑血管疾病的高发人群，手术必然会面对心脑血管意外的风险。这就涉及如何评估手术心血管疾病风险高低的问题。

现有的心血管术前评估指南，相对于心脏血管的评估检查，更倾向于结合手术风险及患者的体能情况来判断风险，同时对于已经患有心血管疾病或有风险的患者给予充分的内科治疗，包括：维持使用长期服用的药物（抗凝或抗血小板药物需要根据具体情况决定是否停用，是否需要低分子肝素过渡等）；血压控制稳定；如已经服用β受体阻断剂和他汀类药物，应持续服用；对于有冠心病的患者，可考虑至少在术前2天加用β受体阻断剂（不建议在术前24小时内加用β受体阻断剂）并且在术后持续使用，以达到目标心率：静息状态下60～70次/分，且收缩压应＞100mmHg；心衰患者可考虑术前加用ACEI，手术当天建议停用ACEI或ARB药物（有可能造成术中低血压）；血管手术患者可考虑术前加用他汀类药物。进一步的心脏血管评估，如CTA、心肌核素显像乃至CAG等，仅适合可能对手术策略有影响时才需要考虑，事实上，冠脉造影术中需要抗凝，如果处理了冠脉问题，后续还要抗血小板、甚至是"双抗"，必然会影响后面的手术，对于肿瘤、骨折等限期或急诊的手术，显然不适合。需要说明的是，对于大部分患者，心血管疾病的风险是一直存在的，围手术期的管理是力争做到把风险降到最低，但是不能"消除"风险。对于复杂情况，在做评估干预时，常常需要多科，包括心内科/内科、外科、麻醉科、ICU（术后监测）共同参与，充分考虑利弊以决定检查和干预的程度，同时与患方充分沟通，告知其可能存在的风险和获益，以及医患双方共同决策、共同承担相应的风险。

2. **呼吸系统** 容易发生术后肺部并发症的个体危险因素包括：慢性阻塞性肺病、营养状况较差、日常生活不能自理、心功能不全、肥胖、目前仍在吸烟、谵妄、酗酒、吞咽障碍等。术前的呼吸锻炼，对于预防术后的肺部并发症非常重要，可采用诱导型肺计量器或者"吹泡泡""吹气球"等方法进行锻炼，并学会呼吸控制和咳嗽的技巧，如胸部手术学会用腹式呼吸来咳嗽，腹部手术学会用胸式呼吸来咳嗽；其他措施还包括：术前6～8周戒烟，术前进行胸部理疗、适当咳嗽、体位引流、拍背、雾化、祛痰等方法清除肺内分泌物。

3. **肾脏系统** 随着年龄增长，老年人的肾脏功能也逐渐衰退。老年人血肌酐水平不能反映老年人的真实肾功能；因为目前药物剂量调整多以CG公式计算的肌酐清除率（CrCl）来指导剂量调整，故建议使用CG公式来估算老年患者的肌酐清除率。

4. **内分泌系统** 糖尿病患者使用降糖药物应根据进食量的变化随时调整药物剂量，避免发生低血糖。围手术期应监测血糖水平，在患者不能经口进食时临时予胰岛素控制血糖。对于肾上腺皮质功能低下或长期服用糖皮质激素的患者，围手术期应临时补充"应激"剂量的糖皮质激素。

5. **消化系统** 对于有消化道出血或溃疡病史患者，应警惕应激性溃疡引起出血的危险，可预防性使用抑酸药或胃黏膜保护剂。

6. **血栓风险** 应注意患者是否有卧床少动或制动、下肢深静脉功能障碍、脱水及其他高凝倾向；必要时予以围手术期的抗凝及下肢的主动及被动活动。一般对于高血栓风险的手术，如下肢的人工关节置换、髋部骨折手术等，外科均有常规的抗凝措施，需注意是否落实。

（三）术前老年问题的评估与管理

相关的临床研究发现，存在认知功能损害、躯体受损、营养不良及衰弱的老年患者是手术发生不良事件的高风险人群。因而，相关老年问题也需要关注并给予适当干预。

1. **营养状态** 术前营养状态对于手术能否顺利进行、术后康复以及术后并发症等均有影响。可采用NRS2002等工具评估营养风险或营养不良。有营养风险或者已经发生术前营养不良者，优先考虑给予口服营养制剂（oral nutritional supplement，ONS）。还应注意有无呛咳及吸入性肺炎风险。如考虑患者术后需要长期营养支持，且可能术后经口摄入不足，如胃肠道肿瘤手术，可考虑术中留置胃空肠造瘘管路（PEG/J），以便于术后进行营养管理。

2. **谵妄** 手术及其所带来的一系列变化，容易在高风险老年患者中诱发谵妄。应提前识别发生术后谵妄的风险因素，采取相应措施，预防谵妄的发生。AGS及中华医学会老年医学分会新颁布的术后谵妄干预指南，均强调通过多学科团队、采取综合干预措施。

3. 抑郁 考虑到住院老年患者抑郁的发生率较高，可通过GDS-15、PHQ-9、HAD、SDS等抑郁筛查工具进行筛查；对于筛查阳性的患者进行进一步评估和干预。

4. 认知功能下降 很多老年患者可能已经存在认知功能下降或早期痴呆，但是在手术住院前并没有被发现。认知功能下降本身就会极大地增加术后发生谵妄的风险，所以术前应询问患者日常生活状态有无异常，可采用Mini-Cog或MMSE等评估量表进行筛查。对于可疑痴呆的患者应采取预防谵妄的措施。

5. 药物核查 老年患者往往有多重用药，术前应对全部用药进行核查，纠正或择期纠正不合理用药。应考虑术后可能会用到的镇痛药物（NSAIDs或阿片类）与现有药物之间的相互作用。许多植物药制剂可能增加手术出血风险，如银杏叶、姜、蒜、人参、圣·约翰草等，应在术前停用。

6. 衰弱 衰弱反映了老年患者对抗应激能力的下降。近年的研究显示，衰弱是老年人手术不良并发症的独立危险因素。应在术前评估识别衰弱患者，确认手术是否获益，充分交代风险。衰弱的老年患者进行手术，更应"小心呵护"，对其他增加不良事件风险的问题予以充分的监测和必要的干预。

衰弱的老年患者往往合并多种动脉粥样硬化相关的心脑血管疾病，一旦在术中、术后发生灌注不足，则容易诱发心脑血管缺血事件，因而在术前避免容量不足（尤其是要避免术前长时间禁食水导致的脱水）、避免血压控制过低、及时纠正贫血，术中选择合理的麻醉方式及出血少的术式，术后监测出入量情况、避免脱水，这些对于预防心脑血管事件有重要意义。而感染、血栓的发生，则与卧床、功能密切相关，如何在术后进行早期活动、增加适宜的床上活动等也是团队需要考虑的。

7. 躯体功能 老年患者的躯体功能与生活自理直接相关，在术前评估功能状态，有助于判断手术获益程度，也有助于决定术后的康复锻炼方式。术前给予老年患者适当的康复指导，如呼吸训练、咳嗽和排痰训练、肢体功能训练等，可以使老年患者在术前将躯体功能状态调至最佳，并有助于在术后早期开始康复锻炼，减少卧床带来的并发症。运动方式可由康复专科指导，涉及抗阻训练、有氧运动、呼吸训练以及专门针对前列腺手术和妇科手术的盆底肌训练等。

二、老年患者的围手术期管理

老年患者的围手术期管理是一个整体，除前文所述的术前评估及干预外，术中、术后的一些细节，同样需要关注。

（一）手术中的注意事项

1. 麻醉 老年患者围手术期的麻醉风险高，作为老年患者的主管医师，同样应了解相关内容，有助于团队间的配合，更好地开展围手术期的管理。

麻醉用药可以对全身产生广泛影响，考虑到老年人个体差异大，麻醉的选择应综合考虑手术的类型、时长、需求、患者情况等因素。目前认为全身麻醉与椎管内麻醉对于患者的转归没有差别，但出于对老年患者脆弱脑功能的保护，推荐在能够满足外科手术的条件下，优先使用区域麻醉技术（包括椎管内麻醉、周围神经阻滞等）。

2. 围手术期镇痛　有效的疼痛管理对于术后康复及预防谵妄均有重要意义。应时刻监测患者的疼痛情况。需要注意的是，老年患者对于阿片类药物较敏感，其认知功能、血流动力学、呼吸系统容易受到影响，在使用这类药物时应降低起始剂量，滴定增量，采用最低有效剂量来控制疼痛，并同时制订排便计划，预防便秘。同时使用镇痛药物时应注意避免过量，过度镇静也容易导致肺部并发症、诱发谵妄、延迟康复。

3. 体温保护　术中低体温可以导致患者围手术期出血量增加、心血管事件增加、术后苏醒延迟、术后伤口感染发生率增加、伤口愈合延迟及远期肿瘤复发率升高等风险。老年患者由于体温调节功能的严重减退，术中极易发生低体温，应监测术中体温，通过保温毯、热风机、液体加温仪等设备，维持术中的最低体温不低于36℃。

（二）手术后的管理

老年患者术后的管理原则与术前的评估管理基本一致，目标是预防和早期发现潜在临床问题、促进功能恢复。

1. 常见内科问题　术后镇痛可能会掩盖心肌缺血症状，对于有心血管事件高危险患者应监测心电图或心肌酶。老年患者术后应注意避免血压骤降、容量不足或贫血所致的脏器供血相对不足，对于衰弱的老年患者可允许血压偏高，以保证脏器灌注；但同时容量过多，也可以诱发心力衰竭，因此，术后应准确记录并监测每日出入量，并及时根据情况进行调整。

对于老年糖尿病患者，术后短期血糖控制可以不用过于严格，可测血糖，临时静滴或皮下注射胰岛素控制血糖，直到患者可以正常进食再逐步恢复术前的降糖治疗。

对于下肢深静脉血栓（deep vein thrombosis，DVT），需要监测下肢情况，下肢疼痛、肿胀、单侧小腿围增加都可能是下肢血栓形成的表现。对于DVT低风险的手术患者，术后应进行腿部按摩，鼓励患者进行收缩小腿肌肉运动以预防血栓形成；对于DVT高风险的手术患者，如人工关节置换等骨科手术，常需要药物抗凝。

2. 避免限制活动　鼓励老年患者早期下床、早期进行康复活动，以减少卧床并发症。一般情况下，术后使用导尿管不应超过48h；应尽早去除导尿管、心电监护仪、静脉输液管路等，避免患者活动受限。

3. 防治谵妄　切记，谵妄的预防比治疗效果更好，优先考虑非药物干预手段，药物治疗谵妄的有效性尚未被证实。

4. 医护的连续性　老年患者术后恢复较慢，在术后较长时间内可处于一种衰弱状态中，容易发生营养不足、感染、跌倒、内在功能下降等老年问题，因而需要连续性的医疗、护理、康复、营养等多方面的管理。在老年患者术后出院时，应予以相应的安排及指导，进行随访，以保证医护照料的连续性，避免老年患者回家后的各种"意外事件"，使住院手术的"成果"付之东流，提前考虑并加以预防，有助于减少"意外"的发生。

【病例分析】

1. 患者夜间"躁动"，要求回家，是否意味着患者放弃了在医院治疗？

患者昼夜颠倒、夜间"躁动"的表现，提示患者当时可能不知道自己的身体情况，存在"智能"的障碍，结合患者日间"相对较好"，可能存在"智能"状况的"波动性"，高度提示存在谵妄，需要进一步通过CAM评估来确诊谵妄；所以患者谵妄时的表现，不能认为是患者本人的实际想法。老年髋部骨折的患者谵妄发生率可达50%，一方面需要采取多学科的措施预防谵妄，另一方面也要细心评估，及时发现可能的谵妄状态。

2. 该患者是否需要手术治疗？

可以通过列举利弊来判断。老年患者的"髋部骨折"，常被说成是"人生的最后一次骨折"，如果处理不当，后期必然长期卧床且不能坐起、翻身费力、疼痛、误吸等问题，使老人非常容易发生肺部感染、血栓、营养不良、压疮等情况，保守治疗，1年内的死亡率超过50%。虽然手术存在一定的风险，仍建议手术干预。因而老年人的髋部骨折，目前认为应是急诊手术，早期手术干预，可以有效减少因卧床、疼痛等问题带来的不良并发症。

3. 对于有众多的慢性疾病的患者，是否需要完善所有疾病的详细检查后再做手术？

稳定的慢性疾病不需要过多干预，如果没有用药问题，维持治疗就好。本患者平时血压、血糖控制稳定。诊断过冠心病，但没有明确的心绞痛症状，如果心电图、心肌酶等检查未提示急性冠脉问题，再行进一步的冠脉方面检查恐对手术治疗无帮助，而且，退一步讲，患者已经存在骨折、出血，即使冠脉有狭窄，也无法进行后续的PCI、抗血小板治疗。同理，诊断过脑梗、目前无新发症状、体征，即使完善头颅检查，发现"陈旧脑梗、腔梗"，对目前需要解决的问题并无帮助。所以，还是本着特殊检查，一定是对手术决策有影响才考虑，不要因为不必要的检查而延误手术时间。需要注意的是，患者进食减少，跌倒卧床后进食更少，使用药物控制血糖时，应警惕原有剂量是否会造成低血糖，应根据血糖情况，调整剂量。

4. 该患者哪些"老年问题"会对其手术造成影响？

从患者的病史描述看，在患者跌倒之前，已经出现疲乏感、活动减少、进食减少、可疑体重下降，这些都是衰弱的表现；"站不住跌倒"也提示下肢肌肉无力。虽然没有进行具体的评估，但应该高度怀疑存在着营养不良、肌少症、衰弱等问题，患者有尿便失禁，也提示着患者的躯体状况在变差。虽然造成这些问题的原因尚不明确，但衰弱、营养不良均会影响手术，增加风险，应该及时干预营养不良，同时针对衰弱采取必要的预防干预措施。

5. 手术顺利是否代表治疗成功？

老年患者应当考虑治疗干预的整体性和连续性。如前所述，患者存在营养不良、衰弱的问题，一方面原因尚不清楚；另一方面，干预营养不良、干预衰弱也不是短期能够完成的；在患者做完手术后，康复的过程受衰弱、营养不良影响，也会延迟，如不能很快下地活动，卧床导致的便秘、吸入性肺炎、泌尿系感染的风险也同时存在。这些均提示我们，该患者术后，仍需要进行连续性的管理，加强营养支持、加强护理、积极进行康复锻炼，同时也要进行必要的检查评估，寻找可能造成疲乏、进食减少的原因。

（朱鸣雷　审校：康　琳）

第三节　老年康复相关问题

【典型病例】

患者，女性，75岁。因"摔伤致左下肢肿痛伴活动受限2天"入院。患者2天前不慎向左侧摔倒，摔伤后出现左髋部疼痛、肿胀，VAS评分约为8分，当时仍可站立及行走。后患者感疼痛、活动受限逐渐加重，髋关节正侧位X线片示股骨短缩、外旋，左股骨颈皮质不连续，考虑左股骨颈骨折。既往"胃食管反流"10余年，未规律诊治，偶有胃灼热、反酸等；"骨质疏松"8年，未规律服药，骨密度不详。个人史家族史无特殊。入院查体左膝关节可见淤青；左髋部稍肿胀，左腹股沟区压痛（＋），股骨大转子叩击痛（＋）；左髋关节活动受限，动则剧痛；左下肢短缩、外旋畸形，较对侧缩短约0.5cm。入院诊断左股骨颈骨折、左膝软组织挫伤、严重骨质疏松症、胃食管反流。完善相关检查排除禁忌证后于入院第4日行左人工全髋关节置换术。

【临床问题】

1. 人工全髋关节置换术围手术期康复训练要点有哪些？
2. 除康复训练外，应同时处理哪些因素以改善患者预后？
3. 骨质疏松症患者的身体活动总体原则是什么？

髋部骨折是老年人最常见的一种创伤性疾病，一般是指股骨转子间骨折和股骨颈骨折。跌倒是导致老年髋部骨折的首要原因。髋部骨折被称为"人生最后一次骨折"，据报道，骨折后1年内因并发症导致的病死率为30%，丧失独立行走能力者占30%，50%的老年病患者有永久性功能下降，恢复伤前功能状态的比例仅有30%。髋部骨折后可能会出现恶性循环，疼痛和住院会导致肌肉的失用性萎缩和全身状况的下降，从而增加不活动和新的跌倒及骨折的风险。如何合理地进行围手术期和术后康复、积极预防并发症、改善患者功能状态、预防跌倒和再骨折已成为骨科、老年医学科、康复医学科的共同目标。

一、康复治疗工作环节

康复工作包括评估和治疗功能障碍、预防和治疗并发症、恢复、替代及补偿丧失的功能（如处方助行器、浴室改造等）。系统回顾及荟萃分析表明髋部骨折手术后，如果能为老年人提供一个积极完善的康复方案，可以改善患者的预后。越早帮助患者探索恢复的目标和期望，并分析与独立性恢复有关的障碍/支持信息，患者就越有可能保持对身体的控制感和自我效能感，这可能会带来更好的结果。在急性住院期间，除了骨质疏松症等相关治疗，应同时向患者和家属介绍康复治疗。康复治疗的工作环节包括：

1. 评估　确定需要解决的问题，包括了解病前功能水平和当前的共病。
2. 目标设定　确定哪些是可以改进的、哪些是不能改进的；特别是评估在短期、中期和长期内移动能力、日常生活独立性方面可能达到什么程度。

3. 治疗　予以物理因子治疗/康复训练以及营养、心理社会等干预，以达到康复目标。

4. 重新评估　评估干预措施的有效性以及是否达到目标。

5. 规划　为患者和照护者提供长期自我管理策略。

二、康复评估

世界卫生组织（World Health Organization，WHO）国际功能、残疾和健康分类（International Classification of Functioning，Disability and Health，ICF）框架为健康、功能和残疾的分类和描述提供了标准化框架。它不再认为残疾只是疾病或老龄化的后果，也与一些社会性因素有关，并试图分辨出社会环境中促进或妨碍功能恢复的因素。如果把这一方法应用于髋部骨折患者，将根据ICF框架组成部分健康领域（如视觉、听觉、行走、记忆）和健康相关领域（如获得交通工具的能力、教育水平、社会交往等）对患者的残疾进行评估和分级。

髋部骨折常首先采用Harris髋关节评分与Sander髋关节功能评分评估髋关节功能状态。前者是由Harris于1969年提出，目前仍在国内外广泛使用。该量表主要包括疼痛程度（44分）、功能（47分）、关节畸形（4分）与活动度（5分）等4个部分，总分100分。评定得分90～100分为优，80～89分为良，70～79分为中，70分以下为差。Sander髋关节功能评分由HSS髋关节功能评分改良形成，主要结合患者的疼痛、活动、行走步态、日常活动和影像学资料进行综合评价，其中55～60分为优，45～54分为良，＜44分为差。

除了明确髋关节功能以外，是否具有独立生活能力也是髋部骨折老年患者需要评估的内容，一般通过评估老年患者完成日常生活活动（activity of daily living，ADL）的能力来确定。所谓ADL是指一个人为了满足日常生活的需要每天所进行的必要活动，包括进食、梳妆、洗漱、沐浴、如厕、穿衣、大小便控制等，功能性移动包括翻身、从床上坐起、转移、行走、驱动轮椅、上下楼梯等。目前临床上常用改良Barthel指数进行评定，共包含10项ADL活动，根据是否完全独立、少量帮助、中等帮助、大量帮助和完全依赖分为5级，分别赋予分值，得分越高独立生活能力越强、得分越低则依赖程度越高。

三、康复治疗

（一）髋部骨折后康复治疗要素

髋部骨折后康复治疗要素见表8-1。其中评估衰弱、制定可最大限度提高移动能力及其他功能的目标、评估外界辅助方面的需求（作业治疗）、并制定提高日常生活活动独立性的计划尤为重要。药物管理方面应确保所有处方药物是必要的，尽量减少抗精神病药物和镇静剂的使用并确保充分的疼痛管理。骨质疏松症应予以相应治疗，患者和家属应加强预防跌倒方面的教育。

表8-1 髋部骨折后康复治疗要素

项目	内容
衰弱	进行衰弱方面评估；酌情采取干预措施，帮助患者建立最大限度提高功能和顺利出院的目标
日常生活活动	根据耐受情况确保逐步向恢复骨折前功能独立性水平进展； 评估是否需求帮助，并形成改善独立性的策略； 指导在辅助/适宜工具帮助下安全转移； 确保居家环境可获得足够帮助； 建议家人考虑使用医疗警报系统（如果可能）； 沐浴和梳洗：鼓励和支持独立性；如必要，在帮助下进行离床沐浴和梳洗； 穿衣：支持每天离床穿衣，必要时使用穿衣辅助工具； 如厕：鼓励定期如厕，如厕应该在浴室里，不要用便盆； 饮食：高蛋白/高热量饮食应继续，并在椅子或餐厅用餐。应考虑口服营养补充剂； 出院后应提供日常生活活动支持，应提供适当的居家设备（移动辅助设备、升高的马桶座和马桶周围设备以及其他需要的设施）
移动能力	考虑对移动能力/日常生活活动能力进行评估（the timed up and go test、Barthel指数等），以及对移动能力恢复情况进行监测； 整合了力量训练、平衡训练和功能性活动训练的练习需要持续进行每天至少3次在有或无辅助的情况下行走至少50～100米，或视骨折前的活动能力进行活动； 应评估完成在家中用餐所需步行距离的能力； 确认在需要使用楼梯时以及在所有天气条件、不平路面等情况下安全地在室外移动的能力； 出院后安排进一步的移动能力训练
药物	入院时应该对所有药物进行核查； 应尽量减少或停止使用镇静剂和抗精神病药物；应定期检查药物剂量； 应足以控制疼痛，以实现最佳日常活动的独立性
认知和精神状态	应继续采取预防和治疗谵妄的策略； 对于那些患有痴呆症或抑郁症的人，尤其应鼓励身体活动； 应向照料者提供使用社区资源的机会
预防跌倒/骨折	骨质疏松症管理； 应采取预防跌倒的策略，必要时使用髋部保护装置

（二）人工全髋置换术具体康复治疗措施

术后早期系统有效的康复对患者术后生活能力及预期生存时间有积极的意义。随着高龄老年患者的进一步增加，康复干预的重点也应从单纯的恢复肢体功能逐渐转向老年患者的全面康复，即注意康复治疗和训练过程中的全面性和整体性原则，应以提升老年患者的整体功能和独立能力作为综合目标。

术前训练重点是保证患者围手术期的安全，早期进行肢体功能康复预防并发症的发生。术后康复干预的重点是在安全的前提下，进行肌力锻炼、关节活动训练、步态和身体平衡能力训练以及耐力训练等。在患者达到一定移动能力后，继续坚持社区及家庭康复，采取综合手段提升骨健康水平、减少跌倒再发生风险，降低并发症发生率、死亡率和再住院率。

1. 术前 术前可指导患者进行健侧的下肢运动（足背伸、膝髋关节屈伸）、患侧的下肢运动（足背伸、股四头肌等长收缩训练）、上肢运动（上肢上举、肘关节运动、手指屈伸运动）、呼吸运动（经口腹式深呼吸、膈肌力量训练）、术后咳嗽、咳痰指导等。术前需核查受伤前的ADL情况、步行能力。虽然髋臼脱位与髋关节周围肌肉状态和人工关节的角度设置有关，但是通过增加软组织张力及肢体体位的指导可以预防髋臼脱位的发生。应叮嘱患者术后需注意预防髋臼脱位，术后髋关节屈曲90度以上同时伴有内收内旋、躯干的过度后伸、髋关节的过度外展都是应避免的。

2. 术后-出院前 具体训练方案可参照表8-2。

因为肌肉和关节囊在术中切开，关节稳定机制被破坏，术后早期进行翻身擦拭等动作时尤应注意避免外旋的体位，防止髋关节脱位现象的发生；运动训练前需要确认手术路径和人工置入物的放置角度，以保证人工关节的安全。

床上的运动应根据术前准备的康复运动计划在允许的范围内尽早进行。为了预防深静脉血栓，踝关节的屈伸运动应在麻醉苏醒后尽早进行。由CPM辅助的膝、髋关节的伸屈性运动可在能忍受的疼痛范围内进行。如果术中切断大转子，过早地进行臀中肌收缩功能训练可造成截骨端分离，大转子不愈合的可能性较大，应予以注意。负重功能训练开始时间视人工关节类型、患者体能恢复情况等因人而异，于术后第2～5天开始并逐渐增加。步行的训练需要使用相应辅助具并根据疼痛耐受程度适当进行，要求步态正确，足不能内外旋，不能拖步、跳步、跛行。髋关节下蹲及站起练习时，髋关节过度屈曲若超过假体能承受的范围会增加髋关节脱位的风险，所以运动训练应在假体能允许的范围内进行。

表8-2 全髋关节置换术后康复训练方案

	ROM运动	肌力训练	步行/运动	负重	预防脱臼的指导
术后第1天	CPM髋关节被动功能运动	踝关节屈伸运动、大腿股四头肌等长收缩功能训练（各10次，共3组）	床上起身	—	—
术后第2天至术后1～2周	在座位上双腿下垂、髋膝关节屈曲	髋关节伸展、腹肌、髋关节外展（各10次，共3组）	从端坐位及轮椅坐位过渡至双杠内行走训练。如果有疼痛，需要与术侧下肢状态相匹配，调整运动量	与疼痛相适应的负重功能练习、站立位功能练习。可负荷1/3体重以后，可在双杠内步行；如果可负荷1/2体重，可扶双拐步行	开始基本运动的练习时注意防止髋臼脱位
术后1～2周至术后2～3周	同上	肌力训练一直进行到可以自由步行为止	在双杠内进行步行练习。高抬腿步行、倒退步行、横向步行、足尖站立、足跟站立	可负荷2/3体重时，就可以使用单拐步行。如可以承受全部体重，可以使用T形拐杖练习	日常生活动作训练
术后2～3周至出院前	同上	同上＋家庭训练指导	延长步行距离，室外步行训练，恢复日常生活动作	同上	生活动作的指导；沐浴、上下床等动作

3. 出院后 髋部骨折术后局部功能改变常包括髋部肌力下降、关节活动范围受限、耐力减退、平衡功能减弱、恢复步行后步速减慢、转移和上下楼梯困难等，所以应继续在社区或居家进行练习。即使术后获得了步行能力，为了维持术后日常活动能力，维持和增强下肢肌力也是非常重要的。结构化的训练计划应在医院外的环境中持续至少12周，并应包括渐进

的阻力训练，同时应指导患者控制体重。为了防止髋关节脱位，术后3个月内避免在床上盘腿而坐、跷"二郎腿"、蹲位排便、坐矮凳等。

四、髋部骨折功能恢复情况及影响因素

（一）髋部骨折功能恢复情况

研究表明，髋部骨折后，只有40%～60%的存活者有可能恢复骨折前的活动能力。70%的患者可以恢复日常基本生活的独立性，但只有不到一半的患者能够恢复工具性ADL的能力。在西方国家，有10%～20%的患者在髋部骨折后转移到了一个长期护理机构。如果康复治疗的可及性更高，这些结果在多大程度上可以得到改善，目前还不清楚。

Magaziner等人描述了髋关节骨折后8种不同功能能力的恢复顺序。上肢日常生活活动、抑郁状态及认知功能在4个月内达到最大恢复；步态和平衡功能在病后前6个月恢复最多，至9个月时达到最大恢复；恢复工具性ADL（如购物、准备饭菜、打扫房间和理财）及下肢功能大约需要一年。如果患者能恢复骨折前的行走能力和基本ADL，则大多数患者在病后6个月内完全恢复。在低收入国家中，由于优化管理的比率降低，尤其是由于获得康复服务的机会减少，结果可能更差。

（二）影响髋部骨折功能恢复的因素

影响老年髋部骨折患者术后功能恢复的主要因素包括年龄、美国麻醉医师协会（ASA）分级、合并症、手术时机，同时性别、基础疾病、骨折前体能、认知能力、骨折部位及类型、手术方式的选择、营养状况、术后疼痛也在一定程度上影响术后功能恢复。

1. 谵妄 在一项前瞻性研究中，39%的髋部骨折患者出院时有谵妄，骨折后1个月内谵妄发生率为32%。在行动能力和日常生活能力恢复方面，谵妄患者功能恢复较差的可能性是无谵妄患者的两倍。

2. 心理社会因素 心理社会因素是髋部骨折恢复的预测因素，它们在术后功能恢复中的作用非常重要。自我效能是指个体对自己是否能成功地完成某一任务或达到某个行为目标所具有的信念，其在远期维持运动能力中起着至关重要的作用，自我效能感高意味着患者更有可能继续独立活动。髋部骨折患者害怕跌倒是很常见的，并且与恢复较差、活动能力下降、焦虑和跌倒相关的自我效能感有关。髋部骨折后的抑郁症状增加了身体活动、功能和心理结局恢复较差的可能性。一项基于家庭的髋部骨折康复干预（其中包括心理策略）的随机对照试验改善了患者的运动能力，研究发现该干预可以防止自我效能感的下降。卫生部门的专业人士不仅提供信息和训练，还提供情感和激励性支持，促进患者信心提升；照料者的支持、家人和朋友的鼓励与陪伴也可予以情感支持。在髋部骨折康复计划中纳入心理和社会干预是有益的。

3. 营养 Miu等研究发现老年髋部骨折患者营养状况良好者仅占21.1%，有营养不良风险者占52.6%，明确营养不良者占26.1%，且营养不良者的运动功能恢复较慢。相比于营养状况良好的患者，营养不良的患者死亡率更高。另一项多中心研究发现，65岁以上老年髋部

骨折患者的移动能力下降与肌肉质量和功能的减弱有关，富含β-羟基-β-甲基丁酸（HMB）的饮食可以改善肌肉质量，防止肌肉萎缩，并可改善老年髋部骨折患者的功能。

【病例分析】

1. 人工全髋关节置换术围手术期康复训练要点有哪些？

全髋关节置换为关节功能的恢复创造了有利条件，但关节功能能否恢复及恢复程度如何，还要依赖于系统的康复训练。术前可进行上肢、健侧下肢、患肢股四头肌等长收缩练习，以最大限度提高身体功能；术后在保证防止人工关节脱位的前提下，康复训练的内容应该包括关节活动度、肌力、体位转换、平衡和行走步态练习等几个方面，同时尽快进行恢复ADL的训练；出院后居家3个月内应继续避免相应增加脱位风险的动作，继续进行下肢力量练习。

2. 除康复训练外，应同时处理哪些因素以改善患者预后？

应处理好术后疼痛，以使患者能早期配合康复训练；同时应注意患者认知、营养、情绪心理方面管理，研究证明这些因素均与预后相关。

3. 骨质疏松症患者的身体活动总体原则是什么？

缺乏运动是与骨量肌量减少症相关的危险因素之一，鼓励进行包括有氧运动、肌肉强化和平衡训练在内的多元身体活动。对骨质疏松症患者建议减少久坐，每周至少进行150～300分钟的中等强度运动或者每周75～150分钟的高强度有氧运动。抗阻训练是预防肌少症和脆性骨折最经济有效的方法之一，应进行中等强度或更高强度的主要肌肉群参与的肌肉强化活动，每周2次或更多时间，以获得更多的健康益处。

（张　路　审校：陈丽霞）

第四节　老年人用药问题

【典型病例】

患者，男性，80岁。因"双下肢无力2个月"入院，既往诊断良性前列腺增生，长期服用非那雄胺片5mg qd po及坦索罗辛缓释胶囊0.2mg qn po，仍有尿频尿急症状，夜尿3～4次。入院后因环境改变，出现入睡困难，易醒，夜尿次数增至4～5次。长期便秘，服用乳果糖10g bid po，大便2～3天1次。近1年跌倒1次。住院期间泌尿系超声提示前列腺增大伴钙化，无残余尿；血Cr 109μmol/L，尿白细胞及亚硝酸盐（－）。为缓解下尿路症状及睡眠障碍，先后加用索利那新片5mg qd po及唑吡坦片5mg qn po。加用索利那新片后夜尿3～4次，但便秘加重，于是加用麻仁软胶囊0.6g tid po，几天后患者又出现腹泻，5～6次/天，稀便。复查血Cr 175μmol/L，泌尿系超声提示残余尿211ml。

【临床问题】

1. 患者加用助眠药是否恰当？

2. 患者目前存在什么用药问题？

3. 如何改善患者夜尿频繁问题？

安全性及有效性是老年人药物治疗的关键。住院老年患者常见用药相关问题包括多重用药（polypharmacy）、潜在不适当用药（potentially inappropriate medication，PIM）、药品不良反应（adverse drug reaction，ADR）等。这些用药相关问题互相影响，互为因果，本章节针对如何识别和尽量避免住院老年患者用药相关问题进行阐述。

一、避免多重用药

老年人共病发生率高，半数老年人患有3种及以上共病，服用多种药物难以避免。多重用药尚无公认定义，一般认为≥5种药品时即为多重用药。当同时服用2种药物时，药物–药物相互作用的发生率为13%，5种药物为38%，7种及以上时增加至82%。多重用药会导致药物不良反应、用药依从性降低、影响生活质量等，同时增加了认知功能受损、跌倒和功能下降的风险。避免多重用药并不是强求药物种类数一定少于5种，这在老年人群中不现实，而是在保证治疗效果的前提下尽量精简药物数量，避免重复用药、不适当用药带来的不良影响。

（一）用药前充分评估利弊

美国老年医学会（American Geriatrics Society，AGS）提出，在进行用药评估前不要处方药物。医生在开具新的药物前，应首先了解患者的疾病情况和用药史，从而判断是否有适应证支持增加新药，是否利大于弊。在某些情况下，生活方式、饮食习惯的改变及适当运动等是完全可以替代药物治疗的。

（二）重视药物重整工作

药物重整（medication reconciliation）是目前西方国家在医疗保健领域趋于完善和规范化的一项工作，是比较患者目前正在应用的所有药物方案与药物医嘱是否一致的过程。其目的是避免药疗偏差，如漏服药物、重复用药、剂量错误和药物相互作用。2019年10月中国医院协会药事专业委员会发布《医疗机构药学服务规范》，规范药物重整是指比较患者目前正在应用的所有药物方案与药物医嘱是否一致的过程。其详细定义包括在患者药物治疗的每一个不同阶段（入院、转科或出院时），药师通过与患者沟通或复核，了解在医疗交接前后的整体用药情况是否一致，与医疗团队一起对不适当的用药进行调整，并做详细全面的记录，来预防医疗过程中的药物不良事件，保证患者用药安全的过程。对于住院患者而言，进行药物重整的重要时刻包括入院、转科及出院时，这是医疗团队发生变化的时刻，也是容易发生处方差错的时刻。

老年患者用药复杂，用药重整工作建议由老年医疗团队中的药师及医师共同完成。药物重整的主要流程包括：收集用药清单；整理医嘱用药，发现不适当用药，与团队成员讨论并调整治疗药物，形成新的用药清单；新的用药清单交予患者，并告知在转诊过程中携带。

1. 收集用药清单　老年人共病及多重用药普遍，多专科就诊，独居，认知功能下降等多方面因素使完整收集准确用药清单的难度增加。药师可通过与患者或家属面谈，电话询问负责患者用药的家属或照护者，查阅患者既往病历及处方信息等多方面途径获取用药信息。

老年患者因一种疾病就诊，叙述用药情况时也会围绕特定疾病，若不进行引导很可能遗漏其他系统疾病用药。药师可根据患者主诉情况结合常见老年综合征发散性提问，如是否需要服用药物辅助入眠、是否存在便秘且需要使用通便药物等。这样既可以不遗漏用药列表，又可以发现一些亟待解决的老年问题。如有可能，应让患者每次就诊时携带目前正在服用的所有药物或药物清单。

2. 核对及重整　根据收集的用药清单，对比患者正在使用的药物与医嘱用药的差异，若出现不一致或用药不恰当，需与医师沟通分析原因，必要时与患者沟通，与医疗团队一起重新调整药物，并对诊疗过程中药物的调整进行记录。药物重整应重点关注以下内容。

（1）核查用药适应证及是否存在重复用药问题：老年人多专科就诊，且市售药品种类繁杂，同种药品众多生产厂家，并冠以不同的商品名，应注意药品通用名，减少不必要的重复用药。

（2）核查用法用量是否正确：除了核查常规用法用量是否正确外，还应关注特殊剂型/装置药物。必须仔细核对一品多规药品的给药剂量是否正确，如左甲状腺素钠、华法林等，一定获取患者所服用药品的规格信息，否则容易因剂量变化较大导致不良事件发生。小剂量给药及管饲给药在老年人群中普遍存在，一些特殊剂型药物（如缓/控释片剂、缓释胶囊、肠溶片剂/胶囊等）不可掰开或管饲给药，否则可能导致药效降低或发生不良反应。

（3）关注需要根据肝肾功能调整剂量的药物：老年人由于生理及病理因素导致肝肾功能不同程度下降，使用药物时需要根据肝肾功能调整剂量。评价肾功能时一定计算肌酐清除率，很多肌酐正常的高龄、瘦弱老年人的肌酐清除率已经呈现明显下降。老年人罹患急性病时肝肾功能可能发生急剧变化，因此应监测肝肾功能，及时调整药物剂量。

（4）关注有临床意义的药物相互作用：老年人用药种类多，易发生药物相互作用。发现用药清单中有肝药酶抑制剂（如克拉霉素、胺碘酮、氟康唑等）或诱导剂（如利福平、苯妥英钠等）时，应警惕由于相互作用导致的严重不良事件。对于常见的易发生不良相互作用的药物组合应有一定敏感性，如他汀类与克拉霉素，胺碘酮与华法林等。

（5）警惕药物对检查的影响：核查拟行特殊检查或医疗操作前，是否需要临时停用某些药物，检查或操作结束后，需评估是否加回药物。尤其在老年人需要转科手术治疗或其他有创操作前，需暂停抗血小板或抗凝药物，操作结束后需告知患者何时加回，即使评估患者情况短期内不宜加回，也应告知患者需定期随访，评估心脑血管疾病情况。

3. 分享完整用药清单　在老年人出院回家或转入其他医疗机构前，需再次核对目前用药，为确保用药的准确性及连续性，需从患者教育及医务人员密切衔接两方面着手。①告知患者哪些是需要长期使用的慢病管控用药，哪些是短期使用的对症治疗药物，用药期间需监测"红旗症状"，避免严重不良事件发生；本次治疗过程中药物的调整需记录在药物重整表中，使转诊医疗机构的医务人员能够知晓调整原因。②若患者需要继续使用静脉药物或其他有明确疗程的药物，一定告知患者用药疗程，并在药物重整表中进行记录，确保转诊医疗机构的医务人员及时调整治疗方案。③根据患者目前病情，不能服用的药物，需通过药物重整表告知患者及医务人员，避免短期内再次处方。④告知患者及医务人员定期检查的项目和随诊时间，确保能够及时评估用药的安全性及有效性。

对于慢病控制稳定的社区老年居民，建议半年或1年进行一次药物重整。老年患者因病情变化来门诊就诊或入院检查也是进行药物重整的重要时机。

（三）定期进行处方精简

处方精简（deprescribing）是对可能导致药品不良反应或不再获益的用药，减少该药物剂量或停止用药的计划和管理过程。目标是减少用药负担和损害，同时维持或提高生活质量。对于住院老年患者，药物重整强调在医疗团队发生变化时进行药物核查，避免用药错误及不适当的用药，处方精简重点在于评估并精简患者用药，在实践中可结合进行。Meta分析显示，对老年患者进行处方精简可以降低住院率、再入院率、药品不良反应和不良事件发生率，针对认知功能正常的老年患者或由医务人员主导的处方精简，可显著降低死亡率。建议处方精简需关注对症治疗药物及不再获益的用药。

对症治疗药物及时停用。为老年患者使用对症治疗药物后应定期观察效果及是否发生不良反应。对症效果不佳时应及时调整治疗方案，避免对症治疗药物长期使用，可能增加不良反应风险。对于不存在消化道溃疡高危因素的老年患者，应避免长期使用标准剂量的质子泵抑制剂（PPI），长期PPI治疗增加难辨梭菌感染、骨量减少及骨折风险，而且PPI类药物会影响维生素B_{12}的吸收，老年人摄入量减少及合并其他药物，可能造成维生素B_{12}缺乏，严重者可引起贫血。

警惕撤药综合征。一些影响神经递质的药物（如抗抑郁药、抗精神病药、抗帕金森药、治疗神经痛药物等）在停药过程中需警惕撤药综合征，主要表现为躯体症状（如呕吐、腹泻、头痛、震颤、出汗等）及精神症状（如谵妄、激越等）。此类药物发生撤药综合征的危险因素包括用药剂量大、用药时间长及骤停药物。考虑老年人（尤其是高龄、衰弱的老年人）适应能力降低，精简此类药物时一定不可骤停，需根据耐受程度，缓慢减量，并密切监测相关症状。

对终末期患者而言，针对病因的治愈性治疗越来越少，加用药物主要针对影响生活质量的不适症状或综合征，如镇痛药、止吐药、通便药等，治疗目标为减少痛苦症状。药物治疗需同时考虑药物的疗效、起效时间、患者预期寿命、药物不良反应等多方面的因素。专科疾病指南不再适用于终末期患者，为终末期患者进行处方精简具有巨大挑战性，可参考STOPPFrail筛查工具。同时，与患方的充分沟通仍十分重要，患者有权选择符合本人意愿的医疗方案，推广预立医疗自主计划（advanced care planning，ACP），有利于患方在获得正确信息的前提下，与医方团队共同做出理性选择。

二、警惕药品不良反应

我国2019年《国家药品不良反应监测年度报告》中指出，在2019年药品不良反应/事件报告中65岁及以上老年患者的报告占整体报告的29.1%，老年患者严重报告所占比例高于整体报告中严重报告比例，提示老年患者发生药品不良反应的风险更大。为老年人制订药物治疗方案时，安全性尤其重要。

（一）尽量为老年患者选择安全性较高的药物

目前国际上对于老年人合理药物处方并无统一的标准，但一些评价老年人潜在不适当用药的标准可以供临床参考。临床上常用的标准有美国的 Beers 标准、欧洲的 STOPP/START 标准及中国老年人潜在不适当用药判断标准。这些标准分别具有各自的优势及局限性：Beers 标准的更新频率较快，大约每 3 年更新 1 次；STOPP/START 标准独有提醒医师正确治疗的内容。考虑到各标准存在一定的局限性和差异，互补性的使用可以达到合理处方的目标。判断老年人潜在不适当用药的标准是帮助老年人在临床上合理选择药物工具，而非限制用药枷锁。如何正确使用它们至关重要。在临床实际工作中，一定结合国内情况，考虑药物的可获得性、经济性等多方面因素，在参考标准的同时加入对患者的个体化分析。

（二）重视老年综合评估

进行老年综合评估（comprehensive geriatric assessment，CGA）可以尽早发现老年问题/老年综合征，并进行早期干预为目的，促进功能恢复和避免安全隐患。常见的老年综合征包括跌倒、痴呆、抑郁和焦虑、睡眠障碍、谵妄、营养不良、慢性疼痛、多重用药等，结合老年综合评估结果有针对性地制订药物治疗方案是老年科医师及药师应掌握的技能和发展趋势。当已经发现患者存在老年综合征问题时，应尽量避免处方可能加重这些情况的药物，如谵妄风险高的老年人应避免使用喹诺酮类药物。Beers 标准也指出，特定疾病及老年综合征的老年患者应避免使用一些药物，如心衰患者应避免使用噻唑烷二酮类降糖药，痴呆及认知功能受损的患者应避免使用抗胆碱能药物等，主要原因是这些药物可能加重老年人原有的疾病及老年综合征。详细完整的老年综合评估对于制订治疗方案具有指导意义。对近期血糖控制不佳的老年糖尿病患者进行老年综合评估后，发现老人同时存在认知功能障碍，社会支持也较差，此时就需要充分权衡强化胰岛素降糖方案的风险和获益，因为注射胰岛素剂量错误造成的低血糖对于独居的老年人来说是致命的。老年人（尤其是高龄老人）慢病的管理目标不同于成年人，对于预期寿命长的健康老年糖尿病患者，HbA1c 水平可控制在 7.0% ～ 7.5%，对于预期寿命少于 10 年、有中度共病的患者，HbA1c 水平可控制在 7.5% ～ 8.0%，而对于预期寿命更短且多种疾病共存的患者，HbA1c 控制在 8.0% ～ 9.0% 即可。

（三）用药后监测

除非重症感染性疾病需联合使用多种抗菌药物，老年人应避免一次性处方多种药物，因为病情变化和多种药物的混杂因素，对判断是否为药品的不良反应带来困难。在加用新的药物后，掌握该药物常见不良反应的相关信息、密切监测症状、体征及化验指标，对于及时发现药品不良反应是至关重要的。当怀疑发生 ADR 时，首先应明确引起不良反应的药物。在临床上判断其实很困难，老年人合并用药较多，且多种慢性疾病相互影响。如老年人加用他汀类药物后出现肝酶升高，若同时合并脂肪肝，也有可能导致肝酶异常，因此并不能确定是由药物导致的。同样，帕金森综合征患者开始服用左旋多巴复方制剂后发生便秘，这是抗帕金森药物的不良反应，但帕金森综合征也会出现便秘，为进一步明确便秘的原因，可询问患者服药前是否有类似症状，服药后症状是否加重。因此，应综合考虑患者整体情况，避免结论的片面性。及时发现新出现的症状是否与药物相关，避免处方瀑布（prescribing cascade）。处方瀑布是指处方一种药物后，引起不良反应，为处理不良反应的体征和症状而处方新的药物。这会加重多重用药问题，是一个恶性循环。发现处方瀑布问题后，应尽可能停用"源头"药物，并及时采取替代治疗措施。

药师加入多学科团队能够使药物重整工作更加细致，及时发现药物安全性问题。评估老年患者用药合理性需要从药物、疾病、老年综合征、患者意愿、社会支持系统等多方面综合考虑。

【病例分析】

1. 患者加用助眠药物是否恰当？

首先需明确患者睡眠障碍的原因，包括环境改变、前列腺增生导致的下尿路症状，下尿路症状与睡眠障碍相互影响，导致恶性循环。患者住院期间难以快速消除环境及下尿路症状两方面因素对睡眠的影响，可考虑短期内按需使用助眠药物。唑吡坦起效迅速，针对入睡困难效果好，但同时需注意患者跌倒风险高（高龄、环境改变、起夜频繁、近1年有过跌倒史），加用唑吡坦后需告知患者临睡前已坐到床上再服药，夜间加强陪护，警惕跌倒。

2. 患者目前存在什么用药问题？

该病例为典型的处方瀑布，即发生了多个药品不良反应，而后又加用新的药物来治疗前一个药物的不良反应。如索利那新具有抗胆碱能活性，不良反应包括便秘、尿潴留等，该患者加用索利那新后出现便秘加重。这个不良反应并未引起医务人员的足够重视，加强通便治疗后出现腹泻，容量减少，直至因肾前性因素导致血肌酐明显升高时才开始回顾分析是否药物触发一系列不良事件，同时超声提示尿潴留，肾后性梗阻因素也参与了肌酐升高，这些不良反应结果都与索利那新有关。通过该病例，体现掌握常见药物的不良反应、用药后及时监测、警惕处方瀑布、及时停药的重要性。

3. 如何改善患者夜尿频繁问题？

针对该患者下尿路症状，需要多方面干预。建议患者能够尽快回归熟悉的睡眠环境，恰当的生活方式（如睡前不大量饮水、茶等），出现下尿路症状加重时需及时排查和纠正可逆因素（如泌尿系感染等），药物治疗可以考虑尝试米拉贝隆，用药期间需监测血压，同样需警惕尿潴留。

（闫雪莲 审校：张 波）

参考文献

［1］贾建平，王荫华，张振馨，等. 中国痴呆与认知障碍诊治指南（三）：神经心理评估的量表选择. 中华医学杂志，2011，91（11）：735-740.

［2］Prince M，Jackson J. World Alzheimer's Report 2009 London：Alzheimer's Disease International，2009：12.

［3］中华医学会老年医学分会老年神经病学组，老年认知障碍诊治专家共识撰写组. 中国老年人认知障碍诊治流程专家建议. 中华老年医学杂志，2014，33：817-824.

［4］Fick DM，Steis MR，Waller JL，et al. Delirium superimposed on dementia is associated with prolonged length of stay and poor outcomes in hospitalized older adults. J Hosp Med，2013，8（9）：500-505.

［5］张宁，刘晓红. 痴呆、谵妄、抑郁重叠的诊治策略. 中华老年医学杂志，2015，34（8）：833-835.

［6］Richardson Sarah J，Davis Daniel H J，Stephan Blossom C M，et al. Recurrent delirium over 12 months predicts dementia：results of the Delirium and Cognitive Impact in Dementia（DECIDE）study. Age Ageing，2020：1-7.

［7］中华老年医学分会. 老年患者术前评估中国专家建议（2015）. 中华老年医学杂志，2015，34（11）：1273-1280.

［8］Mohanty S，Rosenthal RA，Russell MM，et al. Optimal perioperative management of the geriatric patient：A best practices guideline from the American College of Surgeons NSQIP and the American Geriatrics Society. Journal of the American College of Surgeons，2016，222（5）：930-947.

［9］Kristensen SD，Knuuti J，Saraste A，et al. 2014 ESC/ESA guidelines on non-cardiac surgery：cardiovascular assessment and management：The Joint Task Force on non-cardiac surgery：cardiovascular assessment and management of the European Society of Cardiology（ESC）and the European Society of Anaesthesiology（ESA）. Eur Heart J，2014，35（35）：2383-2431.

［10］朱鸣雷，黄宇光，刘晓红，等. 老年患者围手术期管理北京协和医院专家共识. 协和医学杂志，2018，9（1）：36-41.

［11］中华医学会老年医学分会. 老年患者术后谵妄防治中国专家共识. 中华老年医学杂志，2016，35（12）：1257-1262.

［12］Nardi M，Fischer K，Dawson-Hughes B，et al. Association between caregiver role and short-and long-term functional recovery after hip fracture：A prospective study. J Am Med Dir Assoc，2018，19（2）：122-129.

［13］Crotty M，Unroe K，Cameron ID，et al. Rehabilitation interventions for improving physical and psychosocial functioning after hip fracture in older people. Cochrane Database Syst Rev，2010. PMID：20091644 Review.

［14］Diong J，Allen N，Sherrington C. Structured exercise improves mobility after hip fracture：a meta-analysis with meta-regression. Br J Sports Med，2016，50（6）：346-355.

［15］Alberta Health Services. http://www.albertahealthservices.ca/assets/about/scn/ahs-scn-bjhhf-restorative-care-pathway-hcp.pdf.Accessed 1 May 2019.

［16］岛田洋一，高桥仁美. 骨科术后物理治疗指南. 朱庆三，译. 北京：人民军医出版社，2014.

［17］Dyer SM，Crotty M，Fairhall N，et al. A critical review of the long-term disability outcomes following hip fracture. BMC Geriatr，2016，16（1）：158.

［18］Magaziner J，Hawkes W，Hebel JR，et al. Recovery from hip fracture in eight areas of function. J Gerontol A Biol Sci Med Sci，2000，55（9）：M498-507.

［19］Magaziner J，Simonsick EM，Kashner TM，et al. Predictors of functional recovery one year following hospital discharge for hip fracture：a prospective study. J Gerontol，1990，45（3）：M101.

［20］Marcantonio ER，Flacker JM，Michaels M，et al. Delirium is independently associated with poor functional recovery after hip fracture. J Am Geriatr Soc，2000，48（6）：618-624.

［21］Moraes SA，Furlanetto EC，Ricci NA，et al. Sedentary behavior：barriers and facilitators among older adults after hip fracture surgery. Braz J Phys Ther，2020，24（5）：407-414.

［22］Bischoff-Ferrari HA，Dawson-Hughes B，Platz A，et al. Effect of high-dosage cholecalciferol and extended physiotherapy on complications after hip fracture：a randomized controlled trial. Arch Intern Med，2010，170（9）：813-820.

［23］Chang FH，Latham NK，Ni P，et al. Does self-efficacy mediate functional change in older adults participating in an exercise program after hip fracture？A randomized controlled trial. Arch Phys Med Rehabil，2015，96（6）：1014-1020.

［24］Miu KYD，Lam PS. Effects of nutritional status on 6 month outcome of hip fractures in elderly patients. Ann Rehabil Med，2017，41（6）：1005-1012.

［25］Malafarina V，Uriz．Otano F，Malafarina C，et al．Effectiveness of nutritional supplementation on sareopenia andrecovery in hip fracture patients．A multi centre randomized trim．Maturitas，2017，101：42-50．

［26］中国营养学会骨营养与健康分会，中华医学会骨质疏松和骨矿盐疾病分会．原发性骨质疏松症患者的营养和运动管理专家共识．中华内分泌代谢杂志，2020，36（8）：643-653．

［27］Goldberg RM，Mabee John，Chan Linda，et al．Drug-drug and drug-disease interactions in the ED：analysis of a high-risk population．American Journal of emergency medicine，1996，14（5）：447-450．

［28］曾平，刘晓红．老年患者的五项明智选择（二）．中华老年医学杂志，2014，33（8）：927-928．

［29］The Joint Commission．Medication reconciliation National Patient Safety Goal to be reviewed，refined．http：//www.jointcommission.org/PatientSafety/NationalPatientSafetyGoals/npsg8_review.htm.2012-06-30．

［30］中国医院协会药事专业委员会《医疗机构药学服务规范》编写组．医疗机构药学服务规范．医药导报，2019，38（12）：1535-1556．

［31］贾博颖，周双，张晓琳，等．处方精简在老年患者中的可行性与安全性分析．中国临床药理学杂志，2019，35（21）：2768-2772．

［32］Lavan AH，Gallagher P，Parsons C，et al．STOPPFrail（Screening Tool of Older Persons Prescriptions in Frail adults with limited life expectancy）：consensus validation．Age Ageing，2017，46（4）：600-607．

［33］康琳，刘晓红．老年患者的五项明智选择．中华老年医学杂志，2013，32（10）：1136．

第九章
长照机构相关问题

第一节　吸入性肺炎

【典型病例】

　　患者王某，男性，82岁。脑梗死4年，以右侧肢体活动障碍为主要表现，经综合治疗康复至生活半自理状态。患者脑梗死后规律进行心脑血管疾病药物等的二级预防治疗，阿司匹林、他汀长期服用，因胃部不适而间断服用PPI，4年间逐渐出现记忆力下降、反应力变慢、偶有饮水呛咳，进食米饭类和大块食物时吞咽缓慢，喜欢半流质和面条等食物，体重每年平均下降1kg。既往：高血压、高脂血症、2型糖尿病病史10余年。此次因"食欲缺乏、乏力1周，嗜睡1天"入院，患者1周前出现食欲缺乏，每天的食量较前减少一半，诉乏力，不愿意出家门进行每天的散步活动，照护者发现患者睡眠增多，每天清醒的时间6小时左右，进食偶有呛咳，出现咳嗽咳痰，白色黏痰，未测体温，坚持服用每日药物，约6种［阿司匹林，阿托伐他汀，苯磺酸氨氯地平，利格列汀（欧唐宁），阿卡波糖（拜糖平），金纳多（银杏叶提取物）］，一天前出现嗜睡，故来我院急诊就诊，查体：T: 38.1℃，R: 28次/分，BP150/90mmHg，HR 100次/分，SpO_2 88%（未吸氧），体重55kg，双肺可闻及湿啰音及哮鸣音，右肺为重。辅助检查：血常规：WBC15.2×10^9/L，NEUT 86%，CRP15mg/L，BUN 8mmol/L，Cr 116μmol/L，Na^+128mmol/L，胸部CT：右肺下叶段基底段片状渗出影，右侧少量胸腔积液。结合病史、体征及辅助检查考虑诊断"吸入性肺炎"。

【临床问题】

1．什么是吸入性肺炎？

2．老年人易罹患吸入性肺炎的危险因素有哪些？

3．如何评估肺炎的严重程度？

4．吸入性肺炎如何诊断及治疗？

5．如何预防吸入性肺炎？

一、概述

　　吸入性肺炎（aspiration pneumonia，AP）是肺炎的常见类型之一，是指口咽部的液体、分泌物或胃内容物反流误吸入下呼吸道，同时吸入口咽部定植菌而引起的肺部化学性或细菌性炎症。吸入性肺炎临床表现多样，有时缺乏典型肺炎的肺部症状，影像及实验室检查复杂多变，容易误诊和漏诊。误吸是指口咽部内容物或胃内容物反流吸入至喉部和下呼吸道的现象。误吸发生后，患者立刻出现刺激性呛咳、气促甚至哮喘，称为显性误吸；患者误吸当时不出现咳嗽，没有刺激性呛咳、气促等症状，称为隐性误吸。老年患者因口腔卫生不佳，合并多种基础疾病等原因，出现吸入性肺炎发病率较高。吸入性肺炎会使患者呼吸困难，累及循环系统，若不及时给予相关治疗可能会危及生命。

二、老年人容易罹患吸入性肺炎的危险因素

（一）肺结构及生理功能退化

老年人群咳嗽及吞咽反射减退，呼吸道纤毛运动功能退化，肺泡巨噬细胞和 T 细胞数量减少，局部和全身免疫功能下降，导致老年人群清除病原体的能力降低。同时，随着年龄增长，肺泡面积逐渐减少，肺功能随之下降，导致老年人群发生肺部感染后容易出现呼吸衰竭。

（二）吞咽功能障碍

可见于食管疾病，如食管运动障碍、头颈部和食管肿瘤、食管狭窄等，还可见于神经系统疾病，如癫痫、多发性硬化、帕金森病、脑卒中、痴呆等，以及慢性阻塞性肺疾病和气管插管机械通气。

（三）合并基础疾病

合并基础疾病是老年人罹患肺炎的重要危险因素，重要性甚至超过了年龄因素本身。慢性阻塞性肺疾病、充血性心力衰竭、脑血管疾病、糖尿病以及慢性肾病等是肺部感染发生的重要危险因素。

（四）牙齿健康状况不良及口腔护理不足

革兰阴性杆菌、金黄色葡萄球菌及厌氧菌等，潜在的呼吸道病原体容易定植。鼻饲或不恰当使用PPI等药物均被认为能够加重上述定植风险或误吸。由于上述危险因素难于去除，导致反复发生和迁延难愈。

三、病原学特点

近年的研究发现，AP的病原学发生了巨大的变化。20 世纪60 ～ 80年代学者们认为厌氧菌是AP的主要致病菌，并以拟杆菌属、普氏菌属、梭菌属和胃链球菌属为主。随着实验室检查手段的提高，人们发现革兰阴性菌、金黄色葡萄球菌、需氧菌也是 AP 的常见致病菌，与医院获得性肺炎相似。

老年吸入性肺炎患者二重感染和混合感染均多见，故吸入性肺炎一旦诊断，就应根据社区或医院感染情况进行经验性抗菌治疗，对患者的免疫状况、基础疾病及临床表现等进行

全面评估后，尽早、联合、足量使用抗菌药物，待痰培养结果出来后再调整。厌氧菌是口咽部优势定植菌群，一旦有口咽分泌物吸入，就应考虑厌氧菌感染的可能，故在抗菌药物选择时，仍应选用覆盖厌氧菌的抗菌药物为宜。

四、病理生理

AP是吸入内源性菌群负荷超出人体自身防御能力的结果。AP的严重程度取决于误吸、误吸物的性质、发生误吸的频率、细菌的毒力及宿主防御能力等多种因素。AP的自然防御屏障主要包括声门闭合、咳嗽反射、黏膜纤毛、清除功能和肺泡巨噬细胞吞噬等。当一次大量误吸或反复多次误吸，或宿主防御能力下降，则可发生不同程度、多种形式的AP。吸入物进入肺组织，可激活肺部炎症反应，表现为炎细胞浸润，并分泌多种细胞因子和炎性介质，严重者可导致急性肺损伤、急性呼吸窘迫综合征。反复多次误吸可引起肺内慢性炎症，炎细胞分泌多种血管生成因子、淋巴管生成因子和其他细胞因子引起血管、淋巴管生成，多种类型的白细胞和巨噬细胞参与细胞外基质的蛋白降解重构，血管生成和淋巴管生成进一步促进了免疫细胞的补充，从而增强了慢性炎症。另一方面，炎性细胞因子如肿瘤坏死因子α、IL-1和IL-6水平升高，可激活呼吸道、骨骼肌和吞咽肌中的calpains系统（钙依赖型途径）和凋亡相关蛋白酶caspase-3，导致肌纤维蛋白降解，并进一步激活泛素-蛋白酶体蛋白降解途径，以及自噬通路，诱发肌肉减少症，尤其是吞咽肌肉的减少，与吞咽困难的加重有直接关系，从而加重反复误吸，这是一个恶性循环。

五、诊断

迄今，AP的诊断缺乏统一的金标准。吸入物的容积、吸入频率、吸入物的性质、细菌的毒力、获得AP的场所（社区获得或医院获得）以及患者的基础疾病不同，其临床表现差异很大，呼吸系统症状可表现为无症状，也可表现为严重的呼吸窘迫。可伴有全身症状，如发热，但约1/3以上的患者，尤其是老年患者可不伴有发热，甚至没有明显的呛咳。值得注意的是，约30%的社区获得性吸入性肺炎和19%的护理院获得性吸入性肺炎患者会出现精神状态改变。AP患者的病情演变可表现为急性、亚急性或缓慢进展。吸入损伤可累及气道或肺实质，查体可正常，也可出现气道痉挛或肺实变体征，无特异性。

由于临床症状不典型，AP的诊断主要取决于3个方面：存在误吸史（可见的误吸）、危险因素和胸部影像出现典型的重力依赖性肺段渗出影，仰卧位时见于上叶的下段或后叶的上段，立位时见于下叶的基底段。2010年日本发布了AP专家共识，结合危险因素、临床表现、胸部影像学检查、实验室检查和吞咽功能检查诊断AP，对有发热、咳嗽、咳痰、气促、心动过速等临床表现者，影像学有肺部炎症表现，如有明确的误吸现象（直接观察到）可确诊AP；有肺部炎症表现，同时存在吞咽功能障碍可拟诊AP；有肺部炎症表现，可能有吞咽功能障碍可疑诊AP。但 AP早期胸部影像学资料可能是阴性的，且需与肺水肿鉴别，后者常出现双侧、对称性的肺部浸润影，多发生在全身麻醉、窒息或溺水，同时也可能伴有误吸。

六、严重程度评估

对肺炎进行严重程度评估是启动后续一系列医疗行为的基础，包括治疗地点的选择、初始抗菌药物的使用、实验室检查的强度等。及时的诊断和正确的严重程度评估可以改善肺炎患者生存率。老年肺部感染患者临床表现不典型，因此需及时进行血液实验室检查及影像学检查以明确诊断。病情评估方面，目前主要通过CURB-65（表9-1）、肺炎严重程度（PSI）评分（表9-2）等方法来对患者死亡风险进行评估。PSI评价指标多而复杂，依赖实验室检查结果，不适用于快速评估。CURB-65因其简便易于评分而更适用于门诊和急诊医师。英国、美国等国及我国指南均建议使用CURB-65作为评估患者病情严重程度、判断患者是否需要收入院治疗的标准。需要注意的是，上述评分标准并非针对老年群体特殊设计，有观点认为，对于老年患者而言，PSI的特异性偏低而CURB-65敏感性不足。因此，临床决策老年肺部感染患者是否需要住院或者需要进一步入住重症监护室应该综合判断患者的情况。

表9-1　社区获得性肺炎CURB-65评分表

临床指标	意识障碍	血尿素氮＞70mmol/L（19mg/L）	呼吸频率≥30次/分	收缩压＜90mmHg或舒张压≤60mmHg	年龄≥65岁
分值	1	1	1	1	1
总评分分值					
CURB-65评分	0	1	2	3	4或5
建议	低危，院外治疗	低危，院外治疗	短期住院，或密切观察下院外治疗	短期住院，或密切观察下院外治疗	重症肺炎，住院或ICU治疗

表9-2　肺炎严重程度（PSI）评分表

年龄	合并症	查体		检查指标
男性（年龄数） 女性（年龄数－10）	肿瘤（＋30） 肝病（＋20） 充血性心衰（＋10） 脑血管病（＋10） 肾病（＋10）	神志状态改变（＋20） 呼吸次数≥30次/分（＋20） 收缩压＜90mmHg（＋20） 体温≤35℃或≥40℃（＋15） 脉搏≤125次/分（＋10）		动脉血pH＜7.35（＋30） 血尿素氮≥11mmol/L（＋20） 血钠＜130mmol/L（＋10） 血糖≥14mmol/L（＋10） HCT＜30%（＋10） PaO_2＜60mmHg或氧饱和度＜90%（＋10） 胸腔积液（＋10）
危险等级	I	II	III	IV	V
总评分	不需要评分	≤70	71～91	91～130	＞130

七、治疗

（一）抗生素治疗

对发生误吸且胸片异常者，以及胸片正常但病情严重，出现休克或需要气管插管者，应给予抗生素治疗。如怀疑化学性肺炎，由于预防性使用抗生素不能增加临床获益，且可能出现抗生素相关不良反应，即使胸片异常，对轻中度患者，密切监测临床和影像学结果，不建议给予抗生素，在48小时后重新评估，对重症患者，应经验性使用抗生素治疗。抗菌药物的选择应针对患者可能吸入的病原体、发病场所，并考虑到细菌多耐药风险。细菌多耐药的危险因素包括在过去的90天曾使用广谱抗生素、住院至少5天等。对于大多数社区获得性吸入性肺炎患者，氨苄西林-舒巴坦、碳青霉烯或喹诺酮类治疗有效；对于严重牙周病、坏死性肺炎或肺脓肿患者，厌氧菌感染的风险较高，可联合克林霉素。多重耐药菌感染风险较低的社区获得性吸入性肺炎患者可选择与社区获得性肺炎类似的治疗方案；多重耐药菌感染风险较高者需要单独或联合使用哌拉西林-他唑巴坦、头孢吡肟、左氧氟沙星、亚胺培南或美罗培南，也可联合阿米卡星或多黏菌素。如有证据表明患者鼻腔或呼吸道有耐甲氧西林金黄色葡萄球菌定植，也可联合万古霉素或利奈唑胺。胃瘫、小肠梗阻、使用抗酸药物和长期居住医疗保障机构的患者出现AP可选择哌拉西林-他唑巴坦或头孢他啶或喹诺酮类。对治疗后临床反应较好、无肺外感染证据者，疗程建议为5～7天；对坏死性肺炎、肺脓肿或脓胸患者，可延长用药疗程。

（二）激素的应用

皮质类固醇在AP治疗中的作用受所用剂量和给药时间的影响，同时皮质类固醇的临床不良反应，如新发感染、高血糖、胃肠道出血等也不容忽视。确切的治疗建议尚有待更大规模随机对照前瞻性研究的结果。目前不建议常规使用激素治疗AP。

八、抗感染治疗中的注意事项

（一）抗菌药物种类的选择要兼顾药物的有效性和安全性

早期选用广谱抗菌药物有助于尽快控制感染，必要时可选择联合用药，待病原学结果回报后调整至针对性的药物。抗菌药物的给药时间间隔应根据药物的药代/药效动力学特点决定。健康人的肾功能会随着增龄而缓慢减退。在对老年肺炎患者进行抗感染治疗前应常规评估其肾功能，并以此对抗感染方案进行调整。肾脏病饮食改良公式（MDRD）被认为适合用于老年患者的肾功能评估。应注意慎用氨基糖苷类等具有肾毒性的抗菌药物，同时应注意避免抗菌药物在体内蓄积而引起的不良反应，如亚胺培南/西司他丁在慢性肾脏病患者体内减量不当有引发癫痫的可能。对于已经存在认知功能减退或合并中枢系统疾病的患者，应用喹诺酮类等药物时要特别注意其中枢神经系统不良反应，这一点在老年患者群体中尤为值得关注，因为当服用此类药物的患者出现意识混乱、焦虑、失眠等症状时，常被误认为是老年人本身的特点而被忽略。除了上述不良反应以外，抗菌药物的常见和/或严重副作用还包括QT间期延长、胃肠道反应、皮疹、血细胞减低、肌腱炎等，在制订抗感染方案时需结合患者的基础状态及合并症情况，避免导致病情加重。

（二）注意药物之间的相互作用

老年人常合并多种基础疾病，使用抗菌药物时应注意不同药物之间相互作用。临床应用上较为常见的是关于肝脏P450酶的代谢，一方面，如卡马西平、苯妥英钠等P450酶诱导剂的使用可能导致如大环内酯类等抗菌药物血药浓度的降低；另一方面，如他汀类药物、地高辛、维拉帕米等P450酶底物的使用也可能导致上述抗菌药物的浓度升高，从而影响药效的发挥。

九、老年肺炎的预防要点

（一）避免误吸

吸入性肺炎是患者预后不良的独立危险因素。注意以下方面可以尽量减少误吸的发生。首先，选择合适的营养及进食方式，建议患者尽可能选用经口进食及口服营养补充（ONS），软食优于液态食物，适当使用增稠剂可减少误吸发生的概率；其次，采用坐位或半卧位的方式进食被证明有助于减少误吸的风险。

（二）注意口腔清洁与护理

牙齿健康状况不良同样是罹患肺部感染（尤其是吸入性肺炎）的独立危险因素。口腔护理和吞咽康复治疗可以有效预防吸入性肺炎的发生。

（三）注射疫苗

注射疫苗被证明是能够预防老年人出现肺部感染、降低患者住院率等的有效措施，目前主要有流感疫苗及肺炎球菌疫苗。前者能够减少呼吸道病毒感染及继发性细菌性肺部感染，需要每年注射1次；后者主要预防肺炎球菌的感染，特别是侵袭性肺炎链球菌的感染。在中、英、美国等多个国家的指南中均建议所有年龄≥65岁的非禁忌人群接种二十三价肺炎球菌多糖疫苗。上述疫苗在老年人中的安全性及有效性均已得到证实，并且联合注射被证实可使年龄≥65岁人群获益。

【病例分析】

1．本病例是高龄老人，有多种慢性基础病：脑梗、高血压、糖尿病等；有罹患吸入性肺炎的危险因素：吞咽功能下降、生活部分失能、间断使用PPI药物；肺部相关临床症状表现不典型：隐性误吸，食欲下降、嗜睡（精神状态有改变，谵妄的一种表现）。上述描述均有吸入性肺炎的特点。

2．此病例罹患吸入性肺炎的危险因素：吞咽功能下降；有多种慢性基础病：脑梗、高血压、糖尿病等；PPI药物应用不当；口腔卫生护理不足。

3．疾病严重程度的评分：CURB-65：3分，PSI：82y＋75＝157，危险等级是Ⅴ级。说明此病例肺炎的程度较严重。

4. 诊断吸入性肺炎的依据：误吸史、危险因素、典型的重力依赖性肺段渗出影。患者病情危重，最佳治疗时机不能延误，抗生素使用在留取病原学标本的前提下尽快使用经验性用药，计算肌酐清除率：CG 33ml/min，MDRD 55ml/min，同时要考虑老年人的肾功能，抗生素的不良反应、药物的相互作用（多重用药），同时要注意营养支持治疗、口腔护理。

5. 高龄、病情重、预后不佳，应告知本人和家属真实病情，如抢救措施下有好转希望，在后续的恢复中要注意吞咽功能的康复训练，因高龄吸入性肺炎老人病情容易反复/迁延不愈。平时预防要点：注意口腔清洁与护理；定期规律注射疫苗（流感疫苗、肺炎疫苗）；营养支持。

（葛 楠 审校：王孟昭）

第二节 慢性伤口的护理（压力性损伤与下肢溃疡）

【典型病例】

患者，女性，85岁，主因"乏力、食欲缺乏2个月余"入院。患者消瘦，失能状态，以卧床为主，营养不良。查体发现骶尾关节5cm×7cm 3期压力性损伤，伤口表面可见淡黄色分泌物及坏死组织，无窦道及潜行；双踝关节可见1cm×2.5cm、1.5cm×2cm压红，压之不褪色，为1期压力性损伤；双足跟可见2cm×2cm皮肤深紫，判定为深部组织损伤期压力性损伤。同时患者存在右下肢静脉深静脉血栓，右小腿下1/3内踝上方可见2cm×2.5cm×0.2cm溃疡，周围组织肿胀伴色素沉着，表面附有黄色脓苔，溃疡边缘变厚高起。

【临床问题】

1. 高龄患者压力性损伤如何预防？

2. 高龄卧床患者下肢溃疡如何管理？

一、压力性损伤

（一）定义

2016年4月美国国家压疮咨询委员会（National Pressure Ulcer Advisory Panel，NPUAP）将压力性损伤的定义更新为发生在皮肤和/或皮下软组织的局限性损伤，通常位于骨隆突处部位或与医疗器械接触的部位。损伤可表现为完整的皮肤或开放性溃疡，可能会伴有疼痛。剧烈、长期的压力或压力合并剪切力可导致压力性损伤发生；微环境、营养状况、组织灌注和合并症等因素也会影响局部组织对压力和剪切力的耐受程度，进而影响压力性损伤发生。2016年，美国压疮咨询委员会在官方声明中提出"压力性损伤"（pressure injury）这一新的概念。

（二）流行病学

压力性损伤是卧床患者最为常见的健康问题，有报道显示，在老年患者中的发生率为

3.34%，而在长期卧床患者中发生率高达23.9%。

（三）压力性损伤的危险因素

压力性损伤的发生受到多种危险因素的共同作用，可将其分为外源性因素、内源性因素及其他因素。

1. **外源性因素**　外界作用于皮肤/皮下组织的机械力（压力/剪切力/摩擦力），见图9-1。

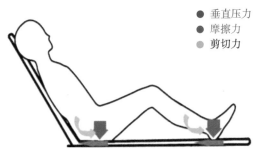

● 垂直压力
● 摩擦力
● 剪切力

图9-1　压疮的外源性因素

（1）垂直压力：局部组织受到的持续性垂直压力。

（2）剪切力：施加于皮肤表面，引起相反方向的进行性平行滑动力量，作用于皮肤深层，引起组织相对移位，切断较大区域的血供，因此，剪切力比垂直方向的压力更具危害。

（3）摩擦力：皮肤与接触面相对运动时产生。

2. **内源性因素**　使皮肤和皮下组织抵抗机械力能力减弱。

（1）高龄：≥95岁老人患病率上升3.4倍。

（2）行动受限：下肢骨折患者风险增加3.5倍。

（3）感觉障碍：脊髓损伤患者风险增加8.7倍。

（4）营养不良：血ALB≤35g/L，压疮发生风险增高。

（5）失禁：失禁患者风险增加1.5倍。

3. **其他因素**　如医疗器械、使用药物。

（1）使用医疗器械：如使用梯度压力袜、吸氧装置、气管插管及其固定支架、各类动静脉导管、各种引流管、石膏肢具等。

（2）使用药物：如应用激素、镇静药物、麻醉药物等。

（3）因治疗实施强迫体位等。

（四）发生压力性损伤风险评估

20世纪60年代起至今，国内、外学者研制了多种压力性损伤风险评估工具，可对相关的主要危险因素进行定性、定量的综合分析，协助临床工作者准确预测评估对象发生压力性损伤的风险，从而针对高危患者实施重点预防。其中Braden量表、Norton量表和Waterlow量表在全球范围内应用较为广泛。Braden压力性损伤风险评估量表见表9-3。

表9-3　Braden压力性损伤风险评估量表

评分内容	评估计分标准			
	1分	2分	3分	4分
感知能力	完全受限	十分受限	轻度受限	未受损害
潮湿程度	持续潮湿	常常潮湿	偶尔潮湿	干燥
活动能力	卧床	依靠轮椅	偶尔步行	经常步行
移动能力	完全受限	非常受限	轻微受限	不受限
营养摄取能力	非常差	可能不足	充足	丰富
摩擦力和剪切力	有问题	有潜在问题	无明显问题	

注：≥19：无风险；15～18：低危；13～14：中危；10～12：高危；≤9：极高危

（五）压力性损伤的分期

美国国家压疮咨询委员会（NPUAP）、欧洲压疮咨询委员会（European Pressure Ulcer Advisory Panel，EPUAP）是国际权威的压疮学术组织，针对压疮进行了长期、深入探究。2016年，美国压疮咨询委员会对压疮分期/分类的判断标准进行了更新，将压力性损伤分为1期至4期、不可分期、深部组织损伤期、医疗器械相关性压力性损伤。

1. 1期压力性损伤　皮肤完整，局部皮肤颜色、温度、硬度发生变化，表现为指压不变白的红斑；若肤色较深，可能观察不到此种改变。另外，与皮肤颜色变化相比，感觉、皮温、硬度的改变可能更早出现。若皮肤出现深红色、紫色、栗色等颜色改变，提示可能发生了深部组织损伤期压疮。示意图见图9-2。

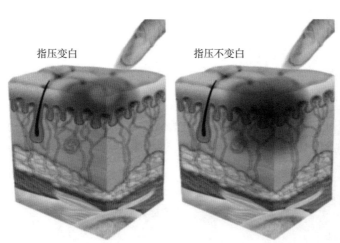
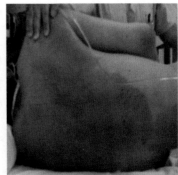

指压变白　　　　指压不变白

图9-2　1期压疮示意图

2. 2期压力性损伤　部分皮层缺失伴随真皮层暴露，但未暴露脂肪层或更深的组织。可表现为浅表的粉红色或红色的开放性溃疡，无肉芽组织、腐肉、焦痂，或表现为完整的或破溃的浆液性水疱，如果局部组织出现淤伤，提示深部组织损伤期压疮。示意图见图9-3。

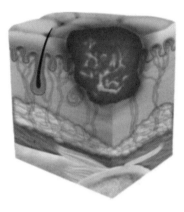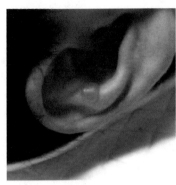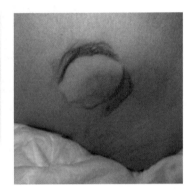

图9-3　2期压疮示意图

3. 3期压力性损伤　皮肤全层缺失，可见皮下脂肪，但筋膜、肌肉、肌腱、韧带、软骨、骨骼未外露。经常出现肉芽组织、伤口边缘内卷，可有腐肉、焦痂，可出现窦道、潜行。压疮深度因解剖部位而异，脂肪较多的部位会发展成深部伤口。若腐肉或焦痂掩盖组织缺损的深度，则为不可分期压疮。示意图见图9-4。

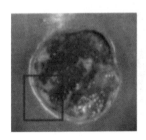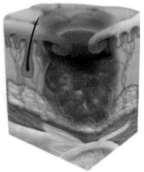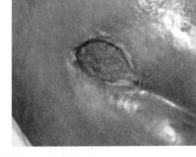

重点关注区域

图9-4　3期压疮示意图

4. 4期压力性损伤　全层皮肤和软组织缺失，伴有筋膜、肌肉、肌腱、韧带、软骨或骨骼的暴露，经常出现肉芽组织、伤口边缘内卷，可有腐肉和焦痂，常伴窦道、潜行。可能引发骨髓炎。压疮深度因解剖部位而异。若腐肉或焦痂掩盖组织缺损的深度，则为不可分期压疮。示意图见图9-5。

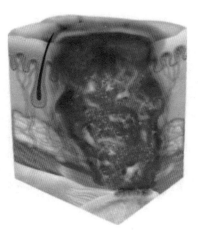
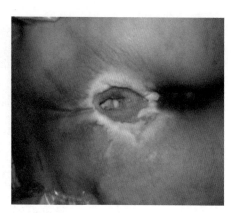

图9-5　4期压疮示意图

5. 不可分期压力性损伤　全层皮肤和组织缺失，由于被腐肉、焦痂掩盖不能确定组织缺失程度。当去除这些腐肉、焦痂时，才能判断是3期压疮还是4期压疮。示意图见图9-6。

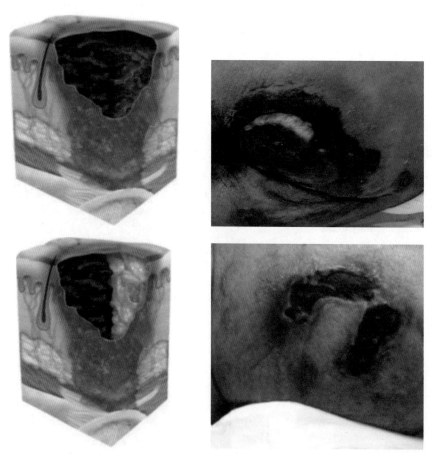

图9-6　5期压疮示意图

6. 深部组织损伤期　完整的局部皮肤出现持续指压不变白的深红色、紫色、栗色等颜色改变，或出现表皮分离暴露出深色伤口创面或形成充血水疱。肤色较深者可能表现不同。感觉、皮温、硬度的改变可能比可观察到的颜色改变更早出现。该期伤口可迅速发展暴露组织缺失的实际程度，也可能溶解而不出现组织缺失。示意图见图9-7。

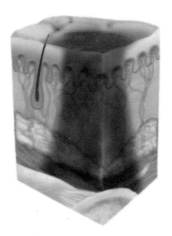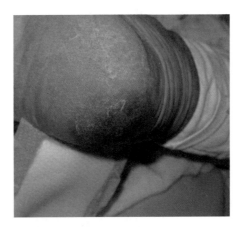

图9-7　深部组织损伤期压疮示意图

7. 医疗器械相关性压力性损伤　医疗器械相关性压疮是指由于使用用于诊断或治疗的医疗器械而导致的压疮，通常损伤部位形状与医疗器械形状一致。若压疮发生在相应黏膜部位，又可称为黏膜压疮，此类压疮的解剖结构无法应用上述分期系统进行分期。示意图见图9-8。

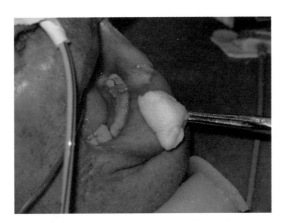

图9-8　医疗器械相关性压疮示意图

（六）压力性损伤的预防

压疮的预防是一个综合过程，对患者进行整体评估后，应针对患者存在的发生压疮的危险因素，联合使用以下预防措施。

1. 皮肤观察及护理　主要目的是通过减少压力、摩擦力、剪切力，避免皮肤受浸渍或出现过于干燥的情况，进而降低压疮发生风险。

（1）皮肤观察内容：在压疮形成初期，与周围皮肤相比，除颜色变化外，组织一致性的改变（如温度、硬度变化、局部疼痛）是早期识别的重要指标，应全面记录皮肤评估情况。

（2）皮肤观察频率

1）对于常规入院患者，应尽量在入院8小时内完成皮肤情况评估；对于危重症患者，建议先行抢救等首要治疗操作，待病情稳定后尽快完成皮肤评估。

2）对于有压疮发生风险的患者（如经Braden量表评估后评分≤18分），至少每班检查患者皮肤情况，两班护士需交接患者皮肤情况，必要时进行记录。

3）每次协助患者更换体位或更换敷料时进行皮肤观察。

4）患者病情变化时，随时观察皮肤情况。

5）在患者手术后、转科后、出院前应进行皮肤观察。

6）若患者使用医疗器械，建议至少每天观察2次与医疗器械接触部位及周围皮肤情况；若患者出现局限或全身水肿，建议至少每天观察3次皮肤和医疗器械接触部位。

（3）皮肤观察注意事项

1）可使用指压法或透明压疮板法评估皮肤红斑区域是否变白。①指压法：将一根手指压在红斑区域三秒，移开手指，评估红斑处皮肤是否变白；②透明压疮板法：使用一个透明板，向红斑区域均匀施以压力，施压期间观察透明板下的皮肤是否变白。

2）观察整体皮肤情况，骨隆突处皮肤为压疮好发部位，应特别关注不同体位下的骨隆突处部位皮肤。平卧位时好发于枕骨隆突部、肩胛部、脊椎隆突处、肘部；俯卧位时好发于额部、耳郭、面颊、鼻、下颌部、肘部、胸部、肩峰部、髂嵴、男性生殖器、膝部、脚趾；侧卧位时好发于耳郭、肩峰部、肘部、股骨大转子处、膝关节内外侧、内外踝处；半坐卧位时好发于枕骨隆突部、肩胛部、肘部、骶尾部、坐骨结节部、足跟部。

（4）保持皮肤清洁干燥

1）皮肤接触污物后，应及时使用清水或pH为中性的、温和的清洁剂清洗（注意：避免使用肥皂水）。

2）对于大、小便失禁的患者，应及时去除污物并清洁皮肤，避免皮肤受浸渍。

3）可在皮肤易受浸渍的部位应用皮肤保护膜。

4）对于过于干燥的皮肤，可使用如喷雾、泡沫、乳剂、膏剂等护肤品，保持皮肤适度湿润。

5）注意：不可按摩或用力擦洗有压疮发生风险的皮肤，不能将如热水瓶、热垫、电褥子、烤灯等发热装置直接接触到皮肤表面。

2. 营养支持　根据营养评估结果，判断患者的营养需求、进食途径和护理目标，据此由专业人员制订并记录个体化营养干预计划。

（1）对于存在压疮发生风险的患者，应根据基础医学状况和行为水平提供个体化饮食指导，鼓励患者摄入充足的热量［摄取热量建议不低于30～35kcal/（kg·d）］、蛋白质［对于可能存在营养不良情况的患者，如伴有急、慢性疾病的高龄患者，推荐蛋白质摄取量在1.25～1.50g/（kg·d）；对于伴有严重疾病或外伤的患者，推荐蛋白质摄取量在2g/（kg·d）］、水分及富含维生素、矿物质的平衡膳食。

（2）若所摄取膳食无法满足营养需求或饮食结构过于单一，应由专业人员为其提供高热量、高蛋白或富含维生素及矿物质的口服营养补充制剂。

（3）若通过饮食调整无法纠正患者的营养不良风险或营养不良情况，应由专业人员为其提供肠外、肠内营养支持。积极对患者及其照顾者进行饮食指导。

3. 体位变换及早期活动　除患者存在禁忌证外，应指导或协助有压疮发生风险的患者进行体位更换。鼓励患者最大限度地活动肢体甚至尽早下床活动。

（1）体位变换

1）体位变换频率：①根据具体情况制订体位变换方案：如患者活动及移动能力、舒适度、皮肤情况、患者意愿、使用的床垫材质等；②卧床患者：至少每2小时变换一次体位；避免同一部位组织及骨突处长时间受压。③坐位患者（采取坐位≥2小时的患者）：建议患者持续坐位时间不超过2小时。若患者坐在没有减压装置的轮椅上，每15～30分钟应减压15～30秒，每1小时减压60秒。若患者使用减压座垫，可延长至每2小时更换一次体位。

2）体位变换注意事项：①及时评估更换体位后是否达到解除压力或压力重新分布的目的；②避免骨隆突处皮肤继续受压；③应使用正确移动患者的技巧，避免拖、拉、推、拽等动作；④避免患者皮肤与管路、引流设备等医疗器械直接接触，避免将便盆长时间放置在患者臀下；⑤为危重患者变换体位时，注意密切观察病情。

（2）早期活动：根据患者的耐受程度、病情需要为其制订活动计划。若患者病情允许，可鼓励卧床患者尽早下床活动；对于无法下床活动的患者，应指导患者进行床上活动，尽快进行肢体功能锻炼。

4. 使用减压工具

（1）减压工具种类

1）局部减压工具：如翻身枕（图9-9）、防压疮脂肪垫（图9-10）、软枕、泡沫敷料等。

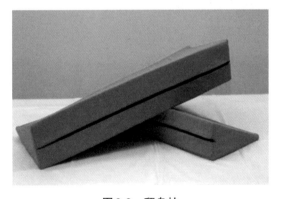

图9-9　翻身枕

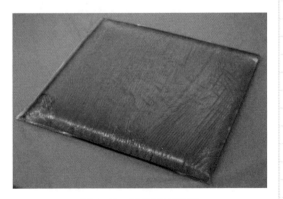

图9-10　防压疮脂肪垫

2）全身性减压装置：如间歇充气床垫（图9-11）、高规格弹性泡沫床垫（图9-12）、防压疮脂肪床垫、医用羊皮床垫、波浪形或球形动压垫、多房性电动充气床垫。

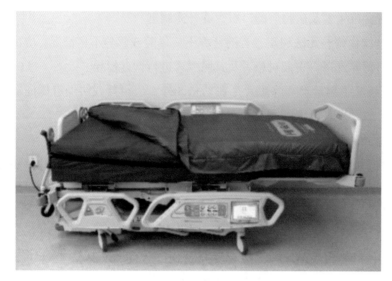

图9-11 间歇充气床垫

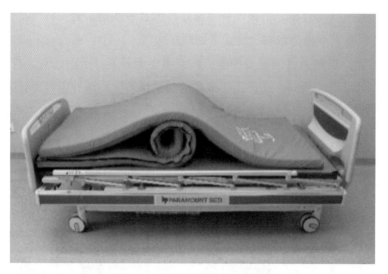

图9-12 高规格弹性泡沫床垫

（2）使用减压工具注意事项

1）在骶尾部使用局部减压用具时，注意勿使用圈垫。

2）局部减压垫必须放在床垫之上。

3）应用减压床垫时，禁止放置过多的软垫或衣物。

4）可在减压工具外层覆盖透气性好的外罩，以减少皮肤潮湿风险。

5）应用固定性差的局部减压垫，应注意坠床问题。

6）为患者更换体位或转移患者时，应再次评估减压工具的有效性。

7）参照说明书，确认减压工具是否在有效期之内且功能正常。

5. 应用预防性敷料

（1）聚氨酯泡沫敷料、硅胶泡沫敷料是最常见的预防性敷料。可将聚氨酯泡沫敷料应用在经常受到摩擦力、剪切力作用的骨隆突处或与医疗器械接触部位的皮肤，对于水肿或脆弱部位的皮肤，则可应用硅胶泡沫敷料。

（2）注意事项

1）定期观察皮肤情况。

2）若敷料破损、错位、松动或过湿，立即予以更换。

3）将敷料应用在对密闭性要求较高的与医疗器械接触部位皮肤时，应考虑敷料厚度。

4）在使用粘胶类敷料时，应考虑去除敷料时是否对皮肤造成伤害，可使用粘胶去除剂或采取顺毛发平行0°方向移除敷料。

（七）压力性损伤的治疗与护理

1. 压疮护理

（1）皮肤护理：保持皮肤清洁干燥。

（2）预防新发压疮：使用减压工具，避免骨隆突处皮肤继续受压。

（3）伤口护理：感染伤口/非感染伤口的处理。

（4）营养支持：营养干预计划。

（5）疼痛管理：减轻治疗操作所致疼痛、选择非黏性伤口敷料。

2. 伤口护理

（1）创面评估：评估伤口床、伤口边缘、伤口周围皮肤情况，测量伤口大小，身体纵轴为"长"、冠状轴为"宽"；注意颜色、气味、窦道和潜行。

（2）伤口清洗：大多数选择生理盐水冲洗，也可使用外用消毒剂，低压冲洗、动作轻柔；谨慎对待窦道和潜行的冲洗。

（3）感染伤口处理：留取伤口细菌培养标本、遵医嘱合理使用抗生素。

（4）伤口敷料的选择：根据不同分期结合产品说明书合理选择适宜的敷料。

3. 其他治疗方式

（1）物理治疗方法：紫外线治疗、红外线治疗，不建议使用烤灯。

（2）伤口负压治疗：深度3期、4期压疮辅助治疗手段。

（3）伤口清创：存在/疑似生物膜、尽量采取自溶性清创、稳定焦痂不应清创。

（4）手术治疗：创面及周围组织发生蜂窝组织炎/疑似败血症等并发症。

二、慢性伤口

（一）概述

欧洲标准中，慢性伤口是指经过正确诊断和规范治疗8周后，伤口面积缩小不足50%的创面疾病。另外，还有学者将超过两周，或者超过3个月未愈合的伤口定义为慢性伤口。

伤口愈合学会关于慢性伤口的定义是一个无法通过正常、有序及时的修复过程达到解剖和功能上的完整状态的伤口。关于时间分界，一般认为6～8周未愈合的伤口被称作慢性伤口。

（二）流行病学

伴随着人口老龄化、体重增加以及日益增多的继发于糖尿病、下肢静脉功能不全等疾病的并发症，慢性伤口患病人数显著增多。据估计大约1%的人在其一生中可能发生腿部溃疡。仅美国，每年就有300万～600万名慢性伤口患者，治疗这些慢性伤口的花费将近50亿～100亿美元。在中国，根据流行病学研究结果，外科住院患者中慢性伤口的比例为1.5%～20.3%。老年人易患血管疾病，心血管系统效率低下，延长伤口愈合。随着人口老龄化，老年人患慢性伤口的概率也在逐年递增。

（三）分类

慢性伤口是在各种因素作用下，由于正常伤口愈合机制受损，微环境失衡、细胞生长和细胞外基质代谢等方面调控紊乱所致。对于慢性伤口的形成机制、发病机制仍在不断探讨之中，尚未形成统一共识，而对于慢性伤口的分类及分期也很难达成一致。

1. 根据病因分类　见表9-4。

表9-4　下肢慢性伤口病因分类

分类	举例
血管供血不足	慢性静脉功能不全、动脉硬化、淋巴水肿
恶性疾病	Marjolins溃疡、原发性皮肤肿瘤、转移性皮肤肿瘤、卡波西肉瘤
代谢性疾病	糖尿病、痛风
感染	细菌、真菌、寄生虫
炎性反应紊乱	脓皮病、脉管炎、渐进坏死性类脂糖尿病
其他	烧伤、放射、冻伤、人为

2. 目前常见的下肢慢性伤口类型　糖尿病足溃疡；静脉溃疡；动脉性溃疡；创伤性溃疡以及其他（肿瘤和结缔组织疾病、麻风等）。针对慢性伤口中常见的类型，如糖尿病足、下肢静脉溃疡等，相关组织和学会进行了相应的分级和分期，制订指南，规范临床治疗。

（1）下肢溃疡分期：下肢溃疡在临床上可分为3期。

1）第Ⅰ期（局部缺血期）：病变肢体末端发凉、畏寒、麻木、轻度疼痛。患者行走一定距离，足底或小腿肌肉酸胀、疼痛，被迫停止行走，休息3～5分钟疼痛缓解后即可行走，步行同等距离又发生疼痛，趾（指）部皮色苍白，皮肤温度低。末梢动脉搏动减弱或消失。

2）第Ⅱ期（营养障碍期）：患肢发凉、畏寒、麻木疼痛和间歇性跛行等，比第Ⅰ期症状加重，有静止痛，夜间疼痛剧烈，抱足而坐，终夜难眠。足部皮肤营养障碍表皮色苍白、潮红、紫红或青紫，足汗减少或无汗出，皮肤干燥脱屑，萎缩，弹性降低，汗毛脱落，稀疏，常有小腿肌肉萎缩。

3）第Ⅲ期（坏疽期）：由于病变肢体严重缺血，肢端发生溃疡或坏疽，常从足趾开始，逐渐向上蔓延，坏疽呈干性或湿性，大多数局限在足趾或足部，也可累及足踝部或小腿，单独足背或足跟发生溃烂坏疽合并感染，肢体溃烂，可有恶臭，出现疼痛或不痛，久治不愈。

（2）下肢溃疡的临床表现

1）水肿：可以是最早出现的症状，以踝部与小腿最明显，通常不累及足，抬高可减轻或完全消退。

2）浅静脉扩张或曲张：是最常见的症状，主要为大隐静脉及其属支的曲张性病变。

3）疼痛：为常见症状，常分为间歇性疼痛、体位性疼痛、持续性疼痛。

4）小腿下段皮肤营养障碍性改变：皮肤脂质硬皮病、白色萎缩、湿疹、静脉性溃疡。

5）皮肤温度和色泽改变：是静脉淤血的征象。

（四）下肢溃疡的护理

1. 护理评估

（1）全身评估

1）病史：如外科手术、内科疾病、药物服用等。

2）溃疡史。

3）诊断：如血管检查、实验室检查、放射学诊断。

4）身体状况：活动性、下肢活动能力。

5）疼痛评估。

6）衣物：有无穿着紧束鞋袜。

7）营养状况：如明显超重。

8）知识水平：关于动脉性溃疡的形成及预防等。

9）年龄：如高龄。

10）慢性疾病评估：如糖尿病等慢性疾病。

（2）局部伤口评估

1）位置：可于下肢任何地方有溃疡形成，但多发生于足部外侧、足趾及足趾之间，伤口床呈红色肉芽组织或纤维组织。伤口周围皮肤呈鳞屑状、瘙痒、浸润状态。

2）下肢毛发消失、萎缩、皮肤发亮、腓肠肌或股肌减少。

3）伤口边缘多整齐，颜色较苍白，渗液量少，伤口较干。

4）足背、胫前、胫后动脉微弱或消失。

5）足趾可能有缺血坏死。

6）趾甲变厚。

7）足趾灌注差，足部冰冷。

8）体位性红斑。

9）动脉溃疡伤口特性。

（3）心理-社会状况：评估适应能力、经济能力、家庭支持、社交活动、个人卫生、运动量、酒癖、烟癖、药物癖等。

2. 伤口护理

（1）干性坏疽：保持伤口干燥，切勿用湿敷或用湿性愈合方法，因容易引致感染而致脓毒血症。若需要进行截肢，则先行血管手术，血流通畅后再截肢。

（2）湿性坏疽：需要做外科清创及抗生素治疗。若失败则需要立即做截肢手术，否则可能引起脓毒血症。

（3）判断伤口有无感染：患者已行血管手术，可用各种不同敷料促进伤口愈合。

（4）清创：动脉溃疡、任何干结痂或坏疽性伤口都应等到血流重新供应时才可以执行伤口清创。

（5）治疗原则：首先要治疗原发病、控制静脉压，下肢静脉溃疡主要是由慢性静脉疾病引起的，因此，纠正病因，应以保守的压力治疗为主。压力治疗的方式有：穿弹力性绷带、非弹力性绷带、间歇性气体力学压力治疗、压力袜等。

3. 疼痛护理　关心安慰患者，讲解疼痛与情绪的内在联系，使之保持心境平和。观察疼痛的部位、性质与加重因素，以及疼痛时间，尤其夜里更应注意观察。疼痛发作时绝对卧床休息，使下肢下垂，增加血供，避免肢体剧烈活动。冬天注意保暖患肢，禁止直接使用热水袋。评估患者疼痛情形并适时遵医嘱给予镇痛药，若出现静止痛或急性感染症状，则应立即转给心血管外科医师。

（五）下肢静脉溃疡的预防

1. 溃疡治愈后仍需要继续压力治疗，是预防静脉溃疡复发最基本的措施。研究表明43%溃疡复发的患者是由于不同治疗或停止使用弹力袜所致，所以加强溃疡患者治疗方面的教育十分必要。

2. 医生应定期随访，增强患者使用压力治疗的信心，并推荐简单的物理疗法，如患肢抬高，鼓励患者进行适当的体育活动。药物辅助治疗如口服静脉活性药物等。静脉功能评估可以发现更适合外科治疗的静脉溃疡。

【病例分析】

1. 高龄患者压力性损伤如何预防？

压疮的预防是一个综合过程，对患者进行整体评估后，应针对患者存在的发生压疮的危险因素采取以下措施：注意老人皮肤观察及护理；根据营养评估结果，判断患者的营养需求、进食途径和护理目标，由专业人员制订并记录个体化营养干预计划；定时协助患者进行体位变换及早期活动；鼓励患者最大程度地活动肢体甚至尽早下床活动；同时适当使用减压工具、应用预防性敷料。

2. 高龄卧床患者下肢溃疡如何管理？

对患者及时进行详细的护理评估，包括全身评估、局部伤口评估、心理社会评估；针对患者的伤口类型进行有针对性的伤口护理，同时要治疗原发病、控制静脉压；给予患者相应的疼痛护理；告知患者持续压力治疗的重要性，医生也应定期随访，增强患者使用压力治疗的信心。

（郭欣颖　审校：郭　娜）

第三节　老年人管路护理

【典型病例】

　　患者，男性，78岁。主因"消瘦、食欲缺乏半年余"入院。患者消瘦，生活可部分自理，以卧床为主，营养不良。患者既往脑梗遗留吞咽功能受损，一周前曾因吸入性肺炎，发热就诊急诊。入院后医生予患者留置胃管，现经胃管每日予患者鼻饲泵入全力营养液1000ml，泵速为50ml/h。

【临床问题】

　　1. 高龄患者在进行鼻饲营养支持时应注意哪些问题？
　　2. 高龄患者胃管堵塞时应采取的措施有哪些？

一、肠内营养管路护理

（一）营养管路简介

　　无创途径置管：鼻胃管、鼻十二指肠管、鼻空肠管。

　　有创途径置管：经皮内镜下胃/空肠造瘘术（percutaneous endoscopic gastrostomy，PEG/percutaneous endoscopicjejunostomy，PEJ）、手术中造瘘术（十二指肠造瘘、空肠造瘘）。

（二）肠内营养管路护理要点

　　1. **心理护理**　给予肠内营养支持前，应向患者充分解释管饲的目的、途径、方法等；有些患者在初始期会出现腹胀、腹泻等情况，有时需要反复尝试，为了避免患者产生厌烦和不信任心理，需向患者解释肠内营养的重要性及必要性。

　　2. **防止营养管脱落**　对不合作患者使用约束带或约束手套时，应注意其副作用，特别是对于有谵妄的患者；约25%的肠内营养患者的鼻饲管可被自行拔出，或因咳嗽、呕吐致管路移位，应以胶贴妥善固定；每日输注后，将营养管末端封闭好并妥善固定，并嘱患者翻身时小心。

　　3. **防止营养管堵塞**
　　（1）每次进行营养液输注前、后需用30～50ml温开水脉冲式冲管。
　　（2）输注营养液前充分摇匀，以防沉淀物堵塞管道。
　　（3）药物尽可能不经管饲，如需管饲，应与食物分开输注，给药后立即用温开水冲管。
　　（4）管饲多种药物时应注意药物之间有无配伍禁忌或相互作用。
　　（5）如发生堵管，且反复冲洗无效，可用碱性溶液（如无糖苏打水）冲洗。

　　4. **鼻饲的护理**
　　（1）选择清淡、易消化的食物，并建议给予高热量、高维生素饮食。

（2）防止误吸：回抽胃液；抬高床头，使之成30°～60°的角。

（3）避免胃潴留和腹胀：少量多餐，给予胃黏膜保护的药或胃动力药。

（4）加强口腔护理，可嘱患者每日喝20～30ml水，一方面减轻胃管对咽喉部的刺激和水肿，另一方面是对痰液的稀释。

（5）长期插管鼻部易溃烂，将管路用纱布或棉球垫一下，如有溃烂，用红霉素软膏。

（6）用温开水脉冲式冲洗导管。

（7）预防腹泻

1）鼻饲前要给试餐液20～30ml。

2）每次的鼻饲量一次不得超过200ml，做到少量多餐。

3）鼻饲液必须是当日配制，一切容器要进行消毒处理。

（三）常见并发症的预防及处理

1. 胃潴留　每次输注前抽吸胃液检查胃排空情况，如抽出清亮的胃液，且含较少食物残渣，则表示患者没有胃潴留；若空腹8小时以上或喂食4小时后，胃残留量＞200ml，且胃内仍有较多食物残渣，则提示有胃潴留。

处理方法为：暂停输注营养液2～8小时，并寻找原因，考虑相应对策，如使用促进胃肠动力药物、治疗便秘、调整营养液剂型、改用空肠管等。

2. 腹泻　腹泻是肠内营养最常见的并发症，与输注营养液的速度过快、剂量过大、浓度发生改变、温度过低或营养液在配制及使用过程中受到污染等有关。

处理方法为：

（1）应调整好营养液的浓度、温度及输注速度。

（2）初起营养液的输注速度宜慢（40～50ml/h），剂量宜小（500ml/d），并随时调整流速直至患者适应。

（3）肠内营养液的温度以37～40℃为宜。

（4）营养液配制、输注过程中应严格无菌操作，现配现用，暂不用时可置于冰箱内保存，但时间不宜超过24小时。

（5）发生腹泻的患者，应注意保持肛周清洁、干燥，预防湿疹、皮肤破损等，同时留取粪标本送检。

3. 反流、误吸　老年人长期卧床导致胃呈水平位，在咳嗽、用力排便时造成腹压增高，易使胃内容物反流而致误吸，其他引起误吸的原因还包括鼻饲管脱出、鼻饲液注入量过多等。表现为：明显的呕吐、呛咳；在输注肠内营养液过程中若患者发生心率加快、咳嗽、发热等情况时应警惕有无误吸；衰弱的老年人有时表现不明显，可通过影像学检查，明确有无吸入性肺炎的表现。

处理方法为：

（1）选用内外径比例理想、刺激小的鼻胃管。

（2）抬高床头达35°～45°，直到灌注后30分钟。

（3）一旦发现患者有胃内容物误吸时，应立即停止营养液输注，迅速吸净气道、口鼻内液体，密切观察患者呼吸、血氧饱和度等情况。

二、长期留置尿管的护理

（一）留置尿管简介

是指在严格无菌操作下，将导尿管经尿道插入膀胱并保留在膀胱内，引流尿液的方法。

（二）尿管护理要点

1. 尿管更换时机　不宜频繁更换导尿管，但更换时间不应长于产品说明书要求的时限；出现导尿管破损、无菌性和密闭性被破坏、导尿管结垢、引流不畅或不慎脱出等情况及时更换。

2. 引流袋更换时间　根据临床指征更换，不固定更换的时间间隔，但更换时间不应长于产品说明书要求的时限；发生感染、堵塞、密闭的引流装置破坏等情况应及时更换。

3. 膀胱冲洗　膀胱冲洗不作为常规预防和治疗泌尿系统感染的手段；膀胱冲洗多用于长期留置尿管且有泌尿系感染的患者。

4. 拔管时机　膀胱充盈时拔管是最佳时机，拔管时疼痛感、拔管后尿潴留发生率明显低于传统的膀胱空虚时拔管。

（三）并发症的预防与护理

1. 漏尿　老年生理退行性变化：尿道括约肌松弛、前列腺增生、膀胱结构及容量变化、便秘导致膀胱内压增高等；或因导尿管引流不畅，钙质沉淀引起尿管阻塞；膀胱痉挛，膀胱肌肉过度收缩、膀胱内压增高均可导致漏尿。

处理方法为：

（1）老年人选择气囊导尿管16-18号为宜。

（2）保持尿管引流通畅。

（3）球囊内注入液量适当增加。

（4）避免膀胱痉挛：冲洗液温度适当，以减少对膀胱的冷刺激。

2. 感染　留置尿管超过1周，100%将发生泌尿系感染；防止尿管感染的原则是避免不必要的插管长期留置尿管，会有细菌生物膜形成。不易形成生物膜的导尿管依次为：纳米银涂层导尿管、全硅导尿管、硅化处理乳胶导尿管、未硅化处理乳胶导尿管。

处理方法为：

（1）操作时严格执行无菌操作，使用一次性密闭式引流袋。

（2）选择优质导尿管，以减少黏膜刺激和生物膜形成。

（3）及时倾倒尿液，至少每8小时或尿液2/3满或转运患者前排空集尿袋中尿液。

（4）保持引流管通畅，防止引流管受压、扭曲。

（5）尿管开放的时候，保持尿袋在膀胱水平以下，防止尿液反流。

（6）减少不必要的膀胱冲洗。

三、外周静脉置入中心静脉导管护理

（一）外周静脉置入中心静脉导管简介

外周静脉置入中心静脉导管（peripherally inserted central catheter，PICC）是指由外周静脉（贵要静脉、肘正中静脉、头静脉）穿刺插管，其尖端定位于上腔静脉或锁骨下静脉的导管。用于需长期静脉输液、补充营养、化疗患者。

（二）护理要点

1. PICC置管护理要点

（1）管路的换药

1）换药必须在生活护理前或生活护理30分钟后进行（避免污染）。

2）严格执行无菌操作，换药前操作者必须严格六步洗手法洗手。

3）换药时将旧贴膜四周平行松动，自下而上平行皮肤掀开，避免导管脱出。

4）脱出的导管严禁再次送入。

5）换药时先用75%酒精棉签或纱球消毒皮肤3遍（勿触及穿刺点伤口和导管），再用安尔碘棉签或纱球消毒穿刺点周围皮肤3遍，上下半径至少10cm，左右到臂缘，大于敷料范围，完全待干，不要用手触及贴膜覆盖区域内的皮肤。使用透明敷料，使贴膜与皮肤贴实，贴膜下无气泡。

6）置管成功后密切观察穿刺点有无红肿、渗血、渗液，观察导管体外留置长度，观察上臂皮肤情况，触摸穿刺点周围有无疼痛和硬结。

（2）日常监测

1）每12小时测臂围1次，测量时手臂外展90°，在穿刺点以上10cm的部位测量，并记录。

2）若臂围周长增加<2cm则继续观察，增加≥2cm则高度怀疑是血栓的早期表现，应及时通知医生。

3）若置管后发生机械性静脉炎，应抬高患肢，避免剧烈运动，依据临床情况处理；若发生化学性静脉炎、细菌性静脉炎、血栓性静脉炎均应立即拔除导管。

4）留置PICC的一侧上肢禁止测血压。

2. 导管堵塞的护理　由于护理人员冲封管操作不当、患者自身凝血状态异常、药物配伍禁忌等因素均可导致导管不同程度堵塞。

处理方法为：

1）血凝块堵塞可先用10ml注射器轻轻地回抽，严禁向前推送，尽可能地将凝块从管中抽出，忌用暴力、导丝或者冲管清除血凝块，以免导致导管损伤、破裂或栓塞。

2）输液不畅时，应立即注入5～10ml（125U/ml）肝素钠稀释液20min进行溶栓。

3）对于沉淀性堵塞，可以输入pH与之相对的溶液来溶解沉淀物，酸性溶液能够溶解碱性沉积，反之亦然；70%乙醇溶液可以清除脂类沉积。

【病例分析】

1. 高龄患者在进行鼻饲营养支持时应注意哪些问题？

给予肠内营养支持前，应向患者充分解释管饲的目的、途径、方法等，并向患者解释肠内营养的重要性及必要性。对不合作患者使用约束带或约束手套；每日输注后，将营养管末端封闭好并妥善固定，并嘱患者翻身时小心。同时定时冲管，防止营养管堵塞。选择适宜的营养液或食物，喂养过程中密切观察患者是否存在误吸、胃潴留、腹泻等异常，加强患者口腔护理，鼻饲喂养过程中抬高床头30°～60°。

2. 高龄患者胃管堵塞时应采取的措施有哪些？

每次进行营养液输注前、后需用30～50ml温开水脉冲式冲管；输注营养液前充分摇匀，以防沉淀物堵塞管道；药物尽可能不经管饲，如需管饲，应与食物分开输注，给药后立即用温开水冲管；管饲多种药物时应注意药物之间有无配伍禁忌或相互作用；如发生堵管，且反复冲洗无效，可用碱性溶液（如无糖苏打水）冲洗。

（郭欣颖　审校：郭　娜）

第四节　舒缓医疗（症状处理）

【典型病例】

患者，男性，69岁。2019年11月确诊左肺小细胞肺癌，局部晚期。化疗7个周期，末次化疗2020年1月，后完成全脑放疗。化疗后咳嗽、咳痰加重，伴胸痛、咯血，间断恶心、呕吐、心慌、心悸、便秘、少尿，排尿时伴有明显下腹部疼痛，尿道口刺痛明显。近期检查发现脑转移、肝转移、肾上腺转移。入院前10天食欲缺乏、乏力，心悸、少尿进行性加重。目前饮食差，体重近半年减轻10kg。患者一般状态进行性下降。

整个过程中没有人向患者完整的介绍病情。患者没有说过任何和身后事相关的细节。

2020年3月15日入院。

入院时患者能在病房散步，经口进食，每顿饭1个蛋羹。

患者自己说："我没有太高要求，再活1年就行。"

患者爱人说："我们也知道他病得挺厉害的，再活1个月总没问题吧。"

3月19日开始间断有言语混乱，3月20日从床上自行坐起感费力，几乎不能经口进食。进入病房时神志清楚，偶有答非所问，呼吸急促，20～25次/分，心率105次/分，左眼睑肿胀，左眼球明显突出水肿，瞳孔散大固定，右眼无明显异常。颈部多发肿大淋巴结，融合成块，右下肺呼吸音低，双肺散在干湿性啰音，肝脏剑突下5cm，右肋缘下3cm，质硬，明显压痛。家属表示不选择有创手段抢救。

3月20日13：20患者突发喘憋，诉明显憋气，呼吸30～40次/分，明显三凹征，血压160/100mmHg，心率140次/分。心电图胸前导联ST段明显抬高，考虑急性心肌梗死，急性左心衰。给予吸氧，全套监护，患者憋气没有好转，最后逐渐神志不清。

3月20日21：10离世。

家人非常遗憾地表示："没想到这么快！""他还什么都没交代过呢！"

【临床问题】

1. 这个患者是否有安宁疗护、舒缓医疗需求？

2. 如何帮助这个患者及其家人？

3. 患者的躯体痛苦有哪些？可以如何减轻患者的躯体痛苦？

4. 他的心理、社会痛苦有哪些？如何帮助他缓解？

5. 为了帮助这个患者善终，还有什么需要做的事情？

一、舒缓医疗/安宁疗护的定义

（一）舒缓医疗

给予那些对原发病治疗已无反应的、生存期有限的患者（包括恶性肿瘤以及非肿瘤，如恶性肿瘤被确诊为晚期时、慢性充血性心力衰竭晚期、慢性阻塞性肺疾病末期等）及其家人全面照护，尽力帮助终末期患者和家属获得最好的生存质量。舒缓医疗通过尽可能控制各种不适症状，同时特别注重减轻其精神、心理痛苦来实现这一目标。

舒缓医疗（palliative care）是减轻痛苦、追求临终的安详与尊严（善终）为目的的学科，是一门医学专业技术与人文结合的学科。实施舒缓医疗的能力是老年科的基本技能。

老年人面临的除了越来越多的疾病困扰和功能下降，不可回避的一个问题就是生命终点的到来。因此，老年医学科的医生必须了解和逐渐熟练掌握舒缓医疗的理念和实施方法，从而使我们在为老年人提供医疗服务的同时，能够帮助老人和他们的家人为善终做好准备，这个"准备"也是医务人员缺乏的，也是本章节主要讲述的内容。

（二）安宁疗护

安宁疗护（hospice）此词来源于我国台湾地区。旧称"临终关怀"，即hospice。它是指人在生命最后阶段（一般指生命最后的半年）的照顾。因为这个阶段的照顾和急性医疗不同，患者的需求、处理措施、处理场所也不同，因此，单独提出。2017年2月9日国家卫生与计划生育委员会发布了《安宁疗护中心基本标准及管理规范（试行）》和《安宁疗护实践指南》（试行），用以指导各地加强安宁疗护中心的建设和管理。但国内尚无进入安宁疗护的人群界定标准。安宁疗护实际上是缓和医疗的后一段。

（三）舒缓医疗和安宁疗护区别与关系

二者核心内容和方法上并无本质区别。

二者都是着眼于提高患者和家属的生命质量。区别在于两个概念涵盖的时限以及照顾对象的预期生存时间不同。

在美国，由于医保支付体系的需要，将安宁疗护和舒缓医疗区别得比较清楚，具体见表9-5。

表9-5　安宁疗护与舒缓医疗的对比

对比内容	安宁疗护	舒缓医疗
服务对象	对治愈性治疗无反应的晚期患者，预期寿命≤6个月	任何患有严重疾病的患者，与预后、是否选择治愈性治疗无关
医护团队	1名注册医师，1名护士，社会工作者，牧师，家庭协调员（丧亲专家），志愿者等成员	一般需要1名医师，经验丰富的护士，社会工作者，牧师等成员
提供服务的场所	患者家中，或者安宁疗护中心	一般在医院住院部，门诊服务中心也在逐渐增多
费用承担方	联邦医疗保险，医疗补助计划，退伍军人事务，商业保险	保险一般只覆盖医师服务费用（如，联邦医疗保险A费用补偿）；对于团队其他成员暂无补助
保险覆盖	安宁疗护医师认为需要的药物、医疗器械	暂无覆盖

二、舒缓医疗的本质与意义

舒缓医疗与现行医疗有什么不同吗？它到底是干什么的？为什么我们需要这个学科？

回答这几个问题有助于帮我们澄清舒缓医疗本质和意义。舒缓医疗与现行医疗没有任何冲突！它并不需要任何超越现行医疗的新药或者新技术，本质上将它和现行医疗无异——二者的本质都是"帮助"！

需要指出的是，现行医疗更重视治愈，工作的焦点在于"正确诊断""正确治疗""治疗有效"，帮助人们更好地活下去！而舒缓医疗的对象则是那些已经明确生命时间有限的患者及其家人，它的目标已不是治愈，也不是去设法纠正不可治愈的原发疾病（那些原发疾病已经被认定没有更好的方法可以使用，如末期心衰，恶性肿瘤晚期没有抑制肿瘤的有效方法），而是积极的帮助这些正在走向生命尽头的人们，以比较有质量的方式走向他们的终点。

舒缓医疗存在的意义就在于能够正视"死亡"（因为医务人员往往都是害怕谈论并回避这个话题），聚焦于"死亡"这个事实，用心陪伴和帮助这些走向生命终点的人们以及他们痛苦焦灼的家人，帮助患者达到"善终"，帮助他们达到"生死两相安"。

三、舒缓医疗的原则

1. 以患者为中心　而非以患者家属为中心。

2. 关注患者的意愿、舒适和尊严　以患者为中心的具体内容就是尊重患者的意愿，而非首先考虑患者家属的意愿、舒适和尊严。

3. 不是以治疗疾病为焦点　因为那些导致病况的疾病已经被认定没有更好的治疗方案可选择。

4. 接受不可避免的死亡　除了患者本人和他们的家人需要接受这一事实外，更要指出的是医务人员也需要接受，医生更需要学会接受死亡已接近的事实，积极面对和准备，而非只是用"先进的医疗科技手段"抗拒。

5. 不加速也不延缓死亡　不应该使用药物加速患者死亡（如安乐死），也不应该对那些心肺复苏支持系统无法带来益处的患者使用心肺复苏术。死亡是自然的过程，应该得到尊重，而非"用科技手段反抗"。

四、对老年人舒缓医疗、安宁疗护的思考

舒缓医疗、安宁疗护的定义中没有提到年龄相关的问题。但人口老龄化带来的死亡具有一定的特点。越来越多的老人可以活到80多岁、90多岁，很多老人的死亡原因是慢性疾病，如慢性心衰、慢性阻塞性肺疾病、肿瘤、痴呆。以往舒缓医疗探讨得最多的是如何帮助肿瘤末期患者，现在我们必须将帮助范围扩大到患有多个非肿瘤性疾病的老年人。老年人的身体状况和需求是复杂的，有骨质疏松、关节炎、85岁以上老人有1/4都患有痴呆，这就要求我们在整个疾病进程中的任何时候都有舒缓医疗服务，而不是仅仅在末期、临终前才想到舒缓医疗。其中痴呆老人的舒缓医疗照顾需要特别关注。

HELP 和CASCADE两项研究，研究了老年人的生命末期。HELP研究对1266名80岁以上的老年人的最后半年进行了研究，发现人们倾向于高估这些人在接近生命终点时的生存机会。在入组后1年内死亡的患者在ADL有明显的损害，老人们明显倾向于拒绝心肺复苏以及要求舒适为主的照顾。在生命末期严重疼痛的患者数量增加，1/3的患者在死前最后3个月内有严重疼痛。CASCADE描述了323名患有晚期痴呆症的疗养院居民的生命末期，发现肺炎、饮食问题和发热是与6个月死亡率最相关的事件。研究发现，患者通常会经历疼痛和呼吸困难，这些症状的发生率与肿瘤患者的末期是一致的。晚期痴呆患者的死亡高风险被低估，使他们只能接受并非最优的舒缓医疗服务。这两项研究的结果凸显出：临床医生需要尽早与患者讨论他们的偏好，并在生命即将结束时提供更好的症状控制和缓和措施。

老年人的离世地点是值得讨论的话题。在欧洲，很多老人希望在家中临终，但这种愿望没有得到很好的满足，在欧洲只有20% ～ 30%的患者能够死在家中。实际情况是越来越多的死亡发生在医院或者养老机构。在国内，情况就更加复杂多样，农村地区居家临终的比例要高于城市。鉴于此，我们就必须想办法使得在医院、养老机构、家中临终的老人都有可能得到好的照顾。最重要的一个方法就是对这些地方的相关人员进行关于舒缓医疗知识的培训，在初级舒缓医疗逐渐普及和熟练进行的基础上，由舒缓医疗专业人员帮助处理一些复杂的情况，使得老人无论在哪里临终，都可以得到一个好的照顾。我们的政府相关部门已经开始这方面的关注和工作，希望未来越来越多的人能够拥有舒缓医疗的理念和技能，使得走向生命终点的老人们能够得到更多的有效帮助。

老年人的舒缓医疗方面需要进行特别的研究，以更加高效率、有针对性地服务于老人。

五、舒缓医疗、安宁疗护的症状控制

实施舒缓医疗要做到以下3件事：①处理患者的痛苦症状；②充分地沟通：在患者、家属、医疗团队之间进行，这对患者和家人都非常重要；③心理、社会关怀：这一部分特别重要，有一定难度，需要特别学习和不断练习。

针对老年人实施舒缓医疗，在技术层面上与非老年人群并没有本质区别。但在使用药物时，一定会考虑到老年人的功能特点、遵循老年人用药的规律进行。在沟通时，要考虑老年

人听力、认知等方面的情况合理进行。

（一）舒缓医疗的症状处理总原则

症状控制是舒缓医疗的基础和核心内容。首先让患者的身体尽可能的舒服，减轻症状是对患者进行心理、灵性和社会层面进行照顾的基础。试想，一个患者被疼痛、憋气困扰得痛不欲生的时候，如何有能力谈自己的愿望或尊严！

1. 有效的支持性照护是每一位患者、家属及陪护者的权利，也是各级医护人员的责任。

2. 必须先对患者做整体评估，内容需包括生理、心理、社会等方面。

3. 充足的团队技能、知识、态度及沟通能力是有效支持照护的基石。

4. 建立与患者、家属的关系，患者及家属应参与治疗计划的制订。确保患者处于治疗决策的中心，尊重患者的自主权，无论患者有决策能力（在这种情况下，患者的意见是最重要的），或没有决策能力（在这种情况下，必须做出对患者最有利的决策）都要考虑到这点。具体方面如下：

（1）以改善患者的生命质量为目的，而不是延长死亡时间。

（2）主动询问和观察患者的不适，不要等到患者抱怨时再关注。评估患者的整体情况，提供以患者为中心的解决问题方式。

（3）准确地诊断问题的原因，不同患者应该需要量身定做的治疗干预措施，并根据患者的治疗反应进行调整。

（4）患者通常具有多重的问题，评估患者相关症状缓解的优先顺序，积极建立与患者间的信任关系。

（5）把握开始治疗的时机，不要拖延，有症状时应尽快进行治疗。

（6）不是每一种状况都必须处理，很多症状的改善、消除有相当大的难度，需设定实际可行的治疗目标，如不能完全消除恶心、呕吐，但可通过治疗减少次数和程度。疼痛可以不能完全缓解，但不能影响睡眠。如果患者的治疗目标过高，试着与患者协商设定一些较容易达成的短期目标。

（7）定期重新评估，修正患者的治疗需求，需考虑患者的生存期及生活品质，不同的生存期应选择不同的处理。

（8）对患者的同理、陪伴、支持是不可或缺的辅助治疗。

（9）用药方面注意事项：患者大多使用多种药物，需注意药物的相互作用；患者状态逐渐下降，需定期调整药物剂量或停用某些药物；对某些药物可能出现的副作用，应做预防性处理，如应用阿片类药物应同时加用通便药物；患者无法口服药物时，可考虑皮下注射、透皮贴剂等方式给药；超药物说明书用药（off-label use），常用于终末期患者，国外约25%药方为此方式。

（二）疼痛的评估和处理

疼痛是癌症相关的最常见症状之一，也是舒缓医疗最需关注的症状之一。约66%癌症患者都会经受疼痛，但与之对应的疼痛管理常常是欠缺的。

1. 疼痛的评估

（1）评估患者的总体情况：患者对疼痛的感知受到多重因素的影响，应从躯体、心理、社会等角度思考患者所承受的痛苦。躯体因素在大多数情况下是引起疼痛的主要因素，而恐惧死亡、对治疗充满失望情绪等心理状态，忧心家庭和经济负担等社会因素、失去人生意义等问题，会进一步加剧患者的总体疼痛。

（2）发现患者有无疼痛：最直接的方法为主动询问患者是否存在疼痛。但此方法不适用于不能自述症状的患者。对于因尚未发育完全、脑损伤等各种原因导致无法自主报告疼痛程度的患者，可使用FLACC评估量表等来确定患者是否存在疼痛及评估疼痛程度。FLACC评估量表通过对患者的面部表情、腿、活动、哭闹和可安抚度5项进行评分，每一项按程度分为0~2分，如针对"腿"这一项，处于放松状态、自然体位时评0分，腿部僵直不动或踢腿时评2分。与FLACC量表评估方法类似的有PAINAD量表，PAINAD量表是目前用于评估重度痴呆患者疼痛程度表现最好的量表，它对呼吸、发音情况、面部表情、肢体语言和可安抚性5个项目按0~2分进行打分，最高分为10分。

（3）关于疼痛的细节

1）充分收集病史：收集疼痛的部位、性质、严重程度、是否存在周期性、是否存在放射痛、何时加重或减轻以及有无伴随症状等信息，同时询问疼痛对患者的影响程度。最好让患者用手指出疼痛部位，避免患者误用解剖术语，同时也能辅助判断是否为位置明确或弥漫性的疼痛。疼痛的性质与其背后的病理学机制相关，采集病史时可提供"钝痛""锐痛""绞痛"等选项供患者选择。

2）评估疼痛的严重程度：目前最常用的方法有VAS、NRS、Likert疼痛分类量表。VAS和NRS均要求患者对疼痛程度在0~10分内进行打分。通常认为，1~3分属于轻度疼痛，4~6分属于中度疼痛，7~10分属于重度疼痛，但这一划分并不绝对，需综合考虑患者的年龄、认知状态、生理状态等。Likert疼痛分类量表提供了"无、一点、有些、很、非常"五个疼痛级别。目前也开发出多维度的疼痛评估问卷，如简明疼痛评估量表（BPI）、麦吉尔疼痛问卷（McGill pain questionnaire，MPQ）等。简明疼痛评估量表收集了是否存在疼痛、疼痛部位、过去3个月的整体疼痛程度及其对日常生活、社会关系、生活质量等方面的影响。而麦吉尔疼痛问卷则包含了4类20种疼痛描述词，每种按程度分为"无、轻微、中度、重度"，其中这4类包括感觉类、情感类、评价类和其他相关类，患者需从每一类中选出与自身情况最相符的描述词及程度。但MPQ项目较多，填写不便，目前更常用的是简略版MPQ。因疼痛受身、心、社等的影响，且有研究表明护士会低估患者的疼痛程度，故应优先采信患者的评分或评级。

3）寻找疼痛的原因和病理学机制：病理性疼痛可分为伤害感受性疼痛、神经病理性疼痛、心因性疼痛和混合性疼痛，混合性疼痛十分常见。伤害感受性疼痛常常与组织损伤激活痛觉感受器有关。若损伤部位为皮肤、骨骼、关节等躯体结构，患者通常可以明确指出疼痛部位，可能描述为"刺痛""钝痛"。若损伤部位为小肠、大肠等内脏器官，疼痛通常难以准确定位，患者可能会描述为"弥漫性疼痛""绞痛"等。神经病理性疼痛常常与神经压迫或损伤有关，如腰椎间盘突出压迫神经根产生向下肢的放射痛、癌症可造成手套袜套样分布的周围神经痛等。

4）明确疼痛的治疗目标及定期再评估：癌痛通常难以完全消除，但医护人员可与患者及其家属共同商量，设置一个切实可行的目标，如"不要求消除疼痛，但需尽可能控制疼痛至不影响睡眠的程度"。此外，还需定期再次评估，根据患者情况及时调整用药方案。

2. 疼痛的处理

（1）对于存在持续性疼痛患者，治疗前应清晰了解患者的治疗目标、合并症、认知和行为能力、社会支持等内容。

（2）多模式镇痛：疼痛可能由多种机制共同产生，不同机制产生的疼痛可能需要不同的治疗方法，因此，多模式镇痛方案通常是必须的。尽可能根据患者个体情况定制多模式镇痛方案。多模式镇痛方案应包括：

1）针对病因，如癌痛产生的根源在于癌症本身，可通过外科手术、放射治疗、化学治疗等方法尽可能清除病灶。

2）调整生活方式和环境：限制诱发疼痛的活动，对疼痛部位进行制动或固定。

3）解释及心理治疗：当患者注意力放在疼痛或自身存在对疾病的恐惧和焦虑时，疼痛程度会加剧。因此，可通过向患者充分解释疾病本身进程、疼痛产生机制、如何用药等患者所希望了解的内容来减轻患者的心理负担，同时通过如折纸、小游戏等创造性活动、与家属聊天、认知行为疗法等方式转移患者注意力，有助于应对和缓解疼痛。

4）其他非药物治疗手段：常见方式有热敷、针灸、按摩、电刺激等，可一定程度缓解疼痛。

5）药物治疗：镇痛药物可大致分为非阿片类药物、阿片类药物和辅助镇痛药物。应根据WHO三级镇痛阶梯疗法为患者选择合适的镇痛药物。

6）神经阻滞和神经外科手术：对于部分难以忍受的疼痛，可用利多卡因进行局部麻醉，或进行相应传导神经的阻断术。WHO对控制持续性疼痛的药物应用提出了以下几个原则：①经口服：经口服是应用镇痛药物的标准途径。但对于无法吞咽药物或需控制暴发痛的患者而言，可改用喷剂、栓剂、透皮贴剂、皮下注射等其他给药方式。②按时：应按时规律给予药物来控制持续性疼痛，仅仅按需要给予药物是不合理的。③按阶梯：升阶梯，当给予足够剂量的前一阶梯药物仍无法控制疼痛时，应向上一级阶梯移动阶梯的概念正在弱化。④个体化：每位患者的疼痛阈值不一样，应按个体化需求控制药量。⑤联合应用辅助镇痛药物：辅助镇痛药物的作用包括缓解因心理因素等导致的疼痛、控制镇痛药物的不良反应等。

7）即使在接受规范的疼痛治疗的患者中，39%～91%患者仍会经历一过性的剧烈疼痛，即暴发痛。暴发痛可能是由于运动等因素或无明显诱因产生的，具有发作剧烈、持续时间短、可反复发作的特点，是造成患者困扰的一大来源。此时应提供快速吸收、快速起效的镇痛方法，如口服或皮下注射短效吗啡。而经缓释强阿片药物的片剂和贴剂的起效时间长，不适用于作为暴发痛的补救治疗。

（三）呼吸困难的处理

除疼痛外，呼吸困难在末期患者中十分常见，尤其是存在肺癌、肺不张、肺栓塞等肺部损伤的患者。

1. 首先应纠正可纠正的因素　仔细识别并尽可能去除呼吸困难的原因，如用抗生素治疗呼吸道感染、通过氧疗纠正低氧血症、用抗凝药物纠正肺栓塞。

2. 其次进行非药物治疗　深入了解患者对呼吸困难的认知，部分患者可能存在"呼吸困难预示死亡到来"的错误印象而感到惊恐，从而形成了无效的浅快呼吸模式，因此，可通过充分解释和心理治疗来减轻患者心理负担，鼓励患者用3R法进行呼吸。3R法即抬高（rise）、放松（relax）、休息（rest），分别对应着吸气时鼓肚子，按需吸入空气，然后放松肚子，放松地呼出，以及稍作休息，不着急立刻进行第二次呼吸，让下一次呼吸自然发生。此外，有研究表明，用电风扇往患者面部吹风可减轻患者的痛苦程度。鼓励患者每天进行一定量的锻炼，避免陷入呼吸困难－活动减少－肌力下降－呼吸困难加重的恶性循环。

3. 下一步再考虑药物治疗　常用药物包括支气管扩张剂、阿片类药物、抗焦虑药物等。

（四）老年人症状处理的注意点

1. 老年人的疼痛可以控制，和其他人群没有区别。

2. 老年人还是能够安全有效地使用镇痛药的。

3. 不能保证经口营养摄入，是慢性疾病末期患者的死亡信号。对老年人的厌食、恶病质，不推荐使用刺激食欲的药物或者给予高热量补充。对患者和家属的教育非常重要：厌食、恶病质是生命最后一段的正常现象，不建议常规放置鼻饲管，鼓励辅助经口进食。

六、沟通

沟通是安宁疗护、舒缓医疗实践的第一步，也是基础，任何帮助患者和家属的行为，包括症状控制、病情解释都是始于沟通，其效果也依赖于沟通的有效顺利进行。其中，告知坏消息和家庭会议是非常重要的技术要点。

七、心理、社会照护

正如舒缓医疗的定义所指出的：舒缓医疗是"通过控制各种症状，减轻精神、心理痛苦"尽力帮助终末期患者和家属获得最好的生存质量。

可以看出，症状控制非常重要，是第一步，但在症状控制或尽可能地控制之后，针对患者及家属精神、心理层面的痛苦进行照顾是面对末期患者更难的一个话题，对他们又是最重要的话题。

"我的孩子还没结婚，我想看到他结婚。"

"我已经不再是总经理，不能让别人看到我现在的样子。"

"死的时候会不会特别痛苦？我好害怕。"

"我什么时候会好起来啊？"

"为什么是我？"

这些问题不再是"事实层面"上的问题，我们无法"回答"这类问题。告诉他"吸烟是引发肺癌的原因""你妈妈的病情很重，但只要我们共同努力会好起来的"是无效回答，甚至产生相反效果。

这些问题属于心理/社会层面的痛苦表达，我们需要做的是倾听、同理，而非"解释"和简单地"回答"。

学习应对这些问题，就是学习心理/社会照顾的必经过程。建议继续阅读心理、社会照顾相关书籍并积极讨论，逐渐培养关注心理/社会问题的敏感度，并逐渐获得照顾心理/社会痛苦的技能。

八、关于临终

临终也是医生并不愿意面对的一个场景，但我们又常常不得不面对。当前医学教育中缺少关于生命和死亡的相关教育。除了如何延迟死亡，如何判断死亡，我们知道的太有限了。如果是我们自己或家人面临死亡这个事件，我们会想什么？要求什么？该注意些什么？作为医生，应该熟悉和掌握这部分内容，这对我们处理死亡事件中的各种关系以及情绪是非常重要的。

传统观念中有人认为"隐瞒病情""避免谈及死亡话题"就是表示"爱""孝"和"保护"，但死亡这件大事岂是可以逃避和隐瞒的呢？死亡的当事人需要知道真相，他们或许还有许多事情要安排和表达。

（一）身后事和未完成的心愿

1. 对于患者来说，怎么样过最后有限的日子，生命才有意义？或者说，他准备怎么过最后一段日子？

2. 在弥留之际，她/他要什么、不要什么？

3. 患者即将离世、无法与人沟通的时候，希望她/他的亲友知道和记得：我好爱你，我原谅你，我喜欢你……

（二）关于离世方式的选择

医务人员应该告知"面对终点"选项不是唯一！除了去ICU接受气管插管/心脏按压/电击等有创救治措施，还有其他的可能选项，可以有遵照本人意愿"不采用有创救治措施，尽量减轻患者痛苦地离去"这样一个选择。重点在于：让患者及家属有选择的机会。

（三）关于告别，需要思考的事情

1. 关于遗嘱、遗产等最后的嘱托和交代。

2. 关于是否要在临终前急救及器官、遗体捐献的细节。

3. 关于最后的告别　患者本人和其家属有什么样的愿望？在医院和在家中离世告别仪式会有所不同。患者和家人应该有机会就此话题沟通。

（1）安葬相关事宜

1）安葬的方式、地点、费用。

2）服装、遗像、探视人员安排等细节。

（2）遗体需要转运的相关细节。

九、哀伤陪伴

哀伤几乎必然出现，而且会影响很多人。很多家人在死亡前已经出现哀伤反应，哀伤的程度和他们与死者的关系有关，也和死亡的质量有关。哀伤的除了家人，也包括关系密切的朋友和医务人员。哀伤是不能跨越，只能经历的过程。理解"哀伤是一个正常反应"，敏感的富有同理心的陪伴是最有效的帮助方法。作为末期照顾的团队，能够敏感地发现复杂哀伤并给予帮助。

【病例分析】

1. 这个患者是否有安宁疗护、舒缓医疗需求？

这个患者和家人非常需要安宁疗护、团队的帮助。

患者是肺癌末期，经历了多种治疗，疾病进展没有更好的治疗手段，他的预计生存时间以周计，并且伴有食欲缺乏、乏力、水肿等多种不适，他有明确的安宁疗护需求。

2. 如何帮助这个患者及其家人？

帮助这个患者和家人从评估患者的需求开始。患者的身体、心理、社会各方面的痛苦是什么？家人的痛苦和需求又是什么？

入院后，在患者还可以交流的时候，应该和本人及家人一起探讨他们对疾病的认识，他们对治疗的预期，他们对身后事的安排等重要话题。让患者和家人能够有时间做一些对他们来说非常重要的事情，如身后事安排，考虑余生期待等。

同时，应该根据患者自己主诉最痛苦的症状给予积极处理，对呈现/发现的心理痛苦给予回应。

对家人的需求，如纠结和不舍等情况给予支持并提供一些"此刻对我的至爱亲人我还可以做什么"的具体建议。

3. 患者的躯体痛苦有哪些？可以如何减轻患者的躯体痛苦？

从病例介绍中可以知道患者目前的痛苦症状至少有乏力，食欲缺乏、憋气、水肿、疼痛。

如果他最难受的是憋气，可以考虑给予吗啡 2～3mg 皮下注射。用药之前，试着与患者和家人沟通，并讲明：患者很虚弱，已经到了最后时刻，用药是希望他不那么憋，能够减少一些死亡过程中的痛苦，我们从最小的量开始尝试，希望能够起效并不对他造成危害。但他很虚弱，用了药，有可能会安静，甚至睡着，也有醒不过来的可能，你们觉得这样可以吗？如果家人表示理解和认同，我们可以依计划用药，如吗啡 2～3mg 皮下注射然后观察患者憋气感觉的缓解情况，如果有效，则每 4～6 个小时给予同等剂量吗啡。如果效果不明显，可以尝试增加吗啡剂量到 4～5mg，如此往复，直到症状能够有比较明显的缓解。

以此类推，从患者"主诉"的最痛苦的各个症状入手，采用非药物的、药物的方法来尽可能的减缓这些症状。

4. 他的心理、社会痛苦有哪些？如何帮助他缓解？

就这位患者来说，没有人和患者谈过生存预期和余生期待。他自己希望"再活1年"，这里面隐含的一个事实是：他自己的生命很有限了。

他是否能够接受生命有限？他是否知道他的生命时间很短了？如果时间很短了，他希望如何度过？他还有什么想做的事情？他还有什么事情需要安排和交代吗？

在这方面需要投入的精力会有很多。但不要担心，不要求对每一个患者都做到"大而全"，我们尽力去做就好，尽量替对方想得全面一些，尽量减少痛苦和遗憾，这是我们每一位临床医生应该做到的"基础舒缓医疗（primary palliative care）"。

5. 为了帮助这个患者善终，还有什么需要做的事情？

他希望在哪里离世？他是否希望最后采用有创伤的那些救治的方法，例如，气管插管，电击除颤，进入ICU等。

（1）家人此刻对上述这些问题的计划和想法是什么？

（2）患者和家人，家人之间的意见一致吗？如果不一致，我们可以如何帮助沟通？

（3）我们需要一直思考：如何能尽可能按照患者本人的意愿走最后这段路。

（宁晓红　审校：孙晓红）

第五节　预立医疗自主计划及共同决策

【典型病例】

患者，男性，93岁。因"间断肺部感染1年"多次入院治疗。1周前再发咳嗽、少量白痰，发热，峰体温38.5℃，胸部CT提示双下肺感染。再次给予广谱抗生素及无创辅助通气治疗无效，需气管切开气管插管、呼吸辅助通气治疗。既往有COPD、高血压病、甲状腺功能低下、神经鞘瘤术后、左侧股骨头置换术后、带状疱疹后遗症；吞咽障碍（胃造瘘术后2年）、营养不良、尿便失禁、衰弱、骨质疏松、白内障术后、生活不能自理、认知功能轻度下降（MMSE26分）。目前气管插管、呼吸机辅助通气，无法脱机。家庭社会关系：本人是退休大学教授；老伴患重度痴呆；一儿一女，女儿与老人同住，老年人的医疗决策由女儿做主，儿子旅居国外，全权听从女儿的决定。

【临床问题】

1. 气管切开、呼吸机有创通气辅助治疗方案是老人的医疗意愿还是女儿的决定？老人是否有生前预嘱？

2. 老人是否将医疗决策权委托给女儿，女儿所作出的医疗决策是否能体现老人在接近生命末期的医疗意愿？

3. 老人反复住院期间医生有没有与老人及家属谈过老人未来可能要面对的医疗决策？

4. 对于患有慢性不可治愈疾病的老人何时约谈预立医疗自主计划？

一、概述

随着医疗水平的不断提高，原本无法挽救的生命都可能通过医疗技术得以维持，而与此同时，人们的自主意识在逐渐增强、生命价值观在不断完善。每个人都享有追求从出生到死亡高质量的医疗照护的权利。预立医疗自主计划（advanced care planning，ACP）可以帮助患者及其医疗代理人和临床医生在患者生命末期做出尊重患者医疗意愿的决策。

ACP是规划未来医疗照护的过程，做出符合本人意愿的医疗自主书面指示的过程，即本人在意识清楚且有决策能力时，对自己未来患有不可治愈严重疾病或临近生命末期且丧失决策能力时，事先做出安排和指示。制定ACP首先要遵循医学伦理自主的原则，参与未来医疗照护计划的人员包括患者本人、医生、患者家属及照护者。通常发起者应该是医方。内容包括医疗授权委托书、指定医疗代理人、医疗照护要求，也就是预立医疗指示（advanced direct，AD）。医疗自主计划在我国大陆地区尚未开展。本文参考欧美国家ACP相关共识及实施方案阐述如下。

二、ACP中常用的术语及含义

1. 医疗代理人或代理决策者（surrogate decision maker or proxy decision-makers）是指当事人（患者）丧失行为能力，且无事先确定医疗永久授权书时，做出医疗决定的决策者。事先指定（可以信赖的朋友或亲人），如无指定则可按继承顺序，依次为配偶、子女、父母、兄妹、祖孙。

2. 医疗授权书（medical durable power of attorney），当事人指定"代理人"为其做出未来医疗决定的法律文件。只有当患者丧失行为能力时才生效。

3. 生前预嘱（living wills），通常由个人发起，记录个人的愿望，关于启动、保留和撤回某些维持生命的医疗干预措施。当患者丧失行为能力，并有特定的医疗状况时生效。北京生前预嘱协会倡导的"我的5个愿望"，体现了在生命末期时个人的医疗意愿，本愿望可以通过手机App端填写，并可随时更改。

4. 预立医疗指示（advanced direct）是指具体的医疗指示，包括心肺复苏（cardiopulmonary resuscitation，CPR）指示或放弃心肺复苏（do not resuscitate，DNR）指示、维生治疗指示（orders for life-sustaining treatment）。这部分内容在临床病例中也有体现，但基本上是针对危重、不可治愈的患者住院期间才提出，并非预先预立的。

5. 维持生命治疗指示（orders for life-sustaining treatment），当事人（患者）将维持生命治疗的意愿转化为医疗指示的文书（如鼻胃管饲、血液透析、呼吸机辅助通气等），其目的是为患有疾病末期或晚期重病患者和长期照护机构的患者提供医疗服务，这些医疗指示便于患者在不同医疗机构之间携带和转移。

三、ACP的适用范围及制定流程

（一）ACP的意义

1. 尊重个人的自主权，能根据个人的价值观、信仰、人生体验、意愿或偏好，制订个人的生命末期的医疗目标，特别是当患有严重疾病或疾病末期无决策能力时。

2. 提供让患者和家人包括医疗代理人、医护人员分享自己对生命的价值观和医疗意愿的开放讨论的机会。

3. 当事人在有能力、意识清晰的情况下安排未来医疗决策，能够减轻亲人的负担，平和安静与家人相处。减少家人的压力、焦虑和抑郁。如肿瘤的患者，家属害怕患者承受不住，往往会采取善意的欺骗。

4. 明确末期不想要的医疗干预（如避免住院、CPR等），减少住院死亡数，更多过世在居所或临终关怀处，降低医疗花费。

5. 有助于提高患者的满意度和生命质量，提高死亡质量。

（二）ACP流程

1. 第一步　首先由医方发起，准备和评估存在的问题。在适宜的环境下，了解如下问题：①事先是否有诸如生前预嘱或有无口头表达的一些愿望，是否需要更新？②对未来医疗方面有哪些担忧的方面？

2. 第二步　确定医疗代理人，东西方存在文化差异，我国通常会按法定继承人的顺序来指定医疗代理人。但对于孤寡老人、空巢老人以及希望指定医疗代理人时可以指定医疗代理人，指定的代理人应该是"值得信赖的人"，可以包括亲属、朋友等。

3. 第三步　询问患者以往重病期间是否有医疗决策，以及有没有经历过至亲过世等对自己未来医疗决策有什么影响，以便了解患者医疗意愿及价值观。

4. 第四步　完成上述工作后，应该建议患者完成医疗授权书，确定预立医疗指示包括CPR指示或DNR指示、维生治疗指示等。

ACP的过程中应重点关注患者的意愿，而医生应为ACP提供最优化的策略，医生不能在没有得到患者意见之前进行医疗决策，在患者丧失行为能力之前应指定医疗代理人。不少患者即使在生命终末期时仍具有自我决策能力，因此，医疗决策仍由患者本人作出决定。医疗代理人参与讨论有助于在患者失去行为能力时，医疗代理人能及时参与、帮助做出符合患者意愿的医疗决策。指定医疗代理人是ACP的一个重要组成部分，在医患双方达成共识后应指定医疗代理人。西方国家与东方国家文化背景不同，医疗代理人可能并非家人，但应该是"可信赖者"。就目前我国独生子女时代、空巢老人比较普遍的现状下，指定医疗代理人尤为重要。因此，医方与医疗代理人和家庭成员共同讨论至关重要，能够有效避免医疗冲突。

（三）制订ACP的时机

总的来说任何有行为能力的成年人、无论处于任何健康状态都适合开始制订ACP，但在我国尚未全面开展的情况下，尤其对老人我们应该对ACP的时机有所选择。以下几个时点可供参考。

1. 对有轻度认知障碍或早期痴呆诊断的老人推荐进行ACP。

2. 当老人处于失能或半失能，需要被照护时。

3. 过渡期，如急性问题住院后，亚急性康复后，需要入住护理院，接受更多照护时。

4. 健康状况发生改变时（恶化或改善）。

5. 家庭或社会状况的变化，包括亲人的离世等，这些时期都可能影响到患者对未来医疗的偏好。

因此，在ACP尚未普及的情况下，选择好时机非常必要。

（四）预立医疗指示

经过反复医患沟通、讨论，最后形成预立医疗指示（AD），已经实施ACP的国家，预立医疗指示包括如下步骤：选择和授权医疗代理人，条件是年龄满18岁（21岁），不同的国家，设定的年龄不同，既必须有行为能力的、是本人可靠、信赖、能够联络到的亲人、朋友，但不可以是照顾的医护人员或相关工作人员（除非是家属），存档填写好的AD文件，通常一式三份：保存在医院病历（相应的医疗机构）、医疗代理人、当事人；定期修改，末期病情进展改变时、患者的意愿改变时是可以随时修改的，但一定要签署更改日期。AD内容包括如下方面：是否要心肺复苏及心肺复苏的级别，医疗干预的级别，如舒适治疗，选择性治疗或完整的治疗。当植物状态或生命末期是否要管饲维生。是否放弃原发末期不可逆疾病的治疗，如放化疗、输血、血透、抗生素等。

四、医患共同决策

在制订ACP过程中，医患双方有效沟通非常重要。医患共同决策是制订ACP的基石。医生与患者分享信息，并告知患者及其家属、医疗代理人需要进行医疗决策。一定要强调尊重患者本人的意愿。医生应详细告知疾病及健康阶段、不同的治疗方案，以及相应的利与弊，可能产生的结局。因为很多健康问题的治疗方案没有足够明确的证据，因此，很大程度上有赖于患者的价值观及意愿偏好来权衡利弊，做出符合患者本人意愿的医疗决策。作为患方，在相信和尊重医生的专业性基础上，倾听医生所列出的各种医疗信息，可能的选择及每种选择的优点与缺点。作为医方，应采用中立的观点向患者解释每种方案的获益和风险程度。在开始时患者并无意愿偏好，医生应当倾听患者对自己健康状态和症状的解读、理解他们的想法与关注，然后再与医生沟通、经过深思熟虑后形成患者的治疗偏好。在权衡利弊的过程中，医生应当将与结局相关的事项明确地呈现给患者。

医患共同决策重点需要强调两点：

一是尊重患者的自主权，老人是否有自主决定权，需要做如下方面的评估，首先是对老年人决策能力的评估，包括了医疗决策能力、自我照顾能力、财务决定能力、最后愿望和执行医嘱能力，对于这些能力的评估通常采用MMSE、画钟试验、ADL、IADL，最后应签署知情同意等。

二是沟通能力，重点学会如何告知坏消息的能力，通常采用Robert Buckman的六步法。首先是准备工作，包括环境、情绪的准备。了解患者对于自身的疾病或健康状态已经知道了多少，接下来要了解患者希望知道多少，有的患者可能一时不能接受更多、更坏的消息，针对患者的反应我们应该适可而止，分享患者已知的医疗信息，并对患者的心情、情绪反应做出适当的回应，告知坏消息要有一个逐步推进的过程，最后制订治疗、随访方案。

在充分沟通、全面了解医学信息及可能结局的基础上，患者有自主决定医疗照护的权利。医生及其家属或医疗代理人应给予尊重，并执行。医生应提供个体化的建议，这样的建议是建立在患者个人偏好及其处境基础上的，而非泛泛的建议。因此，良好信任的医患关系是进行共同决策的重要基础。

五、预立医疗自主计划的国内外状况

美国加州在1976年通过了《自然死亡法案》，通过立法承认患者可以在疾病末期选择不进行维持生命的治疗，即允许患者依照自己的意愿选择"自然死亡"。2016年美国、加拿大、新西兰、澳大利亚4国联合达成"成人预立医疗自主计划多学科定义共识"，共识核心内容是预立医疗自主计划是对任何年龄的成年人，在任何健康状态下，通过了解和分享个人的人生价值观、人生目标，确立对未来医疗照护意愿（偏好）的过程。其目标是个人在患有慢性或重症不可治愈疾病时，能够得到与其价值观、目标和医疗偏好一致的医疗照护服务。我国台湾地区在2000年立法通过了《安宁缓和医疗条例》，承认了自然死亡合法，并认定AD具有法律效力。2015年通过了《病人自主权立法》，并于2019年开始实施，规定患者可以通过签署书面预立医疗决定来选择在疾病终末期、不可逆昏迷状况下、永久植物人状态、重度失智及其他特殊情况下，拒绝或接受某些医疗措施。有关ACP，2019年9月香港食品及卫生局也发起了有关预设医疗指示和患者在居住处离世的立法建议公众咨询文件。我国大陆地区虽然尚未开始ACP，但针对这方面生前预嘱协会也做了非常多的工作，如我国生前预嘱协会推出我的5个愿望。面向普通公民，通过手机App就可自行填写，并随时更改。相信随着人们对于生命自主意识的不断提升以及要求更好的生命质量和死亡质量，ACP逐步会被医患双方接受。

【病例分析】

本案例是一位93岁高龄老人合并多种慢性疾病及多种老年综合征。导致反复肺部感染及病情加重的原因，一是原有COPD史40余年，存在严重肺功能不全，二是患者曾因与年龄相关性的吞咽障碍行进食改道－胃造瘘术，因吞咽困难造成反复吸入。老年综合评估，提示老年认知功能轻度下降，躯体功能明显下降，生活起居需要帮助。社会家庭支持良好。老人因病情需要气管切开、呼吸机辅助维持生命治疗5个月余，无法脱机。这种机械维生的状况是家属难以接受的，但又处于两难局面。

通过与患者女儿沟通，我们了解到患者及其家人从未在一起讨论过如果有一天生命即将走到尽头需要什么样的医疗照护。在多次住院期间医生也从未与患者及家属谈及随着病情不断加重，有可能需要有创抢救，而且即便经过积极有创治疗可能要面对未来无法脱机，甚至无法挽回生命的情况。

在我国尚无ACP情况下，结合上面这个案例。作为医方我们应该选择恰当的时机与患者及家属通过医患双方共同决策达成如下的目标：您对您和您的疾病有了解吗？您是如何理解的？您对未来的恐惧或担忧是什么？您的目标和优先事项是什么？什么样的结果是您不能接受的？因为反复肺部感染、肺功能持续恶化，可能需要气管切开、呼吸机辅助通气治疗，而且极有可能无法撤机，您是否愿意接受？

另外，我们还应该了解老人的家庭社会关系，而对于子女众多、关系复杂的家庭，需要绘制家庭树，召开家庭会议，患者本人是医疗的决策者，但一旦患者不能做出医疗决策，或希望委托他人的话，一定要推选家庭成员中谁是老年人的医疗代理人，配偶还是子女，并应由患者本人签署书面医疗委托书。如果本人无行为能力签署授权委托书，应根据家庭会议选举的医疗代理人全权负责。而对于本案老人，家庭关系单一，老伴重度痴呆，无法做出医疗决策。儿子常年旅居国外，家中诸事由女儿全权负责。

对于本案在重病末期不能做出医疗决策时，应该与其女儿充分沟通，告知任何医疗决策可能出现的情况。这时也以通过观看气管切开、气管插管录像等视听的方式与其医疗代理人沟通。而此时，即便家属能够充分了解病情的情况下，仍可能纠结于是放弃有创治疗，还是采取缓解症状、提高老人末期生活质量的缓和医疗。子女可能会误认为不积极治疗是"放弃"或是"不孝"，于心不忍。这时无论医方还是患方都应该纠正缓和医疗中常见的"误区"，认为选择安宁舒缓医疗、制订生前预嘱就是选择"放弃"治疗，实际上并非如此。选择缓和医疗放弃的是无效的、患者不获益的医疗。而对已接近生命末期的患者的身、心、社的照护，是对患者最积极的治疗。

（孙晓红　审校：宁晓红）

参考文献

［1］《GOLDMAN-CECIL MEDICINE》26TH EDITION，LEE GOLDMAN，MD．ANDREW I．SCHAFER，MD，2020：1081-1082．

［2］Neill S，Dean N．Aspiration pneumonia and pneumonitis：a spectrum of infectious /noninfectious diseases affecting the lung．Curr Opin Infect Dis，2019，32（2）：152-157．

［3］中国吞咽障碍康复评估与治疗专家共识组．中国吞咽障碍评估与治疗专家共识（2017年版）第一部分评估篇．中华物理医学与康复杂志，2017，39（12）：881-892．

［4］杨丽，蒋玉华，张雪，等．老年患者吸入性肺炎相关因素分析与预防研究．中华医院感染学杂志，2016，26（13）：2948-2950．

［5］Mandell．LA，Niederman MS．Aspiration pneumonia．N Engl J Med，2019，380（7）：651-663．

［6］Makhnevich A，Feldhamer KH，Kast CL，et al．Aspiration pneumonia in older adults．J Hosp Med，2019，14（7）：429-435．

［7］Ribeiro MADS，Fiori HH，Luz JH，et al．Rapid diagnosis of respiratory distress syndrome by oral aspirate in premature newborns．J Pediatr（RioJ），2019，95（4）：489-494．

［8］Nihei M，Okazaki T，Ebihara S，et al．Chronic inflammation，lymphangiogenesis，and effect of an anti-VEGFR therapy in a mouse model and in human patients with aspiration pneumonia．J Pathol，2015，235（4）：632-645．

［9］Komatsu R，Okazaki T，Ebihara S，et al．Aspiration pneumonia induces muscle atrophy in the respiratory skeletal，and swallowing systems．J Cachexia Sarcopenia Muscle，2018，9（4）：643-653．

［10］Japanese Respiratory Society．Aspiration pneumonia．Respirology，2009，14（Suppl 2）：S59-S64．

［11］ALIBERTI S，DI PASQUALE M，ZANABONI A M，et al．Stratifying risk factors for multidrug-resistant pathogens in hospitalized patients coming from the community with pneumonia．Clin Infect Dis，2012，54（4）：470-478．

［12］Dragan V，Wei Y，Elligsen M，et al．Prophylactic antimicrobial therapy for acute aspiration pneumonitis．Clin Infect Dis，2018，67（4）：513-518．

［13］丁炎明．伤口护理学，北京：人民卫生出版社，2017．

［14］WOCN，Wound，Ostomy and Continence Nurses Society．WOCN 2016 Guideline for Prevention and Management of Pressure Injuries（Ulcers）：An Executive Summary．J Wound Ostomy Continence Nurs，

2017，44（3）：241-246.

［15］刘晓红，康琳. 协和老年医学. 北京：人民卫生出版社，2016.

［16］刘晓红，康琳. 老年医学诊疗常规. 北京：中国医药科技出版社，2017.

［17］冷晓，王秋梅. 老年医学临床实践技能进阶培训教程. 北京：人民卫生出版社，2020.

［18］中华护理学会静脉治疗护理专业委员会. 美国静脉输液护理学会输液治疗实践标准（2016年修订版）. 输液治疗护理杂志，2016，39（1s）：s1-s132.

［19］刘晓红，朱鸣雷. 老年医学速查手册. 北京：人民卫生出版社，2014.

［20］Twycross R WA. Introducing palliative care. 5th ed. Amersham：Halstan Printing Group，2016：39.

［21］《安宁疗护实践指南》（试行）http：//www.nhc.gov.cn/yzygj/s3593/201702/3ec857f8c4a244e69b233ce2f-5f270b3. shtml.

［22］American Geriatrics Society Panel on Persistent Pain in Older Persons. The management of persistent pain in older persons. Journal of the American Geriatrics Society，2002，50（Suppl.）：S205-S224.

［23］Giovambattista Zeppetella. Palliative Care in Clinical Practice. London：Springer，2012.

［24］王英伟. 安宁缓和医疗临床工作指引. 台北：财团法人中华民国（台湾）安宁照顾基金，2010.

［25］American Geriatrics Society Panel on Persistent Pain in Older Persons. The management of persistent pain in older persons. Journal of the American Geriatrics Society，2002，50（Suppl.）：S205-S224.

［26］R.L. Sudore，H.D. Lum，J.J. You，et al. Defining Advance Care Planning for Adults：A Consensus Definition from a Multidisciplinary Delphi Panel. J Pain Symptom Manage，2017，53（5）：821-832. e1. doi：10.1016/j.jpainsymman.2016.12.331.

［27］H.D. Lum，R.L Sudore，D.B. Bekelman. Advance care planning in the elderly. Med Clin North Am，2015，99（2）：391-403. doi：10.1016/ j.mcna.2014.11.010.

［28］刘晓红，陈彪，主编.《老年医学》研究生教材，第3版. 北京：人民卫生出版社，2020.

学习笔记

附录
常用老年综合评估量表

附表1　Katz 日常生活活动能力（Katz　ADLs）

在每一栏中圈出最能反映患者最佳功能状态的项目并在每栏的空白横线上评分（1或者0）。

A.　如厕	评分（　）
1.　能完全独立上厕所，无失禁。	1
2.　需要提醒如厕，或需要帮助清洁，或偶有失禁（最多1周1次）。	0
3.　熟睡时有便或尿失禁，并每周大于1次。	0
4.　清醒时有便或尿失禁，并每周大于1次。	0
5.　尿便完全无法控制。	0
B.　进食	评分（　）
1.　能自己独立吃饭。	1
2.　进餐时偶尔需要帮助，和/或在进食特殊烹调的食物时需要帮助，或餐后需要别人帮助清洗。	0
3.　进餐时经常需要帮助，并且不能保持进餐时整洁。	0
4.　所有的进餐几乎全需要帮助。	0
5.　不能自己进食，并且对他人帮助自己进食有抵触。	0
C.　穿衣	评分（　）
1.　能自己穿衣，脱衣，并从衣橱挑选衣服。	1
2.　能自己穿衣，脱衣，偶尔需要帮助。	0
3.　经常需要帮助穿衣和选择衣物。	0
4.　必须别人帮助穿衣，但能够配合。	0
5.　完全不能穿衣，并且对别人帮忙不能配合。	0
D.　梳洗（整洁，头发，指甲，手，脸，衣服）	评分（　）
1.　能独立保持自我整洁和穿着得体。	1
2.　能保持自我充分的整洁，偶尔需要很少帮助，如剃须。	0
3.　需要他人经常监督和帮助以保持自我整洁。	0
4.　需要他人完全帮助，但是接受帮助后能够保持良好的整洁度。	0
5.　完全依赖他人帮助来保持整洁的一切行为。	0
E.　躯体活动	评分（　）
1.　能在各种地面或者城市中随意走动。	1
2.　能在住处附近或一个街区内活动。	0
3.　行走时需要帮助（如下任何一项）：a.他人搀扶；b.固定扶手；c.拐杖；d.助步器；e.轮椅。①上/下轮椅不需帮助；②上/下轮椅需要帮助。	0
4.　仅能独立坐于椅子或轮椅中，但需他人推动。	0
5.　超过多半的时间卧床。	0
F.　沐浴	评分（　）
1.　能独立沐浴（盆浴，淋浴，搓澡）。	1
2.　能自己沐浴，但出入浴缸需要帮助。	0
3.　仅能洗脸和手，其他身体部位需要他人帮助。	0
4.　不能自己沐浴，但他人帮忙能够配合。	0
5.　不能自己沐浴，也不能配合他人的帮助。	0

评分：ADLs总分范围为0～6分

附表2　Barthel日常生活功能量表

项目	分数	内容说明
1. 进食	10□	可自行进食或自行使用进食辅具，不需要他人协助。
	5 □	需协助使用进食辅具。
	0 □	无法自行进食或喂食时间过长。
2. 个人卫生	5 □	可以自行洗手、刷牙、洗脸及梳头。
	0 □	需要他人部分或完全协助。
3. 如厕	10□	可自行上下马桶、穿脱衣服、不弄脏衣服、会自行使用卫生纸擦拭。
	5 □	需要协助保持姿势的平衡、整理衣服或使用卫生纸。
	0 □	无法自己完成，需要他人协助。
4. 沐浴	5 □	能独立完成盆浴或淋浴。
	0 □	需他人协助。
5. 穿脱衣服、鞋袜	10□	能自行穿脱衣裤、鞋袜，必要时使用辅具。
	5 □	在别人协助下可自行完成一半以上的动作。
	0 □	需要他人完全协助。
6. 大便控制	10□	不会失禁，必要时能自行使用栓剂。
	5 □	偶尔会失禁（每周不超过1次），需要他人协助使用塞剂。
	0 □	需要他人处理大便事宜。
7. 小便控制	10□	日夜皆不会尿失禁，或可自行使用并清理尿布或尿套。
	5 □	偶尔会失禁（每周不超过1次），使用尿布或尿套需他人协助。
	0 □	需他人协助处理小便事宜。
8. 平地行走	15□	使用或不使用辅具，皆可独立行走50米以上。
	10□	需他人稍微扶持或口头指导才能行走50米以上。
	5 □	虽无法行走，但可独立操纵轮椅（包括转弯、进门及接近桌子或床旁），并可推行轮椅50米以上。
	0 □	完全无法行走或推行轮椅50米以上。
9. 上下楼梯	10□	可自行上下楼梯，可使用扶手、拐杖等辅具。
	5 □	需稍微扶持或口头指导。
	0 □	无法上下楼梯。
10. 上下床或椅子	15□	可自行坐起，由床移动至椅子或轮椅不需要协助（包括轮椅刹车、移开脚踏板），且无安全上的顾虑。
	10□	在上述移动过程中需些协助或提醒，或有安全上的顾虑。
	5 □	可以自行坐起，但需他人协助才能够移动至椅子。
	0 □	需他人协助才能坐起，或需两人帮忙方可移动。

总分

注：辅助装置不包括轮椅。0～20分为极严重功能障碍，20～45分为严重功能障碍，50～70分为中度功能障碍，75～95分为轻度功能障碍，100分为ADL自理

附表3　Lawton生活用具使用能力量表

A. 使用电话能力	评分（　）
1. 能主动打电话，能查号、拨号。	1
2. 能拨几个熟悉的号码。	1
3. 能接电话，但不能拨号。	1
4. 根本不能用电话。	0

B. 购物	评分（　）
1. 能独立进行所有需要的购物活动。	1
2. 仅能进行小规模的购物。	0
3. 任何购物活动均需要陪同。	0
4. 完全不能进行购物。	0

C. 备餐	评分（　）
1. 独立计划，烹制和取食足量食物。	1
2. 如果提供原料，能烹制适当的食物。	0
3. 能加热和取食预加工的食物，或能准备食物但不能保证足量。	0
4. 需要别人帮助做饭和用餐。	0

D. 整理家务	评分（　）
1. 能单独持家，或偶尔需要帮助（如重体力家务需家政服务）。	1
2. 能做一些轻的家务，如洗碗，整理床铺。	1
3. 能做一些轻的家务，但不能做到保持干净。	1
4. 所有家务活动均需要在帮忙下完成。	1
5. 不能做任何家务。	0

E. 洗衣	评分（　）
1. 能洗自己所有的衣物。	1
2. 洗小的衣物；漂洗短袜以及长筒袜等。	1
3. 所有衣物必须由别人洗。	0

F. 使用交通工具	评分（　）
1. 能独立乘坐公共交通工具或独自驾车。	1
2. 能独立乘坐出租车并安排自己的行车路线，但不能乘坐公交车。	1
3. 在他人帮助或陪伴下能乘坐公共交通工具。	1
4. 仅能在他人陪伴下乘坐出租车或汽车。	0
5. 不能外出。	0

G. 个人服药能力	评分（　）
1. 能在正确的时间服用正确剂量的药物。	1
2. 如果别人提前把药按照单次剂量分好后，自己可以正确服用。	0
3. 不能自己服药。	0

H. 理财能力	评分（　）
1. 能独立处理财务问题（做预算，写支票，付租金和账单，去银行），收集和适时管理收入情况。	1
2. 能完成日常购物，但到银行办理业务和大宗购物等需要帮助。	1
3. 无管钱能力。	0

　　评分：IADLs为0～8分。在一些项目中只有最高水平的功能状态可以获得1分。在其他项目中，2个或者更多的功能状态水平可以得1分，因为每一项目描述的是某些最低功能状态水平的能力。这些项目尤其对于筛查患者目前的行为状况非常有用。多次应用这些评价工具，可以作为记录患者功能状态改善或者恶化的文字依据

附表 4　谵妄的意识模糊评估法（confusion assessment method，CAM）

特征	表现	答案	
急性发作且病程波动	1a. 与平常相比较，是否有任何证据显示患者精神状态产生急性变化？	否	是
	1b. 这些不正常的行为是否在一天中呈现波动状态？即症状时有时无或严重程度起起落落	否	是
注意力不集中	2. 患者集中注意力是否有困难？例如容易分心或无法接续刚刚说过的话	否	是
思维缺乏逻辑	3. 患者是否思考缺乏组织或不连贯？如杂乱或答非所问、或不合逻辑的想法、或突然转移话题	否	是
意识状态改变	4. 整体而言，您认为患者的意识状态是过度警觉、嗜睡、木僵或昏迷	否	是
总评	1a＋1b＋2［是］＋3或4任何一项［否］	□谵妄	

附表 5　简易精神状态检查量表（mini-mental state examination，MMSE）

项目	问题及指导语	评分
1. 定向力	现在是（星期几）（几号）（几月）（什么季节）（哪一年）	（　）5
	我们现在在哪里：（省市）（区或县）（街道或乡）（什么地方）（第几层楼）	（　）5
2. 记忆力	现在我要说三样东西的名称，在我讲完以后，请您重复说一遍。请您记住这三样东西，一会儿我还要再问您。（请仔细说清楚，每样东西间隔1秒钟）"皮球""国旗""树木"。请您把这三样东西说1遍（以第一次的答案记分）	（　）3
3. 注意力和计算力	请您算一算100减7，然后从所得的数目再减去7，如此一直计算下去	（　）5
	请您将每减一个7后的答案告诉我，直到我说停止。93，86，79，72，65……（若错了，但下一个答案是对的，那么只记一次错误）	
4. 回忆力	现在请您说出刚才我让您记住的三样东西，"皮球""国旗""树木"	（　）3
5. 命名能力	（出示手表）这个东西叫什么？	（　）1
	（出示铅笔）这个东西叫什么？	（　）1
6. 复述能力	现在我要说一句话，请您跟着我清楚的重复一遍。"四十四只石狮子"	（　）1
7. 理解力	（检查者给被测试者一张空白纸）我给您一张纸请您按我说的去做，现在开始："用右手拿着这张纸，用两只手将它对折起来，放在您的左腿上。"（不要重复说明，也不要示范）每个正确动作1分，共3分	（　）3
8. 阅读	请您念一念这句话，并且按照上面的意思去做。（检查者把写有"闭上您的眼睛"大字的卡片出示给被测试者）	（　）1
9. 书写	您给我写一个完整的句子。（句子必须有主语，动词，有意义）记下所叙述句子的全文	（　）1
10. 复制（构图）	（指着下面的图形）"请您照着这个样子把它画下来"	（　）1

注：满分为30分，其评分受年龄、教育程度等因素影响，通常认为评分低于27分，小学文化低于21分，文盲者低于18分，则需要做进一步评估

附表6　老年抑郁量表（geriatric depression scale，GDS，简洁版）

请为你在过去一周内的感受选择最佳答案。

序号	问题	答案
1	您对您的生活基本上满意吗？	是 / **否**
2	您减少了很多活动和嗜好（兴趣）吗？	**是** / 否
3	您觉得生活空虚吗？	**是** / 否
4	您常常感到厌烦吗？	**是** / 否
5	您是否大部分时间内精神状态都好？	是 / **否**
6	您会害怕将有不好的事情发生在您身上吗？	**是** / 否
7	大部分时间内您觉得快乐吗？	是 / **否**
8	您是否经常感到自己是无能和没用的？	**是** / 否
9	您是否更愿意待在家里，而不喜欢外出和尝试新鲜事物？	**是** / 否
10	您是否觉得与多数人比较，您的记性更差？	**是** / 否
11	您是否认为"现在还能活着"是一件很好的事情？	是 / **否**
12	您是否感到您现在活得很没有价值？	**是** / 否
13	您觉得体力充沛吗？	是 / **否**
14	您是否觉得您现在的处境没有希望？	**是** / 否
15	您是否觉得大部分人比你过得更好？	**是** / 否
总分		

注：每一个黑体字答案计为1分。界值：正常为0～5分；5分以上提示抑郁

附表7　PHQ-9问卷

在过去的2周内，你多久被下列问题烦扰1次？ （几天＝1，半数以上的日子＝2，几乎每天＝3）	无	几天	一半以上天数	几乎每天
1. 做事情没有兴趣或者乐趣	0	1	2	3
2. 情绪低落、沮丧或绝望	0	1	2	3
3. 入睡困难或易醒，或睡得太多	0	1	2	3
4. 感觉疲倦或缺乏精力	0	1	2	3
5. 食欲缺乏或暴饮暴食	0	1	2	3
6. 感觉自己很差劲，或认为自己是个失败者，让自己或家人失望	0	1	2	3
7. 精神无法集中，如无法集中精力看报纸或看电视	0	1	2	3
8. 言语或行动缓慢，或过多（别人能观察到的）	0	1	2	3
9. 会有让自己死或伤害自己的想法	0	1	2	3

总分：

如果有上述问题对您造成困扰，这些问题会对您做工作、处理家事或与别人相处造成多大困难？

没有困难□　有些困难□　非常困难□　极度困难□

● 初步诊断标准：在靠右侧的2个列中至少有4个√（包括问题1#和2#），则怀疑为抑郁性疾病。怀疑为严重抑郁：在靠右侧的2个列至少有5个√（其中一个为问题1#或2#）。

● 怀疑为其他的抑郁性疾病：在靠右侧的2个列有2～4个√（其中的一个与问题1#和2#有关）。

注：鉴于问卷是由患者自行完成，因此，所有的答案必须由医生确认，并且确切的诊断是基于临床情况，要考虑到患者对于问卷的理解程度以及患者提供的其他相关信息等。诊断严重抑郁或其他抑郁性疾病还需要有社交、职业或其他重要方面的功能受损并除外失去亲人的哀丧、躁狂疾病史（双向性情感障碍）、躯体疾病、使用药物的影响或其他能够引起抑郁症状的药物。PHQ-9评分严重度的判定：总分解读见附表7（a）

附表7（a）　PHQ-9分数解读表

总分	抑郁严重程度
0～4	无
5～9	轻度
10～14	中度
15～19	中重度
20～27	严重

附表8　膀胱过度活动症症状评分表（OABSS自测表）

问题	症状	频率次数	得分（请在此栏划"√"）
1. 白天排尿次数	从早晨起床到晚上入睡的时间内，小便的次数是多少？	≤7	0
		8～14	1
		≥15	2
2. 夜间排尿次数	从晚上入睡到早晨起床的时间内，因为小便起床的次数是多少？	0	0
		1	1
		2	2
		≥3	3
3. 尿急	是否有突然想要小便，同时难以忍受的现象发生？	无	0
		每周＜1	1
		每周≥1	2
		每日＝1	3
		每日2～4	4
		每日≥5	5
4. 急迫性尿失禁	是否有突然想要小便，同时无法忍受并出现尿失禁的现象？	无	0
		每周＜1	1
		每周≥1	2
		每日＝1	3
		每日2～4	4
		每日≥5	5
总分			

注：如果问题3（尿急）的得分在2分以上，且整个得分在3分以上，就可诊断膀胱过度活动症（overactive bladder, OAB），应去泌尿外科接受进一步诊疗

附表9 微型营养评定简表（MNA-SF）

筛查内容	分值
A 既往3个月内，是否因食欲下降、咀嚼或吞咽等消化问题导致食物摄入减少？	
0＝严重的食欲减退　1＝中等程度食欲减退　2＝食欲减退	
B 最近3个月内体重是否减轻？	
0＝体重减轻超过3kg　1＝不知道　2＝体重减轻1～3kg　3＝无体重下降	
C 活动情况如何？	
0＝卧床或长期坐着　1＝能离床或椅子，但不能出门　2＝能独立外出	
D 在过去3个月内是否受过心理创伤或罹患急性疾病？	
0＝是　1＝否	
E 是否有神经心理问题？	
0＝严重痴呆或抑郁　1＝轻度痴呆　2＝无心理问题	
F1 BMI（kg/m²）是多少？	
0＝小于19　1＝19～21　2＝21～23　3＝大于或等于23	
F2 小腿围（CC）（cm）是多少？	
0＝CC＜31cm　　3＝CC≥31cm	
合计 筛查分值（14分）	

注：

1. 由于老年患者的特殊性，常存在不易测得BMI的情况，如卧床或昏迷患者，可用小腿围代替，具体测量方法如下：卷起裤腿，露出左侧小腿，取仰卧位，左膝弯曲90度，测量最宽的部位，记录值需精确至0.1cm，重复测量3次，取平均值，误差应在0.5cm内

2. 结果判定：分值≥12分，无营养不良风险；分值8～11分，有营养不良风险；≤7分为营养不良

附表10　Tinetti平衡和步态评估量表

评估项目	评分标准	得分
坐位平衡	斜靠在椅子里或易滑落	0
	稳定，安全	1
起立过程	无他人帮助不能站起	0
	需要用上肢帮助，才能站起	1
	不需要上肢参与，即能站起	2
起立始动过程	无他人帮助不能完成	0
	需要＞1次的尝试，才能完成	1
	1次尝试，即能完成	2
即刻站立平衡（前5秒内）	不稳定（摇晃，脚移动，躯干摆动）	0
	稳定，但需要应用助步器或其他支持	1
	稳定，不需要任何支持	2
站立平衡	不稳定	0
	稳定，但步基宽和需要支持	1
	步基窄且不需要支持	2
轻推试验	开始跌倒	0
	摇晃，需要抓扶东西	1
	稳定	2
闭目	不稳定	0
	稳定	1
转身360°	步伐不连续	0
	步伐连续	1
	不稳定（需要抓握东西，摇晃）	0
	稳定	1
坐下过程	不安全（距离判断异常，跌进椅子）	0
	用上肢协助，或动作不流畅	1
	安全，动作流畅	2
平衡评分		

注：让患者坐在硬座无扶手的椅子上

附表 11　Fried 衰弱诊断标准

序号	检测项目	男性	女性
1	体重下降	过去1年中，意外出现体重下降＞10磅（4.5kg）或＞5%	
2	行走时（4.57m）	身高≤173cm：≥7s 身高＞173cm：≥6s	身高≤159cm：≥7s 身高＞159cm：≥6s
3	握力	BMI≤24：≤29kg BMI 24.1～26.0：≤30kg BMI 26.1～28.0：≤30kg BMI＞28：≤32kg	BMI≤23：≤17kg BMI 23.1～26.0：≤17.3kg BMI 26.1～29.0：≤18kg BMI＞29.0：≤21kg
4	体力活动（MLTA）	＜383kcal/w（约散步2.5h）	＜270kcal/w（约散步2h）
5	疲乏	CES-D的任一问题得2～3分 您过去的1周内以下现象发生了几天? （1）我感觉我做每一件事都需要经过努力 （2）我不能向前行走 0分：＜1d；1分：1～2d；2分：3～4d；3分：＞4d	

注：BMI：体质量指数；MLTA：明达休闲时间活动问卷；CES-D：流行病学调查用抑郁自评量表。具备表中5条中≥3条的被诊断为衰弱；＜3条的为衰弱前期；0条为无衰弱健康老人

附表 12　FRAIL 量表

序号	条目	询问方式
1	疲乏	过去4周内大部分时间或者所有时间感到疲乏
2	阻力增加/耐力减退	在不用任何辅助工具及不用他人帮助的情况下，中途不休息爬一层楼梯有困难
3	自由活动下降	在不用任何辅助工具及不用他人帮助的情况下，走完1个街区（100m）较困难
4	疾病情况	医生曾经告诉你存在≥5种如下疾病：高血压、糖尿病、急性心脏疾病发作、卒中、恶性肿瘤（微小皮肤癌除外）、充血性心力衰竭、哮喘、关节炎、慢性肺病、肾脏疾病、心绞痛等
5	体质量下降	一年或更短时间内出现体重下降≥5%

注：具备以上5条中≥3条的被诊断为衰弱；＜3条的为衰弱前期；0条的为无衰弱